JESSE COOMER
Die Sprache des Atems

AF130719

Jesse Coomer

# DIE SPRACHE DES ATEMS

### Der direkte Weg zu körperlicher und seelischer Gesundheit.

Mit 20 ganzheitlichen Atemübungen

Aus dem amerikanischen Englisch übersetzt
von Jochen Lehner

INTEGRAL

Die Originalausgabe erschien 2023 unter dem Titel *The Language of Breath: Discover Better Emotional and Physical Health through Breathing and Self-Awareness* im Verlag North Atlantic Books, Berkeley, California.

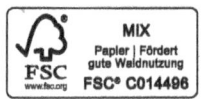

Penguin Random House Verlagsgruppe FSC® N001967

Erste Auflage 2024
Copyright © 2023 by Jesse Coomer
Copyright © der deutschsprachigen Ausgabe 2024 by Integral Verlag, München,
in der Penguin Random House Verlagsgruppe GmbH,
Neumarkter Straße 28, 81673 München
Alle Rechte sind vorbehalten. Printed in Germany.
Redaktion: Karin Weingart
Umschlaggestaltung: Guter Punkt GmbH & Co. KG unter Verwendung
eines Motivs von © Andreas Sträußl, Guter Punkt, München
Satz: Satzwerk Huber, Germering
Druck und Bindung: GGP Media GmbH, Pößneck
ISBN: 978-3-7787-9332-9

www.Integral-Lotos-Ansata.de

# INHALT

# VORWORT

Die Atmung gehört zu den Grundtatbeständen der (menschlichen) Natur. Präziser kann ich es beim besten Willen nicht ausdrücken. Sollte es mir doch noch gelingen, werde ich es Sie wissen lassen.

Dass mir dieser Gedanke überhaupt gekommen ist, lag an meiner Beschäftigung mit der menschlichen Leistungsfähigkeit, die aus dem Sport und meiner seit jeher tiefen Verbundenheit mit dem Wasser, besonders dem Meer, erwachsen war. Seit Beginn dieses Jahrtausends bin ich als Lehrer und Coach tätig und gelangte über Themen wie Laufmechanik, Ausdauer, Höhentraining, adaptive Körperschulung sowie aufgrund meiner Erfahrungen als Assistent für Physiotherapie zu einem tieferen Verständnis des menschlichen Bewegungsverhaltens. Seit ungefähr 2004 ist der Ashtanga-Yoga fester Bestandteil meiner wöchentlichen Übungspraxis, quasi als Gegengewicht zu meinen ehrgeizigen Vorstellungen vom Ausdauertraining. So kam ich auch in Kontakt mit der Atemarbeit und erfuhr von deren Bedeutung für die Bewegung. Doch ließ ich diesen grundlegenden Zusammenhang zunächst noch außer Acht. 2007 hatte ich mir ein einigermaßen tragfähiges Verständnis von Kraft und Kondition erarbeitet und setzte es von da an im Rahmen des Ausdauertrainings um. In meiner beruflichen Tätigkeit ging es hauptsächlich um den Einsatz physischer Stressoren und um Bewegungsprinzipien.

Man könnte meinen, ich hätte die Gelegenheit, die Bedeutung des Atmens für einfach alles zu erkennen, ungenutzt gelassen, doch wie mir inzwischen klar geworden ist, würde das nicht ganz stimmen. Der Zusammenhang war immer präsent, damals aber hätte ich unmöglich all das schon verstehen können, was mir inzwischen bewusst ist. Jedenfalls rückte das Thema »Atmung« endgültig in meinen Blickpunkt, als ich begann, mit dem Atemwiderstand zu experimentieren.

Anfangs konnte ich nur schmunzeln über die Vorstellung, mit einer solchen Vorrichtung den Luftdruck so weit zu senken, dass man damit die Anpassung an niedrigen Sauerstoffgehalt trainieren konnte, aber ich setzte die Maske trotzdem auf. Und fand schnell heraus, dass sich der Luftdruck mit dieser Maske weitaus stärker verändern ließ, als ich es vermutet hatte (ich wusste aber nicht, ob das auch für den Sauerstoffgehalt galt). Dieser Augenblick, der mir lebhaft in Erinnerung geblieben ist, änderte für mich und mein Berufsleben alles, und das wusste ich auch sofort.

Ich spielte ein wenig damit herum und testete alle möglichen Ideen kurz aus, ziemlich abgefahrene ebenso wie wohlüberlegte und zeitaufwendige – und je mehr ich experimentierte, desto mehr brachte ich in Erfahrung und desto mehr Bücher las ich über die Physiologie und Biologie der Atmung, über den Stoffwechsel und schließlich auch über das Nervensystem.

Jesse Coomer lernte ich bei einem Atemseminar in Los Angeles kennen, an dem ich als Referent teilnahm. In der Rückschau erscheint mir dieses Seminar jetzt als thematisch allzu eng auf ein Verständnis der Atmung ausgerichtet. Um ganz ehrlich zu sein, es hatte beinahe etwas Sektiererisches. Seit unserer ersten Begegnung haben sowohl Jesse als auch ich diese Thematik sehr viel tiefer ausgelotet, als es an diesem einen Wochenende je möglich gewesen wäre. Und doch wären wir ohne dieses Wochenende wohl beide nicht da, wo wir jetzt sind, und ich wäre ganz sicher nicht in der Position, Ihnen die Bedeutung dieses Buchs erläutern zu dürfen.

Hätte ich nämlich die Arbeit nicht getan, zu der ich durch das Atmen gekommen bin, wäre ich jetzt wohl neidisch. Denn *Die Sprache des Atems* ist praktisch eins zu eins das Buch, das ich gern geschrieben hätte, ein Buch über den Atem und seine Bedeutung. Was ich damit sagen möchte: Jesse Coomer hat seine Hausaufgaben gemacht und die ganze Arbeit auf sich genommen, ohne die wir dieses Buch jetzt nicht hätten. Und damit das ganz klar ist: Ich bin heilfroh, dass es so gekommen ist.

Was sich heute in der Sphäre rund um Atem und Meditation tummelt, lässt sich vielleicht mit dem Bohei auf dem Feld der Ernährungslehren vergleichen:

- Die meisten Lehrer und Anwender auf diesem Gebiet zeigen eine fatale Neigung zu Fastfood-»Lösungen«, die auf die Schnelle den Energiebedarf decken und Fehlentwicklungen beheben sollen. Das hat viel mit dem gemein, was Sie online in Clickbait-Artikeln über Atemarbeit finden. À la: »Ein simpler Kniff gegen Stress«.
- Manchen ist zwar irgendwie bewusst, dass sie wohl nicht an echten Nahrungsmitteln vorbeikommen werden, und trotzdem klammern sie sich an ihre Paleo-Ernährung oder an die vegane, vegetarische oder Low-Carb-Ideologie und scheuen für ihre ausgefeilten Methoden auch vor dem größten Zeitaufwand nicht zurück. Das entspricht im Raum der Atemarbeit den Leuten, die sich einer ganz bestimmten Schule verschreiben oder sich mit geradezu religiöser Inbrunst an eine eng definierte Technik klammern.
- Da scheiden sich dann die Geister und für einige wenige beginnt die ernsthafte Recherche, die aber auch nicht ganz frei von Ideologie ist. Sie tun nur das, was als wissenschaftlich gesichert gelten kann, blicken aber nicht über ihren Tellerrand

hinaus und interessieren sich kaum für den Einzelfall. Ebendieser mangelnden Flexibilität begegnen wir auch bei den vermeintlichen Atemspezialisten.

- Ernährung und alles andere auf dem Gebiet der Biologie läuft letztlich auf Biochemie und deren Anwendung auf das Individuum hinaus, also auf die Frage, welche Ernährungsform funktioniert oder nicht funktioniert, problematisch sein kann oder eben nicht. In unserem Zusammenhang liegt das Interessante an der Biochemie darin, dass der Atem ununterbrochen – Tag für Tag und Jahr für Jahr – in Wechselwirkung mit ihr steht; und an dieser Stelle konvergieren wissenschaftliches Verständnis, Erfahrungswissen und Praxis, verschmelzen Lehre und Lernen zu einer einzigen Kunstform.

Mit diesem Buch halten Sie einen Leitfaden in der Hand, der Ihnen nahebringen wird, wie Sie eines unserer wichtigsten Instrumente für das Verständnis einiger Grundtatsachen des Lebens nutzen können. Auf den folgenden Seiten zeigt und erläutert Jesse Coomer Ihnen, inwieweit der Atem zu den ganz elementaren Dingen des Lebens gehört, wie fein er mit der Zellatmung verflochten ist und was er mit der Energie zu tun hat, der Grundlage allen Lebens. Sobald wir nicht länger Energie in ausreichenden Mengen erzeugen können (was ein sehr komplexes Geschehen ist), altern wir schneller und werden krankheitsanfällig. Oder ganz einfach ausgedrückt: Die Zellatmung stellt nicht nur Energie bereit, sondern sorgt auch für die Produktion und Verteilung von Eiweißen und Nukleotiden, aus denen die Bausteine des Lebens bestehen, *unseres* Lebens. Versiegt der Strom der Energie, sterben wir. Wir müssen für effektive Energieverteilung sorgen, weil sie in dieser Welt überall gebraucht wird und wir ein Teil dieses Geschehen sind.

Wir haben unsere innere Ruhe verloren, haben uns isoliert, kommen nur schwer zurecht, es geht uns nicht gut. Dieses Buch kann Ihnen die Begegnung mit sich selbst ermöglichen; dabei erfahren Sie, wie Stagnation entsteht und was es mit Ihrer Gesundheit auf sich hat. Die Beschreibung dieser Prozesse, die auch das Nervensystem und den so wichtigen Kohlendioxidhaushalt einbezieht, ist Jesse wirklich gelungen. Ihm ist bewusst, dass Stress uns umbringt. Er weiß, auf welche Weise uns der Körper auffordert, aktiv zu werden.

Mir persönlich war anfangs nicht klar, worauf ich mich mit dieser Atem-Sache einließ; dass sie aber auf etwas revolutionär Neues hinauslaufen würde, ahnte ich sofort. So war es auch, und die Meldungen im Einzelnen finden Sie in diesem Buch.

Ich würde mir wünschen – und Ihnen wünsche ich es auf alle Fälle! –, dass Sie mit *Die Sprache des Atems* sich selbst und die wahre Kraft entdecken können, die in Ihnen steckt.

Brian Mackenzie

# EINLEITUNG

## Die Bedingungen des Menschseins in unserer Zeit

Den Satz »Dass du mit dir plauderst, ist unbedenklich, solange du dir nicht antwortest« bekommt man in amerikanischen Büros oft zu hören, nachdem man sich für ein Selbstgespräch entschuldigt hat. Und geklopft werden Sprüche dieser Art von Leuten, die uns im Hochsommer fragen, ob uns auch warm genug ist.

Tatsächlich führen wir alle ständig Selbstgespräche, vernehmlich oder stumm. In diesem Buch möchte ich einer Art des inneren Dialoges auf die Spur kommen, deren wir uns zumeist gar nicht bewusst sind: dem ständigen Strom von »Mitteilungen«, die sich auf unsere Stimmung, den Blutdruck und sogar auf die Bereitschaft auswirken kann, über abgedroschene Witze höflich zu lachen. Gerade in unserer Zeit ist es besonders wichtig, diese inneren Unterhaltungen, in denen eine bestimmte Seite des Menschseins zum Ausdruck kommt, zu verstehen.

Im Wort »Menschsein« sind all jene Eigenschaften, Erfahrungen, Ereignisse und Gefühle zusammengefasst, die die Vertreter unserer Spezies seit vorgeschichtlicher Zeit gemeinsam haben und die seit jeher in Gedichten, Gemälden, Liedern und Theaterstücken zum Ausdruck kommen: Einsamkeit, Geburt, Tod und das Verlangen nach Liebe. Gemeint ist also alles, was früher als *Conditio humana* bezeichnet wurde – die Bedingungen und Umstände des

Menschseins. Momentan jedoch werden wir allmählich auf eine neue Gemeinsamkeit aufmerksam, die für das gegenwärtige Technologiezeitalter kennzeichnend ist.

Seit einigen Jahrzehnten wird uns zunehmend – und zunehmend schmerzlich – bewusst, wie tief die Kluft zwischen uns und der uns umgebenden künstlichen modernen Welt geworden ist. Mit Beginn der industriellen Revolution traten neue, bis dato unbekannte Gebrechen auf, unter denen die Menschen litten. Sie hielten sich in kleinen, schlecht belüfteten Arbeitsräumen auf, in denen sie eintönige Tätigkeiten verrichteten und nicht viel anders behandelt wurden als die Maschinen, die sie bedienten. Im zwanzigsten Jahrhundert mit seinen Errungenschaften auf den Gebieten Lebensmittelkonservierung, Klimatisierung, Kommunikation und Transportwesen brach für die Menschen eine Zeit an, in der sie unter Umständen leben mussten und müssen, die ihrer biologischen Ausstattung eher noch weniger zuträglich sind. Der technische Fortschritt brachte zwar einige Erleichterungen, mehr Komfort und Sicherheit mit sich, doch zeichneten sich im Laufe der Jahrzehnte auch die negativen Seiten dieses modernen Lebens ab. War früher der Hunger ein gewichtiger Faktor für die Dauer eines Menschenlebens, stehen wir heute vor den schlimmen Folgen einer allzu üppigen Lebensweise: Ungefähr jeder zweite US-Amerikaner leidet an Typ-2-Diabetes[1] und jeder dritte ist prädiabetisch.[2] Während wir einst jagten und sammelten oder Landwirtschaft betrieben, verbringt der durchschnittliche Amerikaner heute gut die Hälfte seiner wachen Zeit sitzend.[3] Offenbar schlafen wir auch nicht mehr so gut wie früher einmal.[4] Wir geben Jahr für Jahr Milliarden aus, um unserer Verdauung auf die Sprünge zu helfen.[5] Und breit angelegte Studien lassen erkennen, dass 33 Prozent der Bevölkerung im Laufe ihres Lebens mit der Entstehung einer Angststörung rechnen müssen. Das sind beunruhigende Zahlen, vor allem, wenn man bedenkt, dass Angststörungen oft nicht erkannt, geschweige denn behandelt werden.[6]

Zweifellos hat das gegenwärtige Leben auch Vorteile, die wir nicht mehr missen möchten; offenbar aber besteht ein Widerspruch zwischen unserer biologischen Natur und der modernen Lebenswelt, den auch der medizinische Fortschritt nicht mehr ausgleichen kann – mit der Folge, dass die Lebenserwartung der heute Geborenen tendenziell sinkt.[7]

Aktuell leben wir in einer seltsamen Diskrepanz. Da wir diesen Zustand inzwischen jedoch als normal empfinden, begreifen wir nicht, was eigentlich mit uns los ist. Aber alles, was wir nicht verstehen, fürchten wir, vor allem, wenn es uns selbst betrifft. So leiden wir modernen Menschen an einem falschen Verständnis unserer selbst und der Interaktion zwischen uns und der Umwelt. Dieses falsche Verständnis aber schadet uns nur.

## Meine Geschichte, unsere Geschichte

Die gerade angesprochenen Bedingungen des Menschseins beschreiben meine ersten dreißig Lebensjahre recht treffend. Wie die meisten Menschen hatte auch ich in den ersten drei Jahrzehnten meines Lebens keine nennenswerte Kenntnis dessen, was Menschsein eigentlich bedeutet. Ich wurde in diese moderne Welt hineingeboren, hatte zwölf Jahre Schule abzusitzen und danach viele weitere Jahre in ebenso künstlicher Umgebung; über die Funktionsweise meines Nervensystems aber wusste ich genauso wenig wie über unsere Gefühlsregungen und den Umgang mit ihnen. Antworten auf die Frage, was uns eigentlich zu Menschen macht, liefen zumeist darauf hinaus, dass wir uns nicht groß von Maschinen unterscheiden. (Mit diesem destruktiven Denkansatz setze ich mich im ersten Kapitel des Buches auseinander.)

Dieses mangelnde Verständnis meiner Natur führte dazu, dass ich kein wirkliches Zutrauen zu mir hatte. Ich traute meinen Empfindungen nicht, wusste ja nicht einmal, weshalb ich fühlte, was ich fühlte. Ich wusste nur, dass ich oft eher nervös als selbstsicher war, viel zu viel grübelte und nie im »Flow« war; wusste nur, dass ich unter Stress eher den nervlichen Kolbenfresser bekam, als dass ich Chancen beherzt beim Schopf gepackt hätte. In meinen späten Teenagerjahren und noch mit Anfang Zwanzig sagte ich mir wie so viele meiner Altersgenossen, dass ich mich mit meiner Beklommenheit und dem mangelnden Selbstvertrauen einfach abfinden müsste. Dann würde ich im entscheidenden Moment wenigstens keine kalten Füße bekommen und versagen. Natürlich wurde meine innere Zerrissenheit dadurch nur noch schlimmer. Mit der Folge, dass ich versuchte, meine Gefühle mit Drogen und Alkohol in den Griff zu bekommen. Erst mit Ende Zwanzig fand ich wieder zu mir. Und musste mir mühsam alles zusammensuchen, was mich als Mensch wirklich ausmachte. Hätte ich das doch nur schon als Kind erfahren!

Irgendwie brachte ich mein Studium zum Abschluss und wurde schließlich sogar Professor für Anglistik. Von dieser Position, die ich mehr als ein Jahrzehnt lang innehatte, konnte ich mich inzwischen einigermaßen erholen. Doch in dieser Zeit habe ich unmittelbar miterlebt, wie sich unsere moderne Welt auf die psychische Gesundheit der Jugend auswirkt. In meiner Anfangszeit als Dozent gab es in den Unterrichtsräumen noch keine Smartphones, aber im letzten Jahr meiner Lehrtätigkeit waren sie einfach überall, begleitet von Klagen über Stress, schlaflose Nächte, Tendenzen zu selbstzerstörerischem Verhalten. Und ich selbst war nicht weniger gestresst als meine Studierenden und offenbar alle anderen auch. Schon 2015 war im *Journal of the American Medical Association* zu lesen, dass bei 60 bis 80 Prozent der Arztbesuche Stress eine Rolle spielte und dass 44 Prozent der US-Amerikaner eine höhere Stressbelastung als fünf Jahre zuvor erlebten.[8]

Bei meinen Versuchen der Stress- und Angstbewältigung stieß ich irgendwann auf die Atemarbeit. Und damit änderte sich für mich alles.

Anfangs konnte ich mir kaum vorstellen, dass es sich dabei um einen ernst zu nehmenden Ansatz handelte, und auch heute noch staune ich fast täglich über diese unglaubliche Methode der Selbstkommunikation. Lange hatte ich den Eindruck, es handle sich dabei um eine Art Zauberei, und zu meinem Leidwesen tun viele die Atemarbeit auch heute noch als Hokuspokus ab. Dabei ist sie im Grunde, würde ich sagen, genauso magisch wie ein wunderbarer Sonnenaufgang. Oder so zauberhaft wie die Beziehung zu meiner Frau. Es handelt sich also keinesfalls um märchenhafte Dinge wie Elfen und Feenstaub, sondern um Phänomene, die so real sind wie die Atemarbeit selbst.

Die Praxis der Atemarbeit ist schon Jahrtausende alt, aber die wissenschaftliche Entdeckung des Zusammenhangs zwischen dem Atem und der geistig-körperlichen Gesundheit geht auf die Zeit des Amerikanischen Bürgerkriegs zurück. In dessen Verlauf dokumentierte der Militärarzt Dr. Jacob Mendes Da Costa erstmals Atemstörungen, ohne genau zu wissen, worum es sich dabei eigentlich handelte. Er beobachtete dreihundert Soldaten, die an etwas litten, was man zu Beginn des 20. Jahrhunderts schließlich als Hyperventilations-Syndrom bezeichnen sollte – eine heute sehr verbreitete Störung der Atemtätigkeit. In der wissenschaftlichen Erforschung der Atmung und ihrer Wirkung auf das autonome beziehungsweise vegetative Nervensystem ist seither eine Menge geschehen.

Das Vegetativum reguliert Pulsfrequenz, Verdauungssystem, Fortpflanzungsorgane, Blutzucker und alle möglichen anderen Systeme unseres Körpers, die wir nicht bewusst beeinflussen können. Werden diese Organe und Organsysteme nicht mehr so gesteuert, wie es für den Körper und somit den gesamten Menschen gut wäre, blühen uns all die Unannehmlichkeiten und Beschwerden, die ich oben als Bedingungen des Menschseins in der modernen Zeit beschrieben habe. Heute gibt es zahllose Studien, die den guten oder schlechten Einfluss der Atmung auf die Gesundheit insgesamt beschreiben und zugleich erkennen lassen, wie wir unser vegetatives Nervensystem bewusst beeinflussen[9] – und auf diesem Wege auch Ängste abbauen können.[10] Diese wissenschaftliche Aufarbeitung der Atemarbeit gibt uns die Möglichkeit, unser Leben mit jedem Atemzug zu verbessern.

Heute steht die Atemarbeit in voller Blüte und spricht aus vielen Kehlen. Einige dieser Stimmen haben wirklich etwas zu sagen; doch es gibt auch andere, die den Gegenstand allzu sehr vereinfachen, indem sie sich auf eine einzige Technik versteifen und alle anderen links liegen lassen. Wie in den frühen Tagen der Fitnessbewegung werden heute leider auch in puncto Atemarbeit alle möglichen Behauptungen ihre Wirksamkeit betreffend aufgestellt, die übertrieben oder schlicht falsch sind. Denn ebenso wenig, wie es Pillen gibt, die uns attraktiver machen, gibt es Atemtechniken, die dafür sorgen, dass wir nie wieder krank werden, traurig sind oder einen schlechten Tag erwischen.

Die Atemarbeit kann Ihnen das Engagement für die Verbesserung Ihres Lebens nicht abnehmen, doch wenn Sie sich mit ihrer Funktionsweise vertraut machen, können Sie einen Zustand erreichen, aus dem heraus Sie kreativ, selbstbewusst und sinnvoll agieren können. Denn das bessere Leben hängt davon ab, was Sie tun, und darin liegt der große Wert einer ganzheitlichen Form der

Atemarbeit. Viele der Selbstzweifel und Versagensängste, die mich in jüngeren Jahren davon abhielten, aktiv zu werden, wären bestimmt nicht so groß gewesen, hätte ich meine Gefühle besser verstanden und den Atem sinnvoll einsetzen können.

Seit 2016 bin ich beruflich auf dem Gebiet der Atemarbeit tätig und trainiere Menschen aus aller Welt, die sich mit den verschiedenen Problemen der modernen Zeit herumschlagen, welche meiner Einschätzung nach mit der Beziehungslosigkeit und Desorientierung zusammenhängen, die ich heute an so gut wie allen Menschen beobachte. Ich berate und coache Ersthelferinnen, Firmenbosse, Sportlerinnen, rehabilitierte Suchtkranke und Angehörige aller Gesellschaftsschichten, damit sie sich so zu verstehen lernen, dass sie wieder zu sich finden und überlegter, selbstsicherer, gezielter agieren können. Ein solches Training bietet Ihnen auch dieses Buch, von dem ich mir wünsche, dass Sie mit seiner Hilfe wieder Anschluss an sich finden.

## Was Sie von diesem Buch erwarten können

Das hinter der Sprache des Atems stehende Denken beruht auf seit Jahrtausenden bekannten und überlieferten Praktiken. Hinzu kommen wissenschaftliche Erkenntnisse der letzten gut einhundert Jahre sowie die Erfahrungen, die ich in dem Bemühen gemacht habe, den Menschen ein besseres Leben und ein besseres Verhältnis zu sich selbst zu ermöglichen. Der Gedanke der Kommunikation mit dem eigenen Inneren klingt vielleicht ein bisschen esoterisch, doch tatsächlich beruht ja alles auf dem in uns angelegten Verlangen, in dieser Welt und in dieser Gesellschaft zu überleben und es gut zu haben. Sie haben ein Anrecht darauf zu erfahren, wie das geht, und ich werde mir alle Mühe geben, es Ihnen so zu erklären, wie ich es nach meinen Recherchen und vielen Gesprächen mit Psychologen und Neurowissenschaftlern inzwischen verstanden habe. Wir wissen, dass unglaubliche Mengen an Informationen ständig in uns kursieren. Und die Fähigkeiten, die Sie sich mithilfe dieses Buches aneignen, werden es Ihnen ermöglichen, aktiv in diese Prozesse einzugreifen.

In den ersten drei Kapiteln des Buches möchte ich Sie ermuntern, sich selbst mit anderen Augen zu sehen. Ein Großteil unserer Entfremdung und Desorientierung in der modernen Welt beruht auf Fehleinschätzungen, die von Generation zu Generation weitergegeben worden sind. Sie begleiten uns nun schon so lange, dass wir ihnen kaum mehr Beachtung schenken, und haben auch Eingang in die Sprache gefunden, in der wir über uns sprechen. Viele Atemarbeiter werden durch eine grundlegende Fehleinschätzung ihrer selbst behindert und haben dadurch ein falsches Bild von der Atemarbeit. Das ganze Buch dient der Korrektur dieses Missverständnisses; machen Sie sich also keine Gedanken, wenn es Ihnen nicht sofort gelingt, das alte Paradigma hinter sich zu lassen.

In den ersten drei Kapiteln richten wir das Augenmerk auf die subtilen Botschaften unseres Unbewussten. Anschließend werden Sie im vierten und fünften Kapiteln lernen, Ihr Unbewusstes wahrzunehmen und die Feinheiten seiner Mitteilungen zu erfassen. Im sechsten Kapitel werden Sie Ihre erste Nachricht senden, und im siebten geht es um den Umstand, dass funktionales (beziehungsweise funktionsgerechtes) Atmen der mit jedem Luftholen verbundenen Kommunikation den richtigen Klang und Tonfall mitgibt. Im achten Kapitel verbinden wir das bis dahin Gelernte zu einer grundlegenden Übung, die wir als Übung der bewussten Wahrnehmung oder einfach als Bewusstseinsübung bezeichnen. Im neunten Kapitel bauen wir uns anhand unterschiedlicher Ansätze ein Atem-Vokabular auf. Im zehnten Kapitel geht es um Mund- und

Nasenatmung. Die Kapitel elf und zwölf behandeln Verfahren, mit denen wir unsere innere Beziehung weiter stärken: durch Erhöhung der $CO_2$-Toleranz, durch Superventilation beziehungsweise dadurch, dass wir unser Unbewusstes ins Fitnessstudio entführen oder es einfach unterbrechen, wenn es nicht aufhören will zu reden. Im dreizehnten Kapitel geht es um die biologische Funktion unserer Gefühlsregungen. Zudem stelle ich darin eine hochwirksame Übung vor, die uns so mit unserem Unbewussten verbindet, dass wir hören können, was es zu sagen hat. Auf diese Weise können wir Verbindungen herstellen, auf die wir sonst vielleicht nie gekommen wären. Im letzten Kapitel schließlich werde ich Ihnen vermitteln, wie Sie alles aus diesem Buch Gelernte zu einer täglichen Praxis verbinden können, um Ihrem Leben eine neue und bessere Richtung zu geben. Ob Sie ihre sportliche Leistung verbessern oder im Umgang mit anderen unbefangener werden möchten, ob Sie etwas für Ihre Kreativität tun oder auch in Zeiten, in denen Sie zur Tatenlosigkeit verurteilt sind, besser zurechtkommen möchten: In dem Kapitel werde ich Ihnen Vorschläge machen, die Ihnen den Einstieg erleichtern. In fast jedem Kapitel werden Sie eine Übung oder praktische Ratschläge zu den Lektionen finden, mit denen Sie sich Schritt für Schritt der guten Beziehung annähern, die Sie zu sich haben sollten.

Vom dritten an werden Sie am Ende jedes Kapitels unter der Überschrift »Sprachlabor« einen Abschnitt finden, in dem es darum geht, das Gelernte praktisch umzusetzen. Das braucht Zeit, überstürzen Sie also nichts. Die Grundlagen, die ich Ihnen in den ersten Kapiteln vermittle, zahlen sich später aus. Sie können das Buch natürlich gern in einem Rutsch durchlesen, vielleicht aber möchten Sie sich auch zwischen den einzelnen Kapiteln ein bis zwei Tage Zeit lassen, um das neu Gelernte ein wenig zu üben und darauf dann im nächsten Kapitel aufbauen zu können. Das überlasse ich ganz Ihnen; wenn Sie sich jedoch vom vierten Kapitel an immer ein paar Tage oder auch eine ganze Woche Zeit zum Üben nehmen, profitieren Sie wahrscheinlich am meisten.

Eine gesunde Beziehung zu uns selbst und zu unserer Umwelt steht uns von Natur aus zu. Dieses Buch möchte es Ihnen erleichtern, wieder zu sich zurückzufinden – nach einer Methode, die mir und meinen Klienten seit Jahren gute Dienste leistet und es immer mehr Menschen ermöglicht, sich eingebunden zu fühlen und in sinnvoller Weise aktiv zu werden. Die Atemarbeit nimmt Ihnen dieses Aktivwerden nicht ab, doch sobald Sie die Sprache des Atems sprechen können, sind Sie in der Lage, so mit sich selbst zu kommunizieren, dass Sie klarer denken und selbstbewusster agieren werden. Möge jeder Ihrer Atemzüge Sie tiefer in die Verbundenheit führen!

# – 1 –

# FEHLEINSCHÄTZUNGEN UND IHRE FOLGEN

In einem Text aus dem 11. Jahrhundert, der den Titel *Almanach der Gesundheit* trägt, wird von einem alten Mann berichtet, der eines Wintertages einen Heilkundigen aufsuchte und über Gelenkschmerzen und allgemeine Kälteempfindlichkeit klagte. Der Heilkundige untersuchte den Mann und verschrieb ihm einen Hahn. Da dieser Vogel als »heiß« und »trocken« betrachtet wurde, sah der Heilkundige in ihm das ideale Heilmittel für einen betagten Mann mit diesen Beschwerden. Hier handelt es sich um ein praktisches Beispiel für einen der ältesten und hartnäckigsten Irrtümer der Medizingeschichte: die sogenannte Säftelehre oder Humoralpathologie, die noch für weitere sechshundert Jahre die Grundlage der Medizin bleiben sollte.

Das Paradigma der vier »Humores« oder Säfte beziehungsweise Temperamente ist in den Werken des Aristoteles und dann auch bei Hippokrates zu finden, der als Vater der modernen Medizin gilt. Diese Lehre besagt, dass wir Menschen aus vier Säften bestehen und erkranken, sobald es zu einem Ungleichgewicht dieser Humores kommt. Die Vier-Säfte-Lehre entstand aus der Betrachtung getrockneten Blutes, das sich nach Ansicht der damaligen Fachleute in vier Substanzen zersetzte, die schwarze Galle, gelbe Galle, Schleim und Blut genannt wurden.

Man nahm an, dass sich die Menschen in den Wintermonaten, wenn die Säfte abkühlten, »erkälteten«. Auch heute halten ja noch viele Kälte für die Ursache von Krankheiten, sodass nach wie vor die alten Ausdrücke verwendet werden, um Zustände zu beschreiben, von denen wir längst wissen, dass sie auf Rhino- oder Coronaviren zurückgehen. Wenn in der alten Zeit jemand depressiv war, sagte man, er oder sie habe zu viel schwarze Galle und sei »melancholisch« (der Begriff setzt sich aus den griechischen Wörtern für »schwarz« und »Galle« zusammen). War die Gesichtsfarbe eines Menschen rötlich, also vom Blut geprägt, ging man davon aus, dass er ein »sanguinisches« (von lat. *sanguis*, »Blut«) Temperament habe. Spielte dagegen die gelbe Galle im Säftehaushalt eine beherrschende Rolle, sagte man dem Betreffenden nach, er sei bösartig und grob. Von der schwarzen Galle beherrschte Menschen wiederum galten als faul, und wenn der Schleim vorherrschte, ging man davon aus, dass der Betreffende zu Vergesslichkeit neigte.

Galenos von Pergamon (ca. 129 bis zwischen 199 und 216 n. Chr.), gemeinhin kurz Galen genannt, galt als einer der größten Heilkundigen der Antike und dürfte entscheidend zur Verbreitung der Säftelehre sowie in der Folge auch zur Praxis des Aderlasses beigetragen haben. Zu Galens Zeit glaubte man, die Monatsblutung befreie den Frauenkörper von schlechten Säften, und schloss daraus, dass künstlicher Blutentzug durch Aderlass die gleiche Wirkung haben müsse. Galen, Leibarzt des römischen Kaisers, war wohlhabend, immer bereit, den Menschen zu helfen – und hinterließ zahlreiche zum Teil sehr umfangreiche Werke.

Von seinen Schriften zum Aderlass wurde die Medizin mehr als tausend Jahre lang geprägt. Er unterwies nicht nur Ärzte in dieser Kunst, sondern auch Barbiere, weshalb bis heute vor allem im englischsprachigen Raum der Barber's Pole mit den Farben Weiß und Rot – Rot für das Blut und Weiß für das als Stau-Binde verwendete Tuch – das Standessymbol der Barbiere darstellt. (Auch im deutschsprachigen Raum sieht man den »Barber-Pole«, oft mit Blau als dritter Farbe, in letzter Zeit immer häufiger, weil reine Barbierläden gerade stark im Kommen sind.) Galen beschrieb eine Form des Aderlasses, bei der neben Alter und Verfassung des Patienten auch Wetter, Jahreszeit und Ort der Behandlung berücksichtigt wurden.

Die Lehre von den vier Flüssigkeiten oder Säften, die einen Menschen ausmachen und seine Gesundheit beziehungsweise Konstitution bestimmen, prägten das Menschenbild seit der Zeit des Hippokrates (ca. 460–370 v. Chr.) bis zu den Anfängen der Krankheitskeimtheorie in den Fünfzigerjahren des 19. Jahrhunderts. Hätten wir damals gelebt, wäre unser Selbstverständnis genauso stark von der Humoralpathologie geprägt gewesen wie das heutige von der Schulmedizin. Und wir würden alles, die gesundheitliche Verfassung nicht weniger als unsere Gemütslage, auf das Gleich- oder Ungleichgewicht der vier Säfte zurückführen.

Die Geschichte der Säftelehre ist weitaus länger und vielschichtiger, als sie hier dargelegt werden kann, aber sie stellt ein gutes Beispiel für die Neigung des Menschen dar, Überzeugungen und Taten aus Fehleinschätzungen abzuleiten, die so stark sind, dass sie zu fundamentalen Glaubenssätzen und schließlich zu einem Paradigma werden können, das sich kaum noch infrage stellen lässt. Mehr als zwei Jahrtausende lang gingen wir selbstverständlich davon aus, dass wir aus vier Säften bestehen, und betrachteten unsere körperliche wie geistige Gesundheit ausschließlich unter diesem Gesichtspunkt. Spuren dieses Paradigmas lassen sich heute noch in unserer Sprache finden, auch wenn es uns im 21. Jahrhundert lächerlich erscheinen mag. Sie sagen doch auch immer noch: »Ich habe mich erkältet«, oder? Und nicht: »Ich habe mir ein Rhinovirus eingefangen.«

## Das Geist-Körper-Paradigma

Jeder in den Neunzigerjahren und später Geborene hat von der Zeichentrickserie *Teenage Mutant Ninja Turtles* (in Europa auch einfach *Ninja Turtles*) gehört, die bei jungen Leuten wie mir damals den Wunsch weckte, (auf gute Weise?) auch einmal solchem Atommüll ausgesetzt zu sein.

Die Comicserie erzählt von vier ganz normalen Schildkröten, die nach dem Kontakt mit mysteriösen atomaren Abfällen zu muskelbepackten menschenähnlichen Schildkröten mutieren. Sie leben im Abwassersystem von New York City und machen Jagd auf Kriminelle. Als Junge habe ich mir gern vorgestellt, wie ich mich nach dem Kontakt mit radioaktivem Müll in eine Schildkröte verwandele und im Kampf gegen das Verbrechen ein tolles Leben führe – wie die Kröten auf dem Bildschirm.

Die Ninja Turtles haben zwei Hauptfeinde, mit denen sie sich in jeder Folge herumschlagen müssen: Shredder, einen ganz üblen Ninja, der ständig die ganze Stadt in seine Gewalt bringen möchte, und seinen Boss Krang, ein körperloses Gehirn aus der Dimension X. Dieses Gehirn ohne Körper bewegt sich in einem Roboter hierhin und dahin und plant dabei Raubüberfälle oder auch die Übernahme der Weltherrschaft.

Fast alle betrachten wir uns – wie diese Ninja-Bösewichter – auch als so etwas wie einen Geist, der in einem Körper herumfährt, als Maschinisten eines Roboters, der sich nicht wesentlich von unseren sonstigen Fortbewegungsmitteln unterscheidet. Er muss ständig gewartet werden. Braucht Treibstoff. Nutzt sich ab, wird alt und klapprig, und irgendwann geht er nicht mehr. Und wir denken: »Ach du liebe Zeit, da ist was kaputt.«

Unser Körper ermöglicht uns Bewegungen, Ortsveränderungen sowie Kontakt und Umgang mit unserer physischen Umgebung. Dabei glauben wir jedoch, dass wir unser Geist und sein Denkvermögen *sind* und den Körper *haben*. Offenbar sehen wir sie als voneinander verschieden und den einen als Herrn und Meister des anderen an. Diese Vorstellung ist so tief in uns verankert, dass sie sogar die Sprache prägt, in der wir über uns sprechen.

## Eine Wasserscheide

Die Unterscheidung zwischen Geist und Körper ist schon in den meisten antiken Kulturen zu erkennen. Die alten Griechen, denen physische Kraft und Geschicklichkeit sehr wichtig waren, sahen Geist und Körper als grundsätzlich verschieden. Hier lassen sich bereits Ansätze der modernen Auffassung erkennen, der zufolge Körper und Geist sich nicht nur voneinander unterscheiden, sondern in regelrechtem Gegensatz zueinander stehen.

In seiner Erziehungslehre (einem Bestandteil seines Hauptwerkes *Politik*) forderte Aristoteles, intellektuelle und körperliche Bildung nicht im selben Jahr anzustreben, »da Verstand und Körper nicht zur gleichen Zeit angestrengt werden dürfen, denn die beiden Arten der Ertüchtigung wirken von Natur aus gegeneinander, und zwar so, dass Anstrengung des Körpers den Verstand hindert und Anstrengung des Verstandes den Körper.«[1]

Den Gedanken, der Körper stehe dem Wohlergehen des Geistes gewissermaßen im Wege, finden wir auch in vielen religiösen Schriften späterer Zeiten. Der Körper, oft einfach »das Fleisch« genannt, galt als ein nur auf seine eigene Lust bedachtes Tier, das ständig im Zaum gehalten werden musste. Wir waren gehalten, uns als Herren unseres Körpers zu verstehen, damit er uns nicht zur Sünde verführte. Es war, als stünden sich Geist und Körper vollkommen getrennt und einander fremd gegenüber und seien auf grundverschiedene Dinge aus.

Jedoch erst René Descartes schrieb im 17. Jahrhundert das fest, was seither Geist-Körper-Dualismus genannt wird. Descartes nahm sein Denken als Beweis für seine Existenz, wie es in seinem berühmten Satz »Ich denke, also bin ich« zum Ausdruck kommt. Weiterhin sah er den Geist als unteilbar, den Körper jedoch als aus einzelnen Partien bestehend und schloss daraus, dass die beiden grundsätzlich verschieden seien. In dieser Zeit entstand auch die Vorstellung, der Körper sei eine Art Gerät. Nichts weiter als eine aus Erde gemachte Statue oder Maschine, wie Descartes es ausdrückte.[2]

Das Geist-Körper-Paradigma hat sich zwar mit der Zeit weiterentwickelt, unser Selbstbild aber wird vielfach immer noch von ihm bestimmt. Die Vertreter der modernen Ausläufer dieses Denkens sind mittlerweile dazu übergegangen, den Körper vom Hals an abwärts als potenziell nützlich für den Geist zu betrachten – solange er gut gepflegt wird wie ein chromblitzendes Kraftfahrzeug. Diese Auffassung basiert auf einer bestimmten Betrachtungsweise unserer selbst, und von der wiederum hängt der Umgang ab, den wir mit der eigenen Person pflegen.

## Die Tücken des Geist-Körper-Paradigmas

In der Nachfolge Descartes' erleben wir uns als »Nutzer« eines Körpers, der etwas von uns Verschiedenes ist. Wir betrachten alles unterhalb des Kopfes als eine Art Maschine – und so gehen wir auch mit uns um: Maschinen können sich Tag für Tag acht Stunden lang unbewegt in schlecht belüfteten Räumen aufhalten, ohne Schaden zu nehmen. Maschinen haben keine Gefühle, keine Wünsche, keine Leidenschaften, sie sind vollkommen leblos und tun ausschließlich, was von ihnen verlangt wird.

Solange man glaubte, der Mensch bestehe aus vier Säften, war es nur folgerichtig, rheumatische Beschwerden mit Hähnchen lindern oder Krankheiten einfach mit dem Blut aus dem Körper entfernen zu wollen. Doch in dem Moment, in dem wir erkannten, dass unser Handeln von einer irrigen Annahme geleitet war, änderten wir unsere Selbstsicht und fanden wirksamere Behandlungsmethoden. Jetzt steht erneut eine Änderung unserer Selbstsicht an. Sind wir tatsächlich nur Maschinisten eines Roboters aus Fleisch und Blut, oder ist es nicht längst Zeit zum Umdenken?

## Gestatten: All das sind Sie!

In einem Menschen wirken über 37 Billionen Zellen so zusammen, dass das Ganze unter allen klimatischen und sonstigen Bedingungen überleben kann, die auf der Erde herrschen. Das geht nicht ohne eine große, dem Ganzen innewohnende Intelligenz, die wir zumeist gar nicht wahrnehmen, sondern einfach voraussetzen. Diese Intelligenz wirkt in Ihnen und ist nichts von Ihnen Getrenntes (wie beispielsweise ein Roboter oder ein Computerprogramm). Diese Intelligenz gehört genauso zu Ihnen wie das bewusste Denkvermögen, mit dessen Hilfe Sie gerade dieses Buch lesen.

# Ihre natürliche Intelligenz

Dass Sie die Wörter auf dieser Seite mit Leichtigkeit lesen können, hat mit der natürlichen inneren Vernetzung zu tun, die Sie als Mensch ausmacht. Ebenjene Intelligenz, die Ihnen das Verständnis geschriebener Sprache ermöglicht, orchestriert auch die Sinfonie aus Informationen und Materie, die Sie sind. Organe wie unter anderem der Magen sorgen für die Verdauung, Ihre Blutgefäße weiten und verengen sich, die Nieren erfüllen ihre Filterfunktion, das Blut strömt, der Gasaustausch mit der Umwelt nimmt seinen Lauf – und all das ist Ausdruck der unbewussten Intelligenz, mit deren Hilfe Sie überleben und gedeihen. Und all diese Prozesse beginnen natürlich weder am Hals, noch enden sie dort.

Während Sie dieses Buch lesen, bewegen sich Ihr Zwerchfell und die Zwischenrippenmuskulatur so, dass in der Lunge ein Unterdruck entsteht und frische Luft einströmen kann. Das bewirkt einen Gasaustausch mit der Außenluft, bei dem Sauerstoff ins Blut gelangt und von den roten Blutkörperchen gebunden wird, um dann vom Herz durch ein zigtausend Kilometer langes Adernsystem gepumpt zu werden. Ihr Körper reguliert die Schnelligkeit und das Volumen jeder dieser Pumpbewegungen nach den Bedürfnissen aller übrigen Organe und entsprechend dem Zustand des Gesamtorganismus im Verhältnis zu möglichen Bedrohungen von außen, die von den Sinnesorganen gemeldet werden. Diese Sinnesorgane reagieren mehr oder weniger empfindlich, je nachdem, was Ihr vorausdenkendes oder reaktives Gehirn gerade spürt oder kommen sieht. All das und mehr geschieht ununterbrochen und wird ständig durch unbewusste Botschaften abgewandelt und angepasst, die in Ihrem Organismus kursieren, damit Sie sich den Bedingungen auf diesem Planeten bestmöglich anpassen können, um zu überleben und es gut zu haben. All das sind Sie.

## Das bewusste und das unbewusste Ich

René Descartes glaubte wie erwähnt an die Unteilbarkeit des Geistes, doch damit lag er falsch. Denn wie die Kognitionsforschung nachweisen konnte, laufen 95 Prozent der Gehirntätigkeit unbewusst ab und nur fünf Prozent bewusst.[3] Von der Pulsfrequenz bis hin zu Ihren Gefühlsregungen, von Ihrer Persönlichkeit bis zur Verdauung, vom Hormonhaushalt bis zu dem, was man heute kognitive Verzerrung nennt, von Ihrer Kreativität bis hin zu Ihren

Überzeugungen und Wertvorstellungen wird alles von Ihrem Unbewussten gesteuert.[4] Ununterbrochen. All das kommt nicht von irgendwo anders her, sondern hat seinen Ursprung ausschließlich in Ihnen selbst. Bewusstes und Unbewusstes wirken in Ihnen zusammen, sie erzeugen Ihr Leben und erhalten es aufrecht.

Ohne das Unbewusste würde Ihr bewusstes Ich, also der Teil von Ihnen, den wir traditionell als Geist oder Bewusstsein bezeichnen, schlichtweg nicht funktionieren. Die Forschung geht davon aus, dass unsere Sinne in jedem Moment etwa elf Millionen Informationspäckchen gleichzeitig registrieren. Bewusst verarbeiten können Sie davon aber nur etwa vierzig pro Sekunde.[5] Der Rest geht jedoch nicht einfach verloren; vielmehr wird alles Aufgenommene unbewusst verarbeitet und interpretiert und leitet physiologische Anpassungsreaktionen ein, die bei Bedarf an die bewusste Wahrnehmung weitergereicht werden.

Und das hört nie auf. Ob im Schlaf, beim Essen oder auch in überfüllten Räumen: Es kommt einfach nicht vor, dass Sie keine Informationen von außen aufnehmen oder diese nicht auswerten, um zu bestimmen, ob Ihre Sicherheit gewährleistet ist, welche Position im Raum und im sozialen Umfeld Sie einnehmen und wie es mit den übrigen Parametern steht, die Ihr Unbewusstes für wichtig hält.[6]

Denken Sie einfach an das letzte Mal, dass Sie bei einem geselligen Beisammensein zugegen waren. Sie mögen bewusst einen Platz für sich gewählt und sich überlegt haben, wann Sie dorthin gehen, aber da hatte auch Ihr Unbewusstes ein Wörtchen mitzureden und nahm Schritt für Schritt Einfluss auf Ihre Bewegungen, Ihre Haltung und Ihr sonstiges Verhalten. Sahen Sie jemanden, mit dem Sie sich gern unterhalten wollten, mussten Sie sich nicht erst bewusst auf die Identität dieser Person oder auf Ihr Thema besinnen – Sie hatten's einfach drauf. Nett von dir, Unbewusstes! Sobald das Gespräch mit Ihrem Freund oder Ihrer Freundin seinen Anfang nahm, filterte Ihr Unbewusstes alle anderen Stimmen ringsum aus, damit Sie sich ganz auf die Unterhaltung einlassen konnten. Doch halt, ist da nicht ein paar Schritte weiter gerade Ihr Name gefallen? Haben Sie da etwa bewusst gelauscht, oder hat vielmehr Ihr Unbewusstes alle Gespräche ringsum verfolgt und analysiert, um Sie nur auf die Dinge aufmerksam zu machen, die es für bedeutsam hielt? Unter Wissenschaftlern wird zwar noch diskutiert, in welcher Hirnregion genau es passiert, dass es aber unbewusst abläuft, ist unstrittig.[7]

Das Unbewusste steht immer bereit, uns beizuspringen – und keineswegs nur bis zum Scheitel. Das können wir gleich mal überprüfen: Schließen Sie die Augen und heben Sie die rechte Hand mit drei gestreckten Fingern über Ihren Kopf. Können Sie das? Und ist Ihnen vor dem Öffnen der Augen klar, dass Sie es vermochten? Diese Aktion ist zwar zu einem erheblichen Anteil bewusst gesteuert, geht aber auch nicht ohne unbewusste Rückkopplungsprozesse und Körperempfindungen, insbesondere nicht ohne die sogenannte Propriozeption, die unbewusste Wahrnehmung der Position unseres Körpers im Raum. Mithin ist Ihr Unbewusstes buchstäblich in Ihre körperliche Gestalt eingebettet. Denn in Ihnen gibt es keine einzige Stelle, an der Sie nicht sind.

## Zwei Beziehungen

Mensch sein – das ist die nie endende Beziehung zwischen Unbewusstem und Bewusstsein einerseits und unserer Umwelt andererseits. Viele der gegenwärtigen Probleme hängen damit zusammen, dass wir uns dieser grundlegenden Beziehungen nicht in Gänze bewusst sind; und das wiederum liegt daran, dass wir uns als Geist-Körper-Maschinen betrachten und nicht als ganze, einheitliche Wesen. Moderne Menschen leiden daran, dass sie im Inneren von sich selbst und äußerlich von ihrer Umwelt abgekoppelt sind. Darin kommt eine generelle Fehleinschätzung unserer selbst zum Ausdruck. Wir bedienen keine Roboter, sondern existieren in Beziehung zu uns selbst und unserer Umwelt. Und so, wie wir uns sehen, behandeln wir uns auch.

# − 2 −

# DIE STRATEGIE:
# AKTIV WERDEN

Ist Ihnen beim Betrachten eines Baumes nicht auch schon einmal der Gedanke gekommen, es handele sich bei ihm um ein höher entwickeltes Lebewesen? Bäume führen schließlich keine Kriege und schreien sich nicht gegenseitig im Straßenverkehr an. Sie sind so was von cool. Und wissen sogar, wie man aus Sonnenlicht Nahrung macht! Wirklich, Pflanzen sind irgendwie unglaublich. Sie wachsen so gut wie überall und manche von ihnen erreichen ein Alter von Jahrhunderten und sogar Jahrtausenden.

Doch bei aller Bewunderung: Ihre Überlebensstrategie beruht auf der Annahme, dass die Nahrung nie ausgeht und das ökologische Umfeld, in dem sie sprießen, relativ stabil bleibt. Doch versagt diese Strategie, wenn zu wenig Regen fällt, sich etwas vor die Sonne schiebt oder die Bodenverhältnisse eine erhebliche Veränderung erfahren.

Die Spezies Mensch folgt einer anderen Strategie, und die besteht darin, etwas zu unternehmen. Aktionsbereitschaft liegt uns im Blut. Um Nahrung zu finden, Gefahren abzuwenden und einen gewissen Besitzstand aufzubauen, müssen wir etwas tun. Diese aktive Beziehung zur Umwelt ist grundlegend für unser Menschsein, und so haben wir uns eine vielschichtige, schlagkräftige Methode zugelegt, uns zurechtzufinden, unser Überleben zu sichern und es auf dieser Erde gut zu haben.

Maschinen brauchen, um ihre Funktion zu erfüllen, nur den Platz, an dem sie stehen. Ähnlich ist es bei Bäumen, ganz anders aber bei uns Menschen. In uns ist ein Team aus Bewusstsein und Unbewusstem am Werk, das es uns ermöglicht, in der uns umgebenden Welt aktiv zu werden. Führen wir uns doch jetzt einmal kurz vor Augen, wie es war, als unser Bewusstsein und unser Unbewusstes noch ganz natürlich zusammenwirkten.

## Ein Tag im Leben ...

Es war einmal eine Zeit, in der es nur zwei Berufe gab, Jäger und Sammler. Den größten Teil der Menschheitsgeschichte hindurch waren wir Jäger und Sammler und lebten in einer Welt, für die wir sehr gut gerüstet waren. Wir tun jetzt für den Moment mal so, als lebten wir in der Frühzeit der Menschheit. Wie wäre in diesem Leben ein ganz normaler Tag verlaufen, und welche Rollen hätten unser Bewusstsein und das Unbewusste gespielt?

An diesem fiktiven Tag wachen Sie gerade auf und sehen die Morgensonne am Horizont aufgehen. Sie haben wunderbar geschlafen und sind jetzt erfrischt, bereit für den kommenden Tag. Am Vorabend sind Sie im Gefühl, in Sicherheit zu sein, beruhigt eingeschlafen und konnten sich diesem schutzlosen Zustand überlassen, der nur an einem sicheren Ort wirklich schön ist. Dafür sorgte Ihr Unbewusstes, ohne dass Sie es eigens bemerkten. Es lenkte Ihr Denken und Handeln so, dass Sie möglichen Gefahren vorbeugten. In diesem Sinne wurde unter dem Einfluss des Neurotransmitters Dopamin auch das Motivationsnetzwerk Ihres Gehirns tätig.

Dopamin erzeugt einen Belohnungseffekt, aber nicht so, wie oft angenommen wird. Denn den Dopaminkick bekommen wir nicht nach getaner Tat, sondern vorher. Dieser Neurotransmitter gibt uns die Motivation, unsere Umgebung zu erforschen und alle potenziellen Risiken auszuschalten. Er stellt eine starke Triebkraft dar, uns neue Quellen zur Deckung des täglichen Bedarfs zu erschließen und möglichen Gefahren vorzubeugen. Dopamin sorgte dafür, dass wir das Terrain nach Schlangen und anderen versteckten Gefahren absuchten, damit wir uns sicher genug fühlen konnten, um uns dem Schlaf zu überlassen.

Während Sie sich am Vorabend also umsahen, fiel Ihr Blick auf etwas Langes, Dünnes. Und sofort macht sich das Team aus Bewusstsein und Unbewusstem an die Arbeit. (Wir sprechen von Bewusstsein und Unbewusstem oft so, als wären es zwei streng voneinander getrennte Bereiche, in Wirklichkeit aber arbeiten beide engstens zusammen. Und Sie sind – wie alle Menschen – sowohl das eine als auch das andere.)

Ihr Unbewusstes ist unglaublich schnell und kann gewaltige Mengen komplexer Informationen scheinbar im Nu verarbeiten. Es lernt sehr schnell, Muster zu erkennen, und bewältigt vielschichtige Denkprozesse weitaus schneller als Ihr Bewusstsein. Das macht es zu einem sehr wertvollen Teammitglied. Da es ständig alles im Blick hat, registrierte es auch dieses lange, dünne Ding sofort und assoziierte es blitzschnell mit »Schlange«. Im selben Moment aktivierte es die Kampf-oder-Flucht-Reaktion im vegetativen Nervensystem und ließ Ihrer bewussten Wahrnehmung einen starken Angst-Impuls zukommen. Dadurch wurden Sie auf die mögliche Bedrohung aufmerksam, erstarrten und hatten nur noch Augen für die eventuelle Gefahr.

Das Werk des Unbewussten ist damit aber noch nicht getan. Aufgrund der Aktivierung des vegetativen Nervensystems ändert sich auch physiologisch bei Ihnen einiges, zum Beispiel wird Blut von Organen wie etwa dem Magen oder auch von den Genitalien in die Beine und Arme gepumpt, um sie aktionsbereit zu machen. Darüber hinaus beschleunigt das Unbewusste den Puls und die Atemfrequenz und entlässt große Mengen von Stresshormonen ins Blut. Es schärft sogar kurzzeitig Ihr Sehvermögen, den Geruchssinn und das Gehör, damit Sie die Art und Größe der Gefahr besser einschätzen können. Da Ihr Bewusstsein diesen Prozessen keinerlei Aufmerksamkeit widmen musste, konnte es in aller Ruhe überlegen, was es da sah und ob es sich tatsächlich um eine Schlange handelte.

Ihr Unbewusstes ist unfassbar schnell und intelligent. Dabei neigt es jedoch zu voreiligen Schlüssen und negativen Interpretationen alles Wahrgenommenen. Es geht ihm nämlich nicht in erster Linie darum, die Dinge objektiv richtig zu erfassen, sondern vor allem ist ihm daran gelegen, dass Sie überleben und in Sicherheit sind. Sollte es sich bei dem langen, dünnen Ding tatsächlich um eine Schlange handeln, ist es für Sie von Vorteil, mit der angemessenen Angstreaktion ganz schnell zu handeln. Und wenn es keine Schlange ist? Dann haben Sie nichts verloren außer vorübergehend die Gemütsruhe.

Ihr Bewusstsein ist langsamer, verfügt dafür aber über Unterscheidungsvermögen. Was Geschwindigkeit angeht, hängt das Unbewusste Ihr Bewusstsein also mühelos ab, doch erst wenn Ihr Bewusstsein sich einen Moment Zeit nimmt, um das lange dünne Ding genau zu betrachten, erkennen Sie, dass es sich nicht um eine Schlange handelt, sondern vielleicht um ein Stück Liane, das von einem Baum gefallen ist.

Mit der Erkenntniskraft Ihres Bewusstseins kamen Sie darauf, dass es falscher Alarm und die Angstreaktion eigentlich unangebracht war. Und so wussten Sie auch, dass Sie den hohen vegetativen Erregungszustand nicht aufrechterhalten mussten.

Das alles dachten Sie natürlich nicht bewusst, doch da Bewusstsein und Unbewusstes so wunderbar zusammengearbeitet und das Problem gelöst hatten, konnte das Unbewusste Ihre physiologischen und emotionalen Reaktionen allmählich wieder runterfahren, bis Sie ganz entspannt und schlafbereit waren. Die Sinneseindrücke verschwammen etwas, der Puls ging zurück, der Hormonhaushalt schaltete auf Schlaf um. Und sobald Sie Ihr Unbewusstes davon überzeugt hatten, dass keine Gefahr mehr bestand, drosselte es den Ausstoß von Dopamin und anderen Botenstoffen, die für erhöhte Wachsamkeit gesorgt hatten. Daraufhin versiegte der Impuls, die Umgebung nach möglichen Gefahren abzusuchen, und das Einzige, was Sie noch brauchten, war ein behaglicher Schlafplatz.

Nun, am frühen Morgen, müssen Sie sich an Ihr Tagwerk machen. Und Ihr Team aus Bewusstsein und Unbewusstem ist wirklich gut im Jagen und Sammeln. Zur Nahrungssuche verlassen Sie Ihren sicheren Platz, und sofort entdeckt Ihr Unbewusstes entsprechende Muster in den ungefähr zehn Millionen Informationseinheiten, die Ihre Augen pro Sekunde aufnehmen. Da Sie schon das ganze Leben über als Jäger und Sammler unterwegs sind, ist Ihr Unbewusstes längst routiniert im Sortieren all der empfangenen Eindrücke und vermittelt Ihrem Bewusstsein das »Bauchgefühl«, das Ihnen sagt, wo Sie sich nach Nahrung umsehen sollten und wo besser nicht. Sofern Ihr Unbewusstes das wirklich beherrscht, stellt es einen gewaltigen Aktivposten für ein sicheres und wohlversorgtes Leben dar.

Beim Beobachten der Umgebung fällt Ihrem Unbewussten auf, dass die Temperatur steigt, und es ergreift Kühlungsmaßnahmen. Es steht in ständiger Verbindung mit dem Hypothalamus und nutzt die Hautoberfläche zur Temperaturregulierung, indem es die Poren weitet oder verengt, um die Wärme im Körper zu halten oder nach außen abzuleiten. Notfalls kann es sogar Körperflüssigkeiten (hauptsächlich Wasser und Salz) als Schweiß über die Haut absondern und die so entstehende Verdunstungskälte für die Kühlung des Körpers nutzen.

Unterdessen ist Ihr Bewusstsein mit etwas befasst, zu dem das Unbewusste nicht imstande ist: Es schmiedet Pläne; Sie überlegen sich, was Sie nach Abschluss der heutigen Nahrungssuche tun werden. Dieses vorausschauende Denken geht zwar mit vielen Unbekannten einher, eines aber ist gewiss: Wenn Sie keine Vorräte anlegen, besteht die Gefahr, dass Sie verhungern. Diese Unsicherheit schmeckt Ihrem Unbewussten nun gar nicht, und so schickt es dem Gehirn etwas mehr Dopamin, damit Sie aktiv werden, um das Problem zu lösen. Nun fangen Sie an zu überlegen, und Ihre Aufmerksamkeit wendet sich gänzlich von der Nahrungssuche ab.

Doch zum Glück hat Ihr Unbewusstes ständig alles um Sie herum im Blick und hält Ausschau nach Spuren möglicher Nahrung. Entdeckt es etwas Geeignetes, macht es das Bewusstsein auf sich aufmerksam und reißt Sie im geeigneten Augenblick aus Ihrer Gedankenversunkenheit heraus, damit Sie sich auf die Pirsch nach der Beute begeben können. Nun wird das vegetative Nervensystem aktiviert und programmiert Ihre Körperprozesse auf Jagderfolg um. Ihr Team aus Bewusstsein und Unbewusstem macht sich an die Arbeit. Was folgt, hängt größtenteils von Ihrem Unbewussten ab. Und die Gefühle, die Sie dabei haben, werden Ihre Nachfahren einmal mit dem Ausdruck »in der Zone sein« beschreiben. Ihr vegetatives Nervensystem ist jetzt wieder auf Kampf-oder-Flucht abgestimmt, Angst aber haben Sie nicht; vielmehr freuen Sie sich auf die Aussicht einer Mahlzeit. Sie legen den Speer an und nehmen vielleicht noch kleine Anpassungen vor. Das geschieht zwar bewusst, doch in dieser Phase der Jagd sind Ihre Erfolgsaussichten am größten, wenn Sie das Unbewusste einfach machen lassen. Je weniger Sie dabei denken, desto intuitiver und müheloser wird der ganze Ablauf.

Nach erfolgreicher Jagd sind Sie rundum mit sich zufrieden. Unbewusstes und Bewusstsein sind sehr angetan von ihrer Zusammenarbeit als Team. Alle gemeinsam machen Sie sich auf den Rückweg zum sicheren Lagerplatz und halten nur inne, wenn Ihr Unbewusstes Gefahr wittert und Ihr Bewusstsein zur sorgfältigen Prüfung der Umgebung auffordert, um den Weitermarsch erst dann wieder zu gestatten, wenn die Sicherheitsprüfung positiv ausfällt.

Am Lagerplatz sucht Ihr Unbewusstes noch einmal die ganze Umgebung nach möglichen Gefahren ab; findet es keine, stellt es das vegetative Nervensystem auf Ruhe und Verdauung um – verbunden mit den entsprechenden physiologischen Veränderungen Ihres Organismus. Die Aussicht auf eine Mahlzeit lässt Blut von den Muskeln in die Verdauungsorgane zurückfließen. Die Sinne nehmen deutlich weniger wahr, die Pulsfrequenz sinkt, die Atmung wird langsam und stetig. Jetzt wird auch auf Erholung umgeschaltet, sodass Ihr Körper an den Stellen Muskelmasse zulegen kann, wo sie benötigt wird, und mit der Heilung eventueller Verletzungen beginnt.

Jetzt erinnern Sie sich vielleicht an ein Mitglied Ihres Stammes, das Ihnen aufgefallen und von dem Ihr Unbewusstes so angetan ist, dass es Ihnen verliebte Gefühle zukommen lässt, die Sie dazu bewegen, eine Verbindung anzustreben. Da Sie die Umgebung als sicher einschätzen, sendet Ihr Unbewusstes Blut aus der Skelettmuskulatur in die Fortpflanzungsorgane, und wer weiß, vielleicht ist dies ja genau der Abend, an dem sie gebraucht werden.

## Und heute?

Unser heutiges Leben hat kaum noch etwas mit dem unserer Vorfahren gemein. In dem eher mechanischen Bild, das wir von uns haben, bestehen wir – wie Maschinen – aus Einzelteilen. Wir sehen uns nicht mehr als den *einen* Organismus, der wir in Wirklichkeit sind. Gleichzeitig scheinen wir Wurzeln geschlagen zu haben wie Bäume und leben in einer Welt, mit der wir nicht mehr so in Wechselwirkung stehen wie früher einmal. Das versetzt unser ursprünglich ganz auf Aktivität ausgerichtetes Ensemble aus Bewusstsein und Unbewusstem in die unbehagliche Lage, untätig bleiben zu müssen. Das Unbewusste möchte Ihr Team nach wie vor motivieren, zur Sicherung des Lebens aktiv zu werden, doch da wir heute ein untaugliches Bild von uns haben, missverstehen wir diese Bemühungen. Weil Bewusstsein und Unbewusstes nicht mehr als Team zusammenwirken, bekommen wir den Eindruck, unsere Maschine funktioniere nicht richtig. So deuten wir die Signale unseres Unbewussten als Symptome eines Maschinenschadens und nicht mehr als Bemühungen eines Teammitglieds, das uns auffordert, aktiv zu werden.

Zwar kann unser Unbewusstes mühelos unglaubliche Mengen an Informationen verarbeiten, doch bei einem zu Boden gefallenen Stück Liane, das genausogut eine Schlange sein könnte, löst es auch heute noch Alarmreaktionen aus. An die Stelle der potenziellen Gefahren einer uns umgebenden Natur sind längst die zahllosen Bedrohungen getreten, die aus unsere Computern und Smartphones ständig auf uns einprasseln. Gegen manche dieser Bedrohungen lässt sich zwar etwas unternehmen, aber wir leben heute in einer durchgängig vernetzten globalen Community, deren schieres Ausmaß nicht einzuschätzen ist – ganz zu schweigen von den Folgen. Das alles läuft letztlich darauf hinaus, dass unser Unbewusstes unbedingt etwas tun möchte, das Bewusstsein aber genau weiß, dass da nichts zu machen ist.

Die Bedrohungen, die von der Welt ausgehen, in der unsere Kinder heute aufwachsen, können von unseren Sinnen nicht mehr wahrgenommen werden. Pandemien oder der Klimawandel und deren wirtschaftliche Begleiterscheinungen sind wie unsichtbare Schlangen, die in der langen Liste der Unwägbarkeiten, denen wir ausgesetzt sind, wie Multiplikatoren wirken. Unser Starren auf die Bildschirme mit den Nachrichten, den sozialen Medien und sonstigen Informationsquellen wird von einem stetigen Strom von Dopamin begleitet, das uns eigentlich nur helfen möchte, endlich aktiv zu werden und die ganzen Ungewissheiten und Bedrohungen aus dem Weg zu räumen.

Im Unterschied zur natürlichen Welt, auf die unser Unbewusstes eingestellt ist, sind die Probleme der heutigen Zeit kaum mehr nach alten Mustern zu lösen. Es reicht einfach nicht mehr, ein längliches Ding einfach nur daraufhin zu untersuchen, ob es sich um ein Stück heruntergefallene Liane handelt oder um eine Schlange. Doch das Unbewusste tut nach wie vor alles, was seiner Einschätzung nach in Ihrem Interesse ist. Es aktiviert Ihr sympathisches Nervensystem, es setzt Dopamin frei sowie Noradrenalin aus dem Locus caeruleus im Hinterhirn. Dadurch werden Ihre Sinne geschärft, als wären Sie auf der Jagd. In Wirklichkeit liegen Sie aber im Bett und sehnen sich nichts so sehr herbei wie den Schlaf. Und während das Unbewusste »Auf geht's!« ruft, weiß Ihr Bewusstsein, dass Sie jetzt nichts unternehmen können. Diese Diskrepanz, die gar nicht so selten ist, erleben wir als Angst.

Abends suchen wir das Schlafzimmer nicht nach Schlangen ab, sondern checken vor dem Zubettgehen noch mal kurz unser Smartphone, und da herrscht nun wirklich kein Mangel an Dingen, die sich als Schlangen erweisen könnten. Irgendwann übermannt uns die Müdigkeit und wir legen das Handy weg, werfen vielleicht noch einen letzten Blick darauf, bevor wir die Augen zumachen, und versuchen einzuschlafen. Aber viele von uns finden kaum noch Schlaf, und wenn wir dann doch einnicken, bekommen wir nicht die Ruhe und Erholung, die wir eigentlich bräuchten. Kaum aufgewacht, greifen wir gleich wieder zum Handy und tappen in die Küche, setzen schnell einen Kaffee auf und lassen uns vom Koffein in so etwas wie Wachheit peitschen. Dann nehmen wir in einer mehr oder weniger geräumigen Blechkiste Platz und begeben uns mit hoher Geschwindigkeit oder durch dichten Verkehr an den Arbeitsplatz: Dort zwängen wir uns mit anderen in Büros oder an Werkbänken, als wären wir Maschinen und keine Menschenwesen, die den Großteil ihrer Geschichte als Spezies jagend und sammelnd verlebt haben.

Und kaum mehr als ein bitterböser Witz ist das, was wir heute als Mittagspause bezeichnen: der Moment, in dem wir unsere Maschinenleiber ohne Rücksicht auf das zuvor Erlebte auf die Verstoffwechselung von Nahrung verpflichten. Und das sieht dann so aus: Ihr stets hilfsbereites Unbewusstes, das unbedingt Ihr Überleben sichern möchte, hat als Reaktion auf den Stress des bisherigen Arbeitstages Ihr sympathisches Nervensystem aktiviert, den Sympathikus. Dieser wiederum versorgt Ihre Muskulatur nun sehr gut mit Blut, damit Sie genügend Kraft haben, notfalls sofort die Flucht zu ergreifen. Das alles geht zulasten der Verdauungsorgane, denen dieses Blut entzogen wird. Es kommt aber noch schlimmer, denn die Stresshormone, die den ganzen Tag in Ihrem Körper kursieren, durchkreuzen Ihren Plan, sich mit einem Salat zu begnügen. Nein, aufgrund der Überflutung mit Stresshormonen wähnt Ihr Unbewusstes Sie in einer Art Schlangengrube und besteht darauf, dass Sie zur raschen Energiegewinnung Fett und einfache Kohlenhydrate zu sich nehmen. Ah, Cheeseburger und Pommes, jetzt aber nichts wie fix hin zum Drive-Through-Schalter. Sicher, da bekommt man Speisen von hoher Nährstoffdichte; doch die zu verarbeiten sind Ihre Verdauungsorgane jetzt nicht geneigt. Von diesem Missverhältnis zwischen unseren bewussten und den unbewussten Antrieben lebt heute ein ganzer Industriezweig: die Hersteller von Säurehemmern und Säureblockern.

Cortisol, eines der bedeutendsten Stresshormone, kann den Blutzuckerspiegel sehr schnell ansteigen lassen und Sie so mit dringend benötigtem Brennstoff versorgen. In kurzen Spitzen dieser Ausschüttung stärkt Cortisol die Funktion Ihres Immunsystems und reduziert sogar Entzündungen im Körper. Das gilt aber wirklich nur für kurzzeitige Spitzen in Stresssituationen, die sofort wieder abklingen, wenn der Stress nachlässt. Bei chronischem Stress jedoch gewöhnt sich der Organismus an zu viel Cortisol im Blut – mit der Folge, dass das Immunsystem geschwächt und Entzündungen eher geschürt werden. Während Insulin dazu da ist, den Zucker im Blut zu reduzieren, vermehrt Cortisol ihn. Und aus einem dauerhaft erhöhten Cortisolspiegel kann ein physiologisches Tauziehen resultieren, mit dem der Körper bemüht ist, den Blutzucker in einem gesunden Bereich zu halten. Am Ende aber drohen doch überhöhter Blutzucker, Gewichtszunahme und Typ-2-Diabetes. Und zu allem Überfluss besteht auch noch ein Zusammenhang zwischen zu viel Cortisol und Bluthochdruck.[1]

Angesichts der Wirkung, die Stress auf den gesamten Organismus ausübt, kann es nicht verwundern, dass bei vielen Krankheiten stressbedingte Entzündungen eine Rolle spielen, wie Studien beweisen.[2] Unsere heutigen Verhältnisse haben zwar viele Vorzüge, die uns ein besseres Leben sichern, doch anscheinend versetzen sie uns auch in einen chronischen Stress, den wir unbedingt durchschauen müssen. Das heißt, wir müssen uns klarmachen, dass die Stressreaktion von jenem Teil unserer selbst ausgelöst wird, der uns zum Handeln motivieren möchte. Mangelndes Verständnis unserer ureigenen Natur erzeugt und verfestigt den Abbruch einer inneren Verbindung, der die Gesundheit untergräbt und uns kaum Chancen auf eine gedeihliche Entwicklung lässt.

Aber das ist noch längst nicht alles.

Nach Feierabend steht vielleicht ein heißes Date an. Und da lauert unter Umständen ein Phänomen unserer westlichen Gesellschaft, von dem viel zu selten die Rede ist: die zunehmende Werbung für und Verbreitung von Potenzmitteln, auch unter jungen Erwachsenen. Libidoverlust und sexuelle Funktionsschwäche gehören zu den häufigsten Beschwerden, über die ich meine Klienten – Männer wie Frauen – in den letzten Jahren klagen höre. Die meisten sprechen das Thema zwar nicht von sich aus an, doch sobald ich ihnen erkläre, wie destruktiv sich chronisch erhöhter Stress auf die Fortpflanzungsorgane und -funktionen auswirkt, rücken sie schließlich doch damit heraus, dass es – womöglich auch aufgrund ständiger Überlastung – mit der Intimität nicht mehr so richtig klappt.

Bei jüngeren Männern mag der Pornografiekonsum eine gewisse Rolle spielen, der ja auch mit Impotenz in Verbindung gebracht wird. Vor allem aber glaube ich, dass wir die Rolle, die chronische Ängste und wildwuchernder Stress beim Entstehen sexueller Fehlfunktionen spielen, weit unterschätzen. Sobald uns das Unbewusste körperlichen oder seelischen Gefahren ausgesetzt wähnt, versucht es uns beizustehen, indem es Blut aus dem Genitalbereich in den Bewegungsapparat lenkt und den Ausstoß an Geschlechtshormonen senkt. Und mit dieser übereifrigen Hilfsbereitschaft leistet es uns mitunter auch einen Bärendienst, ob der Stress nun aus hoher Arbeitsbelastung resultiert oder mit sexuellen Versagungsängsten zu tun hat.

Während die Weltbevölkerung insgesamt zunimmt, macht sich in vielen vermeintlich hochzivilisierten Ländern heute ein seltsamer Geburtenrückgang bemerkbar. Und neben allen anderen Faktoren, die in diesem Zusammenhang eine Rolle spielen mögen, glaube ich doch, dass wir den Stellenwert der chronischen Stressbelastung noch lange nicht richtig einschätzen.

Apropos Einschätzung. Unsere Leiden in dieser Zeit haben viel mit einer Fehlannahme über uns selbst zu tun. Denn offenbar wissen wir gar nicht mehr so recht, was wir eigentlich sind und dass die Überlebensmechanismen des Organismus oft nicht zu dem Bild passen, das wir von uns haben. Die Fehleinschätzung sowohl der eigenen Person als auch der modernen Umwelt führt dazu, dass wir wie fest im Boden verwurzelte Bäume leben und gleichzeitig versuchen, wie Maschinen zu funktionieren. Und da wir nicht mehr wissen, wie wir tatsächlich ticken, merken wir auch gar nicht, dass es sich bei dem mörderischen Stress, unter dem wir stehen, eigentlich um die Stimme unseres Unbewussten handelt, das uns angesichts der vielen Bedrohungen, die es täglich registriert, zur Flucht bewegen möchte. Es ist diese Fehlwahrnehmung, aufgrund deren wir unter Stress leiden. Denn sie lässt uns auch die Stressreaktion falsch einschätzen und die Augen davor verschließen, dass es sich dabei um die Stimme des eigenen Unbewussten handelt, das uns tagtäglich aus der von ihm wahrgenommenen Gefahrenzone herausholen möchte.

Eine gute Ausgangsbasis für bewusste Entscheidungen ist das nicht gerade – entscheiden wir uns doch zulasten unserer kognitiven Funktionen für körperliche Leistungsfähigkeit. Ich denke, wir alle haben schon mal erlebt, dass unser klar entscheidendes Denken ins Hintertreffen geraten ist, sobald wir hohem Stress ausgesetzt waren, der die aktive Verbesserung unserer Lebensqualität enorm erschwert. Dass es im Stress schwer ist, kritisch zu denken, zeigt sich immer wieder.[3]

Und schlimmer noch: Gegen viele der Dinge, die unser Unbewusstes dazu veranlassen, den Stresszustand auszulösen, können wir rein gar nichts tun – obwohl wir zu kritischem Denken fähig sind und solide Aktionspläne aufstellen können. Schlaflose Nächte aufgrund von Sorgen um etwas, das am nächsten Tag ansteht, kennen wir vermutlich alle. Heutzutage müssen wir jedoch bedenken, dass auch viele der Dinge, denen wir Aufmerksamkeit widmen – Nachrichten, soziale Medien und dergleichen –, unserem Unbewussten Anlass zur Aktivierung von Stresszuständen geben. Jahrtausendelang bestand unser Überlebensplan im Wesentlichen darin, aktiv zu werden; die moderne Welt aber bietet uns unzählige Gründe zur Besorgnis, die nicht den geringsten Ansatzpunkt für gezieltes Tun bieten.

## Stille Verzweiflung und emotionale Beziehungslosigkeit

Und dann wären da ja auch noch die Gefühle. Von denen viele nicht wissen, wie sie mit ihnen umgehen sollen. Wozu sind sie überhaupt da? Vielleicht wären wir ja doch lieber Geist-Körper-Maschinen? Die lassen sich von diesen lästigen Emotionen wenigstens nicht aus der Fassung bringen.

In der Welt der Kognitionswissenschaft besteht Einigkeit darüber, dass Gefühlsregungen insofern eine wichtige Rolle spielen, als sie uns zu Aktionen oder Verhaltensweisen bewegen, von denen unser Unbewusstes annimmt, sie würden unserem Überleben dienen oder uns ein gedeihliches Leben sichern. Wann immer Ihr Unbewusstes zu irgendetwas eine Meinung hat, setzt es Sie durch Gefühle darüber in Kenntnis. Das sind kraftvolle und vielschichtige Botschaften, manchmal angenehm, manchmal unangenehm, oft schwer zu verstehen.

Leider begreifen die meisten ein Leben lang nicht, was uns das Unbewusste da mitzuteilen versucht. Dadurch leben wir die ganze Zeit über im Konflikt mit uns selbst und haben keine Ahnung, was wir eigentlich wollen. Ganz in der Tiefe weiß unser Unbewusstes durchaus, was wir möchten, doch aus irgendeinem Grund hören wir nicht richtig zu und entscheiden uns deshalb für Dinge, die nicht zu unseren unbewussten Wünschen passen – nur um uns dann zu fragen, weshalb wir eigentlich so unglücklich sind.

Glauben Sie, dass die Menschheit heute noch existieren würde, wenn unserer Vorfahren vor lauter Angst keinen Schlaf gefunden hätten, ihre Nahrung nicht hätten verdauen können oder keine Kinder bekommen hätten? Ob wohl ein Leben ohne Kontakt zu Ihren wahren emotionalen Bedürfnissen und Wünschen nach Ihrem Geschmack wäre? Es ist höchste Zeit, dass wir wieder in Verbindung zu unserem wahren Wesen kommen. Denn was sind wir denn, wenn nicht Beziehungen, lebendige, aktive Beziehungen? Im Inneren sind wir Beziehung, und wie wir uns im Außen verhalten, hängt davon ab, welches Handeln wir im Umgang mit der Umwelt für angemessen halten.

Das Unbewusste besteht aus zahlreichen Untersystemen, zu denen wir keinen bewussten Zugang haben. Bei vielen dieser Untersysteme gibt es auch keinen Grund, hinter die Kulissen zu schauen. Nehmen wir ein Beispiel: Es könnte interessant sein zu ermitteln, was uns befähigt, einen Ausdruck wie »hinter die Kulissen schauen« zu verstehen, ohne bewusst darüber nachdenken zu müssen; uns Zugang zu diesem Untersystem im Unbewussten verschaffen zu wollen, hätte aber keinen erkennbaren Nutzen. Das Unbewusste ist in den Dingen am besten, die (zumindest für den Moment) in keiner Konfliktbeziehung zum modernen Leben stehen.

Es wäre jedoch möglich, eine bessere Beziehung zu unserem Unbewussten aufzubauen, die unser Leben insgesamt zum Besseren wenden würde, weil wir dann bessere Beziehungen in uns selbst knüpfen könnten, obwohl wir den vielen Stressfaktoren des modernen Lebens ausgesetzt sind. Wir können sogar lernen, auch unsere Gefühle besser zu verstehen, um dann mehr auf das Unbewusste zu hören und auf der Höhe dessen zu sein, was wir wirklich möchten. Dazu würde auch ein sanfter, verständnisvoller und wirkungsvoller Umgang mit unseren Ängsten und Traumata gehören. So würden wir lernen, *mit* statt gegen uns zu arbeiten und uns wieder unseren früheren Überlebensstrategien anzunähern, um unser Handeln neuerlich aufs Überleben und ein gutes Leben in unserer Umwelt auszurichten. Und wie immer im Leben, wenn sich an den äußeren Umständen nichts ändern lässt, können wir lernen, unserem Unbewussten begütigend zuzureden, damit es ruhig bleiben kann. Wie das geht? Nun, wie bei allen Beziehungen fängt es damit an, dass man miteinander spricht.

Beim Wort »Sprache« denken wir im Allgemeinen an die ausgeformte, fixierte Sprache mit ihren Verben, Substantiven und Adjektiven, aber es gibt auch viele andere Ausdrucksformen, die wir ebenso geläufig benutzen. Gesten können sehr vielsagend sein und das Gemeinte wirkungsvoll vermitteln. Viele erkennen inzwischen auch den enormen Informationswert, den Körperhaltung und Gesichtsausdruck für die Kommunikation haben. Diese nonverbale Sprache sprechen Menschen mit Sicherheit schon viel länger, als wir uns mit Worten verständigen.

In der Kommunikation geht es stets darum, Bedeutungen so gut wie möglich zu vermitteln und sie uns auf der anderen Seite gleichzeitig so gut wie möglich zu erschließen. Das läuft nicht immer reibungslos, oft verstehen wir nicht, was das Gegenüber uns sagen möchte, oder wir missverstehen es. Im Allgemeinen ist es aber so, dass wir die Aussagen der Leute, mit denen wir sprechen, umso besser verstehen, je besser wir diese Menschen kennen. Denn dann wissen wir etwa, was für einen Humor sie haben, dass sie in bestimmten Gefühlslagen womöglich eher schneller sprechen oder sich manchmal schier überschlagen, wenn sie von etwas begeistert sind. So können wir auch uns selbst besser kennenlernen, wenn wir es darauf anlegen, und lernen, auf die Regungen und Aussagen unseres Unbewussten zu achten und den Atem bewusst einzusetzen, um unseren eigenen Anteil an der Kommunikation in sichere und verlässliche Bahnen zu lenken.

Im weiteren Verlauf werden wir sehen, dass die Kommunikation mithilfe des Atems ganz ähnlich funktioniert wie jede andere Sprache. Dabei geht es um Tonfall, Tempo, Klangfarbe, Ausdruck, Sprechtechnik und die Berücksichtigung der jeweiligen Bedingungen, unter denen ein Sprechakt erfolgt. Während wir auf eine bessere Beziehung zu uns selbst hinarbeiten, lernen wir, diese Sprache zu verstehen und uns in ihr verständlich zu machen – in der Sprache des Atems.

# – 3 –

## DIE SPRACHE DES ATEMS

Wie können wir eine innere Beziehung knüpfen, die es uns erlaubt, im Guten aktiv zu werden oder zumindest inneren Frieden zu wahren? Wie erkennen wir, was wir im tiefsten Inneren tun möchten, um in Übereinstimmung mit unseren wahren Wünschen handeln zu können? Da dies wie jede andere Beziehung Kommunikation voraussetzt, widme ich mich ab jetzt der Frage, wie wir lernen können, mit dem Teil unserer selbst zu sprechen, dessen Vorhandensein Ihnen vielleicht gerade erst bewusst geworden ist, und vor allem auch: wie wir diesem Teil zuhören.

Ihr Unbewusstes sind Sie selbst. Niemand sonst. In der hier vorgestellten Philosophie der Atmung und Selbstwahrnehmung bezeichnen wir das Unbewusste gern als Partner oder Teammitglied, und das könnte man ja so auffassen, als handle es sich um jemand anderen. Hier stößt die Sprache an ihre Grenzen, und das erschwert es, Aussagen über diese Seite des Menschen zu treffen. Wann immer wir also vom menschlichen Bewusstsein und dem Unbewussten sprechen, müssen Sie sich vor Augen führen, dass diese beiden Seiten zwar verschieden sind, aber nur zusammen die Person darstellen, die *Sie* sind. Wenn wir sagen, dass es bei der Sprache des Atems darum geht, die Kommunikation mit dem Unbewussten zu erlernen, heißt das nichts anderes, als dass wir unser Bewusstsein und das Unbewusste einander näher- und in Übereinstimmung bringen möchten. Deshalb versuche ich in diesem Buch, die Dinge so zueinander in Beziehung zu setzen und sie Ihnen nahezubringen, dass Sie sich aktiv in den vielschichtigen Strom des inneren Austauschs von Botschaften einschalten können.

# Eine neue Sprache

## >>>>> ZURÜCKLÄCHELN – EINE ÜBUNG

Zum Einstieg ist hier eine Übung, die Ihnen helfen soll, das Unbewusste zu personifizieren. Vergessen Sie dabei aber nicht, dass wir eigentlich von Ihnen sprechen, wenn wir Ihr Unbewusstes thematisieren. Stellen Sie sich beim Weiterlesen deshalb bitte Ihr Gesicht vor, das Ihnen wie aus einem Spiegel entgegenlächelt.

Und dann sagt Ihr lächelndes Gesicht: »Schön, Bewusstsein, hier spricht dein Unbewusstes. Ich bin immer da und versuche dafür zu sorgen, dass du auf alles eingestimmt bist, was von außen auf uns zukommen oder über uns hereinbrechen könnte. Ich behalte alles im Auge und lasse es dich wissen, sobald wir wirklich Grund zur Sorge haben. Ich mache dich auf Muster, mögliche Bedrohungen und alles Übrige aufmerksam, was du wissen musst, um es dann näher betrachten und mithilfe deines unglaublichen Verstandes zukunftsorientiert verarbeiten zu können. Lass uns also etwas unternehmen, womit wir unser Leben verbessern können. Auf geht's!«

Schließen Sie die Augen und nehmen Sie sich einen Augenblick Zeit, um Bekanntschaft mit sich zu schließen. Das ist aus zwei Gründen wichtig: Erstens hilft Ihnen diese Übung, Ihr Unbewusstes als

Partner zu sehen. Der zweite Grund für diese Übung (die Sie bitte möglichst oft wiederholen) liegt darin, die alte »vertikale« Anordnung von Geist und Körper aufzubrechen, in welcher der Geist beziehungsweise Ihr wahres Wesen oberhalb des Kragens sitzt und der Roboter namens Körper darunter. Freuen Sie sich, dass Sie eine Einheit sind und alles so zusammenwirkt, dass Sie in der Beziehung zu Ihrer Umwelt ganz Sie selbst sein können.

Diese Übung eignet sich wunderbar als Auftakt zu den weiteren Atemübungen und -techniken, die ich Ihnen in diesem Buch noch vorstellen werde. Aber es tut auch in Momenten der Irritation oder unschönen Aufregung gut, sich an das Zurücklächeln zu erinnern. Visualisieren Sie dann Ihr lächelndes Gesicht, das Ihnen versichert: »Ich bin immer da und möchte dazu beitragen, dass du überlebst und aufblühst. Ich höre dir zu und spreche mit dir und kann nur hoffen, dass mein Tun dich in deinen Aktivitäten unterstützt.«

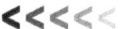

Das Geist-Körper-Paradigma besteht nicht zuletzt deshalb noch, weil es fest in unserer Sprache verankert ist. (Denken wir nur an den Ausdruck »sich erkälten« zurück.) Obwohl es mittlerweile schon viele Bemühungen gibt, das Ensemble »Mensch« ganzheitlich zu betrachten, haben wir es doch immer auch noch mit Formulierungen zu tun, die das alte Paradigma sogar eher verstärken. Was wir dringend brauchen, ist ein neuer Begriff für die Ganzheit des Menschen; und den werden wir dann im weiteren Verlauf des Buches durchgängig verwenden.

Nach der ganzen Einleitung gehen wir auf dem Weg zur Betrachtung unserer selbst als Beziehung nun einen Schritt weiter. Dazu müssen wir uns allerdings erst einmal mit der Sprache beschäftigen. Alle Sprachen bestehen aus symbolischen Repräsentationen von Begriffen und Vorstellungen, Dingen, Aktionen und so weiter.

Und um die Sprache des Atems erlernen zu können, müssen wir zuvor einige Schlüsselbegriffe definieren:

**Die Philia**: Dieses aus dem Griechischen stammende Wort umschreibt eine »herzliche, jedoch nicht erotische Beziehung« und steht auch für »brüderliche Liebe«. Er taucht beispielsweise im Namen der Stadt Philadelphia auf, der »Stadt der brüderlichen Liebe«. Man umschreibt damit die höchste Form der Zuneigung zwischen Freunden oder auch die innige Verbundenheit, die zwischen den Mitgliedern einer Familie herrscht. Deshalb fasst dieser Begriff auch das so gut zusammen, was wir inzwischen über uns wissen: dass in jedem von uns eine Beziehung zwischen Bewusstsein und Unbewusstem besteht. Und statt nun immer an die Dichotomie »Geist und Körper« zu denken, können wir mit dem Wort Philia den menschlichen Gesamtorganismus benennen und mit einem einzigen Wort ausdrücken, was wir in Wahrheit sind: eine Beziehung. Philia, das sind Sie in Ihrer Gesamtheit, Ihr ganzer Organismus.

**Das Unbewusste:** alles Intelligente innerhalb der Philia, das uns nicht direkt über das bewusste Denken zugänglich ist. Das umfasst alles: von der Propriozeption bis zu den autonomen Körperfunktionen, von den Emotionen bis hin zur Zellteilung. Es handelt sich also um eine erstaunliche, in uns allen wirksame Intelligenz, die zusammen mit den anderen Anteilen unserer selbst das Überleben sichert und alle Impulse von innen und außen aufgreift, um auf dieser Basis zu entscheiden, was zu tun ist. Das Unbewusste kann sich durchaus einmal irren und in Verwirrung geraten. Es ist jedoch immer auf das Überleben und Gedeihen dessen bedacht, was Sie in Ihrer Ganzheit sind.

**Das Bewusstsein:** der Teil Ihrer Philia, zu dem Sie bewussten Zugang haben. Dazu gehört alles – von Ihrer bewussten Wahrnehmung bis hin zu willkürlichen Muskelkontraktionen, von der Verstandestätigkeit bis zu Ihrer Fähigkeit zu entscheiden, ob Sie den Impulsen Ihres Unbewussten folgen wollen oder nicht. Da das Bewusstsein mit symbolischen Repräsentationen umgehen kann, stellt es uns ein »Vokabular« zur Verfügung, mit dessen Hilfe wir Gefühlen und anderen physiologischen Vorgängen eine Bedeutung zuweisen können.

**Die Physiologie:** Ihre körperliche Erscheinung ist Ausdruck der Ihnen innewohnenden Intelligenz. Alle Atome, aus denen Ihre Zellen, Gewebe und Organe bestehen, werden von jener erstaunlichen Intelligenz bewegt und geordnet, zu der wir keinen bewussten Zugang haben, die aber der Aufrechterhaltung des Lebens dient. Denn wir sind ja nicht einfach kiloweise Fleisch, das von hier nach da geschoben wird. Vielmehr ist alles, was wir sind, intelligent und macht uns zu der Person, die wir sind. Parallel zu den Veränderungen unserer Beziehung zur Außen- und Innenwelt ändert sich auch unsere physische Gestalt. Nichts an Ihnen ist nicht intelligent, und kein Teil von Ihnen ist nicht Sie selbst.

## Die Sprache des Atems: fünf Grundaussagen

1. Bewusste Wahrnehmung ist die Grundlage jeder Verbesserung.
2. Das Unbewusste ist genauso Teil von Ihnen wie Ihr Bewusstsein.
3. Das Unbewusste möchte Ihnen immer nur helfen.
4. Wirklich gesund sind Sie nur in Ihrer Ganzheit.
5. Die Aktionen sind die Wörter.

Diese fünf Grundaussagen über das Wesen der Atemsprache haben sich für mich im Laufe der Jahre herausgeschält. In diesen fünf

Sätzen haben Sie den Kern dieser Sprache und gleichzeitig eine Art Kurzform des neuen Paradigmas, in das wir eintreten. Und da wir diese Sprache ja erlernen wollen, werden wir uns zunächst einmal die fünf Grundaussagen kurz zu Gemüte führen.

## 1. Bewusste Wahrnehmung ist die Grundlage jeder Verbesserung

Es gibt zahlreiche Messgrößen, die etwas über unsere derzeitige körperliche Verfassung aussagen, und die meisten davon sind schon eine ganze Weile bekannt. So können wir zum Beispiel den prozentualen Anteil des Körperfetts eines Menschen ermitteln, die Knochendichte oder die Menge der reinen Muskelmasse. Wir können den Bewegungsspielraum, die maximale Hebekraft und eine Menge anderer Dinge testen. So gewinnen wir Ausgangswerte, anhand deren wir Fort- oder Rückschritte taxieren können. All diese Messvorgänge verdienen unsere Aufmerksamkeit. Denn sie geben uns objektive Werte an die Hand, auf die wir uns jederzeit beziehen können und die es uns ermöglichen, Vergleiche anzustellen. Für eine Ebene der Wahrnehmung sind diese objektiven Messungen sehr wertvoll. Dasselbe gilt aber auch für das subjektive Erleben, nur wird das oft übersehen. Außer uns weiß niemand, was wir wirklich empfinden, und deshalb ist es auch so schwer, es anderen zu erklären – manchmal sogar uns selbst. Denn hier setzt uns die Sprache Grenzen.

Wenn es darum geht, das subjektive Empfinden zu beschreiben, gibt es kaum objektive Parameter. Schmerz beispielsweise messen wir anhand einer Skala von eins bis zehn; aber ist die Intensität »sieben« für Sie gleich schmerzhaft wie für mich? Man weiß es nicht, menschliches Erleben ist immer subjektiv. Deshalb verfügen wir auch über kein universell gültiges Vokabular für unser Empfinden. Und über Dinge, für die wir keine Sprache haben, lässt sich schwer etwas sagen. Schwieriges jedoch unterlassen wir tendenziell eher. Und so können wir zwar sagen, dass wir X Jahre alt sind und Y Kilo wiegen, doch wenn wir gefragt werden, wie es uns geht, sagen wir einfach: »Gut, danke.« Diesem Mangel an Selbstwahrnehmung wollen wir jetzt abhelfen. Viele meinen zu wissen, dass die in eisiger und meistens schneebedeckter Umgebung lebenden Inuit vierzig bis fünfzig Wörter für Schnee haben, von denen die meisten den Schnee beschreiben, der gerade fällt. So gibt es vielleicht ein Wort für nassen Schnee, ein anderes für flockigen und ein drittes für Pulverschnee. Hinzu kommen Begriffe für leichtes Schneetreiben, dichtes Schneetreiben oder Graupelschauer. Wie aus diesem Beispiel hervorgeht, entwickeln wir Menschen unsere jeweilige Sprache anhand derjenigen Dinge weiter, die in unseren Alltagserfahrungen eine wichtige Rolle spielen.

Beim Aufbau einer engen Beziehung zu Ihrem Unbewussten kommt es vor allem darauf an, dass Sie Klarheit darüber gewinnen, wie Sie sich fühlen, wie es Ihnen geht. Sie müssen sich also so oft wie möglich ihrer bewussten Wahrnehmung bedienen. Mit den Übungen im nächsten Kapitel werden wir diese subjektive Bewusstheit aufbauen und dabei auch objektive Messgrößen einbeziehen – denken Sie aber immer daran, dass es an Ihnen liegt, sich´ diese innere Wahrnehmung (die auch Interozeption genannt wird) zu erschließen.

Interozeption ist der Sinn der inneren beziehungsweise Selbstwahrnehmung. Normalerweise heißt es ja, wir Menschen hätten fünf Sinne, mit denen wir sehen, hören, riechen, schmecken und berühren oder tasten können, doch in Wahrheit besitzen wir mehr Sinne. Mit dem Sinn, der Propriozeption genannt wird, bestimmen wir etwa unsere Position im Raum. So wissen Sie sogar mit geschlossenen Augen, wann Sie sich in einer aufrechten Position befinden und wann nicht. Und eine weitere Sinneswahrnehmung ist eben die Interozeption, die uns beispielsweise sagt, dass wir nervös oder aufgeregt sind oder dass uns übel ist. Ihrer bedienen wir uns um herauszufinden, wie wir uns gerade fühlen.

Im nächsten Kapitel mache ich Sie mit einer Übung bekannt, mit der Sie diesen Sinn der inneren Wahrnehmung gezielt auf- und ausbauen können. Die meisten lassen diesen Sinn verkümmern, aber mit etwas Übung können wir der Verfassung unserer Philia gewahr werden und uns besser auf unser Unbewusstes einstimmen, um herauszufinden, was es uns sagen möchte. Denn das ermöglicht es uns, mit dem Unbewussten zusammen, statt gegen es zu arbeiten.

## 2. Das Unbewusste ist genauso Teil von Ihnen wie Ihr Bewusstsein

Da wir dieses Thema bereits im vorigen Kapitel behandelt haben, rufen wir uns jetzt nur kurz in Erinnerung, dass wir jedes Selbstgespräch tatsächlich nur mit uns selbst führen – ganz im Sinne des eingangs zitierten Scherzes, dass alles in Ordnung ist, solange Sie sich keine Antwort geben. Nun, gegen diese Regel verstoßen wir, wenn es um die Sprache des Atems geht. Sie werden Ihre Interozeption einsetzen, um zu »hören«, was Ihnen Ihr Unbewusstes jeweils gerade mitteilt; und sobald Sie die Aussagen dieses Teils Ihrer selbst interpretiert haben, können Sie bewusst darauf eingehen und beispielsweise sagen: »Nein, wir sind nicht auf der Flucht vor einem Bären.« Oder vielleicht auch: »Jetzt brauchen wir erst mal neue Energie« beziehungsweise: »Jetzt gleichen wir mal diese Energien ein bisschen aus, damit wir uns konzentrieren können«. Vergessen Sie dabei aber bitte nie, dass alle diese Mitteilungen in Ihnen selbst hin und her gehen – und ganz einerlei, was Ihnen Ihr Unbewusstes gerade mitzuteilen versucht, es geschieht immer aus Liebe, weil es ein Bestandteil Ihrer Philia ist und immer nur das Beste für Sie im Sinn hat.

### 3. Ihr Unbewusstes möchte Ihnen immer nur helfen

Vergessen Sie nicht, dass Ihr Unbewusstes hochintelligent ist. Es kann unglaubliche Informationsmengen auf einmal verarbeiten, alles ringsum irgendwie einordnen und ist immer auf Ihr Überleben und Ihren Erfolg bedacht. Seine unglaubliche Schnelligkeit verleitet es jedoch mitunter auch zu voreiligen Schlüssen, die sich durchaus als Fehler erweisen können. Es legt die Signale, die es aus der Umgebung bezieht, manchmal falsch aus. Das kann emotionale und physiologische Reaktionen auslösen, die unseren Vorhaben nicht gerade förderlich sind. Das wiederum hat möglicherweise zur Folge, dass wir irrtümlich annehmen, unser Unbewusstes sei gegen uns oder hasse uns sogar. So ist es aber nicht. Allerdings liegt hier ein weiterer Grund dafür, eine gute Beziehung zum Unbewussten aufzubauen und zu pflegen; und dabei dürfen wir nie vergessen, dass das Unbewusste stets nur die besten Absichten für uns hat, selbst wenn es uns Unbehagen bereitet oder sogar den Schlaf raubt.

### 4. Wirklich gesund sind Sie nur in Ihrer Ganzheit

Wenn es uns gelingt, eine gute innere Beziehung aufzubauen, erleben wir eine Ganzheit, die die meisten Menschen niemals empfinden, eine Vertrautheit mit uns selbst, die uns ein gesünderes und glücklicheres Leben beschert. Im Teamwork mit unserem Unbewussten stellen sich Stresssituationen gar nicht erst als so bedrohlich dar, dass die Verdauung aus dem Ruder laufen, der Schlaf ausbleiben und die Gefühle uns allzu sehr beuteln müssten. Doch was das Wichtigste ist: Wir können dann auch selbstbewusster und mit größerer Gelassenheit agieren.

Wenn wir uns als Team erleben, können wir unser Unbewusstes zu einem besseren Partner aufbauen und uns selbst auch. Diese Ganzheit entsteht erst allmählich, über einen gewissen Zeitraum hinweg; rechnen Sie also nicht damit, dass sie von jetzt auf gleich zustande kommt. Hier geht es um eine Übung, wir spulen nicht etwa bereits Fertiges ab. Es wird nie dazu kommen, dass es in Ihrer inneren Beziehung zu sich selbst nichts mehr zu tun gibt. Genau wie ja auch Ihre Beziehung zu einem Menschen, der Ihnen viel bedeutet, nie »abgeschlossen« sein wird. In der gesündesten Variante Ihrer Person sind Sie ein Team und entwickeln mit viel Zeit und Übung ein so bedingungsloses Vertrauen zu ihren Partnern, wie Sie es nie für möglich gehalten hätten.

## 5. Die Aktionen sind die Wörter

Der Kognitionswissenschaft verdanken wir die Erkenntnis, dass wir keinen direkten Zugang zu unserem Unbewussten haben. Das heißt aber nicht, dass wir nicht mit ihm kommunizieren könnten. Zu Freunden, Angehörigen und anderen Leuten haben wir auch keinen unmittelbaren Zugang, mit ihnen kommunizieren und Beziehungen aufbauen können wir trotzdem. Und zwar, indem wir aus deren Äußerungen Schlüsse darauf zu ziehen versuchen, was sie sagen wollen. Das nennen wir Sprache. Kommunikation besteht darin, dass Informationen übermittelt und interpretiert werden. Auf dieselbe Weise versuchen wir auch herauszufinden, was uns das Unbewusste sagen will. Und lernen, uns ihm über die Atmung verständlich zu machen. Zudem sind wir Menschen eine handlungsorientierte Spezies. Deshalb werden wir über den Akt des bewussten Atmens kommunizieren und uns zum Entziffern der Mitteilungen des Unbewussten der Erkenntnisse bedienen, die uns die von ihm veranlassten Veränderungen des körperlichen Ausdrucks vermitteln.

Die *Art*, in der Äußerungen übermittelt werden, spielt in jeder Sprache eine entscheidende Rolle, so auch in der des Atems. Es gibt schier unbegrenzt viele Varianten des Einatmens. Die übermittelte

Botschaft wird von Tiefe, Tempo und den hauptsächlich involvierten Körperzonen moduliert. In Unterhaltungen ist es ja ganz ähnlich: Tonfall, Nachdruck, Tempo, Tonhöhe und Artikulation sind für die Bedeutung oft nicht weniger wichtig als das verwendete Vokabular. Und auch die Atmung verfügt eben über verschiedene Möglichkeiten, sich dem Unbewussten gegenüber zu äußern – aufgrund ihrer engen Verknüpfung mit dem Nervensystem.

Auch das Unbewusste drückt sich in Aktionen aus: Da sich diese jedoch in unserem Inneren abspielen, entgehen sie uns oft, was sehr zu unserem Nachteil ist. Erschließen können wir uns die Mitteilungen des Unbewussten trotzdem. Weil wir wissen, was es in bestimmten Situationen unternimmt, um körperliche oder emotionale Veränderungen zu bewirken. Und wir wissen, dass das Unbewusste stets zu unseren Gunsten interveniert, indem es beispielsweise auf Puls, Blutzuckerspiegel und sensorische Wachsamkeit einwirkt. Sobald wir solche Veränderungen als Hinweise begreifen können, schärft sich unsere bewusste Selbstwahrnehmung und befähigt uns, in der Sprache des Atems zu antworten.

## Sprachlabor 1

Nachdem wir einige Begriffe definiert und auch die fünf Grundaussagen erörtert haben, wollen wir uns jetzt den Umgang mit der Sprache des Atems erarbeiten. Dazu wird es am Ende aller weiteren Kapitel unter der Überschrift »Sprachlabor« einen Abschnitt geben, der Sie in die Praxis einführt. Darin bekommen Sie Tipps, die Sie bitte nicht als exakt zu befolgende Anweisungen betrachten, sondern als Anregungen. Denn Ihre Philia, Ihr Umfeld und Ihr Leben sind einzigartig und nur Sie allein können wissen, wie Sie das im jeweiligen Kapitel Gelernte für sich umsetzen können.

In diesem ersten Sprachlabor betrachten Sie sich bitte als Beziehung. Denn Sie existieren in einer inneren Beziehung und in einer Beziehung zu Ihrem Umfeld. Versuchen Sie einfach, sich auf dieses neue Paradigma einzulassen. Betrachten Sie sich nicht länger als Geist, der einen Körper »bedient«, sondern als Ganz- und Einheit. Denken Sie auch an Ihre Beziehung zum Unbewussten, das Sie jederzeit unterstützt und nie etwas anderes möchte, als Ihnen das beste auf dieser Erde mögliche Leben zu verschaffen. Und ja: Staunen Sie ruhig im Verlauf des Tages oder bei der Lektüre des nächsten Kapitels ein bisschen über das unglaubliche Team aus Bewusstsein und Unbewusstem, das Sie sind.

# – 4 –

# DIE STIMME DES UNBEWUSSTEN

Die Atemarbeit wird zumeist noch unter den Gesichtspunkten des alten Paradigmas betrachtet. Man fragt: »Welche Anwendung eignet sich für das Problem XY?« Als suche man nach geeigneten Befehlen für eine Maschine – Kommandos für den Roboter aus Fleisch. Das ist aber, als würde man eine Sprache nur so weit lernen, dass man in der Lage wäre, eine Frage zu stellen, aber die Antwort schon nicht mehr verstünde. Ich könnte mich auf Spanisch durchaus nach der Toilette erkundigen, aber wenn die Leute dann anfangen zu erklären, wo sie ist, wäre es mir lieber, sie würden einfach mit dem Finger irgendwohin deuten. Ich wüsste womöglich nicht einmal, ob sie mir den Weg erklären oder mich einfach zum Teufel schicken.

Wenn das Erlernen einer Sprache also einen Sinn haben soll, müssen wir uns ausreichende Kenntnisse aneignen, um auch die Antworten verstehen zu können. Nicht anders verhält es sich mit der Atemarbeit. Leider lernen die meisten Leute jedoch nur ein paar Techniken, die diesen oder jenen Nutzeffekt haben sollen, also einfach Kommandos für ihren Roboter darstellen. Dabei lernt man aber tatsächlich nur, Fragen in einer Sprache zu stellen, die einem ansonsten vorkommt wie ein böhmisches Dorf: Man bedient sich eines Sprachführers und muss damit rechnen, dass die Resultate entsprechend bescheiden ausfallen.

Genauso wenig bringt es, wenn man sich ein paar Atemtechniken draufschafft, denen bestimmte Wirkungen nachgesagt werden, sie aber nicht anwendet. Wenn man sich dann eines Tages einmal total überfordert fühlt, nicht weiter weiß und auf gut Glück irgendeine Atemtechnik anwendet, mit der man sich angeblich in solchen Situationen weiterhelfen kann ... bringt das auch nichts. Denn die Atemarbeit stellt ja keinen Code für Ihren Roboter dar, sondern ist eine Sprache voller feinster Nuancen, die man sich nur mit viel Übung und Geduld aneignen kann.

Anfangs werden Sie nicht viel verstehen oder hauptsächlich Bahnhof, aber nach und nach bekommen Sie doch immer besser mit, was Ihr Unbewusstes Ihnen sagen möchte. In der nächsten Übung werden wir uns dieser subtilen Sprache annähern, um sie mithilfe unserer bewussten Wahrnehmung verstehen zu lernen.

## Die Interozeption

Sind Sie bereit, die Stimme Ihres Unbewussten zu hören? Dann machen wir jetzt eine der grundlegenden Übungen für das Erlernen der Atemsprache, die Interozeptionsübung. Sie wird Ihnen am besten in einer ruhigen, ablenkungsfreien Umgebung gelingen, zumindest am Anfang. Irgendwann werden Sie überall trainieren können. Sollten Sie Mühe haben, die Stimme des Unbewussten herauszuhören, dürfen Sie gern die Augen schließen, um äußere Sinneseindrücke so weit wie möglich zu reduzieren. Sie können durchaus auch beim Lesen dieses Buches üben, prägen Sie sich aber bitte die einzelnen Schritte gut ein, damit Sie auch ohne die Anleitung möglichst oft trainieren können. Die Übung empfiehlt sich übrigens auch für alle, die schon jahrelang Atemarbeit machen.

## >>>>> DIE INTEROZEPTIONSÜBUNG

Legen Sie die rechte Hand auf Ihr Herz. Spüren Sie den Herzschlag?

Spüren Sie Ihr Herz? Es ist da, aber es kann eine Weile dauern, bis Ihre Hand die feinen Bewegungen wahrnimmt. Fühlen Sie im Moment einfach nur Ihren Herzschlag, ohne ihn zu beurteilen und ohne die Sprache verstehen zu wollen. Schlägt Ihr Herz gleichmäßig? Wird der Puls schneller oder langsamer? Sie hören gerade die sehr reale Stimme Ihres Unbewussten, das über einen seiner vielen Kommunikationskanäle mit Ihnen spricht.

Ihr Herzschlag, das sind Sie, Ihr Unbewusstes, das sich für das gesamte Team einsetzen möchte. Stellen Sie sich Ihr Gesicht vor, das lächelnd zu Ihnen sagt: »Ich kann das, ich sorge im Hintergrund für alles Nötige, sodass du vorne im Laden deine Geschäfte abwickeln kannst. Und zusammen machen wir uns hier auf dieser Erde ein schönes Leben.«

Nehmen Sie jetzt die Hand von der Brust. Legen Sie sie mit der Innenfläche nach oben auf den Oberschenkel und betrachten Sie sie. In diesem Teil der Übung richten Sie einfach Ihre bewusste Wahrnehmung auf die Innenfläche der rechten Hand.

Spüren Sie Ihren Herzschlag jetzt in Ihrer Hand? Dort ist er nämlich auch. Mithilfe Ihrer Wahrnehmung. Auch an dieser Stelle war Ihr Herzschlag schon immer: als ganz feines Pulsieren des Blutes in den Venen und Arterien. *Sie* sind das, es handelt sich hier nämlich nicht einfach um ein mechanisches Geschehen, sondern um einen Anteil Ihrer Philia, der alles an Ihnen mit der richtigen Menge Blut versorgen möchte, nicht nur für den Moment, sondern auch für alle Eventualitäten, mit denen Ihr Unbewusstes womöglich rechnet.

Sammeln Sie Ihre bewusste Wahrnehmung auf die Kuppe des rechten Daumens. Spüren Sie Ihren Herzschlag dort unter der Haut. Er ist da und war schon immer da. Nur lernen wir jetzt, ihn dort auch wahrzunehmen. Falls Sie nicht gleich etwas spüren, sammeln Sie Ihre Aufmerksamkeit einfach eine Zeit lang auf diese Stelle. Ich kann Ihnen versichern, dass Ihr Herz auch in diesem Moment gerade Blut in den Daumen pumpt. Es ist nur so, dass viele einfach den Anschluss an sich selbst verloren haben und sich in all den Informationen, die auf uns einstürmen, nicht mehr zurechtfinden. Ganz ähnlich wie wir beim Hören einer für uns neuen Sprache zunächst nicht recht unterscheiden können, wo ein Wort aufhört und das nächste anfängt. Aber das bessert sich mit der Zeit. Genauso werden uns auch die Mitteilungen des Unbewussten immer geläufiger und verständlicher. Und seien Sie sicher: Mit der Zeit und etwas Übung gelingt das auch Ihnen.

Nachdem Sie sich eine Weile mit dem Erspüren Ihres Herzschlages im Daumen beschäftigt haben, richten Sie die Aufmerksamkeit nun auf Ihr linkes Bein – vom Po bis zu den Zehenspitzen. Was fühlen Sie? Versuchen Sie jetzt noch nicht, Ihre Erfahrungen in Worte zu fassen, achten Sie nur auf Ihr Empfinden. Sie sind dabei, Ihre bewusste Wahrnehmung zu schärfen, also fühlen Sie einfach. Bleiben Sie mindestens eine halbe Minute bei Ihrem linken Bein und gern auch länger, wenn Sie möchten.

Nehmen Sie jetzt Ihren linken Fuß ins Visier. Spüren Sie Ihren Herzschlag dort? Er ist da. Und ist ein Teil von Ihnen. Die kaum spürbaren Bewegungen, die Sie da wahrnehmen? Das ist Ihr Unbewusstes. Es ist genauso Teil von Ihnen wie Ihr Bewusstsein und stets darauf bedacht, Ihre Philia vor Gefahren zu bewahren, damit sie möglichst effektiv sein kann. Stellen Sie sich jetzt wieder Ihr Gesicht vor; während Sie sich auf Ihren Herzschlag konzentrieren, lächelt es Sie an. »Ich sorge für uns«, sagt es. Bleiben Sie mit Ihrer bewussten Wahrnehmung auch bei diesem Erleben wieder mindestens eine halbe Minute lang.

Wenden Sie sich dann innerlich Ihrem linken großen Zeh zu. Nehmen Sie Ihr Unbewusstes auch dort wahr? Verfolgen Sie eine Zeit lang ganz bewusst den Herzschlag in Ihrem großen Zeh. Der Teil von sich, den Sie da betrachten, gehört genauso zu Ihnen wie die beobachtende Instanz. Konzentrieren Sie sich mindestens dreißig Sekunden lang auf Ihren linken großen Zeh.

Und jetzt noch ein bisschen sportlicher: Können Sie Ihre bewusste Wahrnehmung weiter ausdehnen? Während Sie nach wie vor auf den Herzschlag in Ihrem linken großen Zeh achten, versuchen Sie jetzt bitte zusätzlich, den *rechten* großen Zeh einzubeziehen. Und spüren Sie mindestens eine halbe Minute lang dem Gefühl des Herzschlages in beiden Großzehen nach.

Und wir treiben es sogar noch weiter: Können Sie jetzt, während Sie beim Herzschlag in den beiden Großzehen bleiben, die Aufmerksamkeit auch auf Ihre beiden Daumen ausdehnen? Das ist nun wirklich eine Challenge, lassen Sie sich also nicht entmutigen, wenn es nicht gleich klappt. Gestehen Sie es sich einfach ein. Sie bauen Ihr Interozeptionsvermögen gerade erst auf und finden dabei eben auch heraus, wo derzeit Ihre Grenzen liegen. Mit der Zeit werden Sie staunen, wie weit Ihre bewusste Wahrnehmung reicht. Sollten Sie diese Stufe der Selbstwahrnehmung jedoch jetzt schon erreichen, bleiben Sie bitte mindestens eine halbe Minute lang dabei, bevor Sie den nächsten Schritt machen.

Dehnen Sie dann die bewusste Wahrnehmung des Herzschlages auf Füße und Hände aus und halten Sie sie mindestens eine halbe Minute aufrecht, bevor Sie auch Arme und Beine einbeziehen. Sie sollten Ihren Herzschlag wirklich wahrnehmen, ihn vollauf präsent eine Weile beobachten können, bevor Sie zum nächsten Schritt übergehen. Pulsiert Ihr Herzschlag in Armen und Beinen vollkommen gleichzeitig? Oder bemerken Sie feine Unterschiede? Schließlich sind ja die Entfernungen zum Herzen nicht überall gleich. Halten Sie es für denkbar, dass sich daraus Unterschiede ergeben? Und gibt es sie tatsächlich? Bleiben Sie noch ein bisschen bei der bewussten Wahrnehmung des Herzschlages in Armen und Beinen.

Und rufen Sie sich dabei schließlich in Erinnerung, dass es Ihr Unbewusstes ist, das jeden einzelnen Ihrer Herzschläge initiiert – und dass es genauso Teil von Ihnen ist wie das Bewusstsein, das dieses Geschehen verfolgt. In diesem Schritt der Übung werden wir uns unserer Philia bewusst. Bleiben Sie bei dieser Erkenntnis, und begrüßen Sie sie mit einem Lächeln.

Fühlen Sie sich anders, wenn Sie so lächeln? Auch wenn es sich nur um ein verändertes Spannungsverhältnis in Ihrem Gesicht handeln sollte, beziehen Sie es jetzt bitte in Ihre bewusste Wahrnehmung ein. Sehr wahrscheinlich haben Sie auch noch anderswo feine Regungen empfunden, die vielleicht schwer zu beschreiben sind. Aber suchen Sie jetzt noch nicht nach Wörtern, nehmen Sie einfach nur wahr.

Sie machen das großartig.

Weiten Sie jetzt die bewusste Wahrnehmung auf Ihre ganze Person aus, auf jeden Teil Ihrer selbst, von den Fingern und Zehenspitzen bis hoch zur Schädeldecke. Spüren Sie Ihren Herzschlag? Nehmen Sie seinen Nachhall in Ihrer gesamten Philia wahr? Wo ist er am stärksten, wo besonders schwach? Lassen Sie sich Zeit. Beobachten Sie das Geschehen mindestens eine halbe Minute lang.

Runzeln Sie die Stirn. Ändert sich dadurch irgendwas? Und wie ist es, wenn Sie lächeln?

Vielleicht ist es Ihnen gar nicht aufgefallen, aber Sie haben die ganze Zeit über geatmet. Dafür hat Ihr Unbewusstes gesorgt. »Ich weiß schon«, hat es gesagt, »du musst dich gerade konzentrieren, da kümmere ich mich einfach so lange um die Atmung.«

Nehmen Sie Ihren Atem ganz bewusst wahr. Fühlen Sie die einströmende kühle Luft an der Nasenspitze? Und wie steht's um die feuchtwarm ausströmende? Sie beobachten einfach. Welchen Weg nimmt die Atemluft? Welche Muskeln bewegen sich? Atmen Sie schnell? Langsam? Beobachten Sie es einfach. Deuten können müssen Sie die mit der Atmung verbundenen Mitteilungen jetzt noch nicht. Momentan machen wir sie uns erst einmal bewusst.

Wiederholen Sie die Übung, wann immer und so lange Sie möchten. Für viele von uns stellt sie die erste Gelegenheit dar, bewusst auf diese Sprache zu achten. Einfach weil uns zuvor nie klar war, dass es sich überhaupt um eine Sprache handelt.

Lassen Sie Ihre bewusste Wahrnehmung jetzt in den Normalzustand zurückschwingen, möglichst aber so, dass Sie die Botschaften Ihres Unbewussten im Hintergrund doch noch mitbekommen. Auf diese Weise fangen Sie jetzt bereits an, einen besseren Rapport aufzubauen, eine innere Beziehung zu Ihrem Unbewussten.

## Neu fühlen lernen

In meiner Praxis war einmal eine Frau, die viele Jahre als Polizistin in Indianapolis gearbeitet hatte, in einem Stadtteil mit vielen Gewaltdelikten. Während der Interozeptionsübung sagte sie, in der Brust könne sie ihren Herzschlag gut spüren, ein wenig sogar auch in den Händen; als wir aber zu den Daumen und Zehen kamen, empfand sie gar nichts mehr. Und sie fragte sich, ob das wohl daran liegen könne, dass sie aufgrund der vielen schrecklichen und belastenden Erfahrungen im Beruf »gelernt« habe, nichts mehr zu fühlen.

Es ist aber so, dass der soziale Hintergrund keinerlei Rolle spielt; alle Menschen können, besonders am Anfang, Schwierigkeiten mit der Interozeption haben. Wie wir im Einzelnen noch sehen werden, sind emotionale Erlebnisse nicht rationaler, sondern letztlich körperlicher Natur. Und solange wir nicht wissen, wo diese Empfindungen herkommen oder was sie uns sagen wollen, kann es durchaus sein, dass wir sie als beängstigend, vielleicht auch schmerzhaft erleben und eventuell sogar versuchen, unsere Empfindungsfähigkeit zu betäuben – worunter natürlich die Fähigkeit zur Interozeption leidet.

Mit einiger Geduld können wir uns diese innere Bewusstheit jedoch zurückerobern und bekommen dann auch mit, was uns die Stimme des Unbewussten mitteilen möchte. Die frühere Polizistin ist inzwischen übrigens Schulungsleiterin in einem Programm, das ich speziell für Ersthelfer*innen entwickelt habe. Mittlerweile kann sie ihren Herzschlag längst bis in die Extremitäten spüren. Und Ihnen ist das auch möglich. Denken Sie daran, wenn Sie sich anfänglich mit der Interozeptionsübung vielleicht noch schwertun.

## Sprachlabor 2

> Machen Sie die Interozeptionsübung mindestens einmal täglich.

Sie tun gerade Ihre ersten Schritte zum Erlernen der Atemsprache und können jetzt gern zum nächsten Kapitel übergehen. Doch damit Ihnen Ihr Sprachlehrgang wirklich etwas bringt, sollten Sie die Interozeptionsübung in der ersten Woche mindestens einmal am Tag durchführen. In der Zeit dürfen Sie aber ruhig schon weiterlesen und stoßen dann bald auf die Übung der bewussten Wahrnehmung, die das mit der Interozeptionsübung Gelernte erweitert und ergänzt. In der

Philosophie der Atemsprache stellen diese Übungen das Fundament dar, auf dem alles aufbaut. Vieleicht würden Sie am liebsten schnell darüber hinweghuschen; bedenken Sie dabei aber bitte: Sie wollen lernen, Ihrem Unbewussten zuzuhören und die Antworten zu verstehen, die es Ihnen auf die Äußerungen gibt, die Sie eines Tages in der Sprache des Atems tätigen werden. Am besten nehmen Sie sich also tagtäglich Zeit für die Schulung Ihrer inneren Wahrnehmung. So wird Ihnen die Übung viel schneller geläufig, als wenn Sie dieses Fundament überspringen.

# – 5 –

# DIE SPRACHE DES ATEMS ENTSCHLÜSSELN

Zum Erlernen einer Sprache brauchen wir zunächst einen Schlüssel, mit dessen Hilfe wir uns die Bedeutung erhaltener Mitteilungen erschließen und unsere eigenen Äußerungen codieren können. Der französische Offizier Pierre François Bouchard fand 1799 während Napoleons Ägyptenfeldzugs den sogenannten Stein von Rosette (oder auch Rosetta-Stein). Bei der Inschrift, die dieser trägt, handelt es sich um ein Dekret des Königs Ptolemaios V. aus dem Jahr 196 v. Chr., das in drei verschiedenen Sprachen erschien, nämlich Hieroglyphen, Demotisch und Altgriechisch. Da der Inhalt in allen drei Fassungen der gleiche war, wurde diese Steininschrift zu einer wesentlichen Hilfe für die Entschlüsselung der Hieroglyphen.

## Das autonome/vegetative Nervensystem

Auch wir haben so etwas wie einen Rosetta-Stein, mit dem wir die Sprache unserer Philia übersetzen können. Er sorgt dafür, dass das Herz schlägt, der Magen verdaut und die Lunge atmet. Er reguliert Blutzucker, Stresshormone, Kreislauf und alles andere, was gleichsam von selbst geschieht, ohne dass Sie darüber nachdenken müssten.

All das geschieht also ohne Ihre bewusste Wahrnehmung. Und das ist ganz hervorragend! Denn stellen Sie sich einmal vor, Sie müssten unaufhörlich daran denken, Ihr Herz schlagen zu lassen, oder wären genötigt, Ihren Magen zum Verdauen anzuhalten. Sie würden nie zum Schlafen kommen, denn zu der Zeit könnten Sie sich ja nicht um Ihren Herzschlag kümmern. Ihr Unbewusstes übernimmt das für Sie, und veranlasst wird es vom vegetativen Nervensystem.

| **SYMPATHIKUS** | | **PARASYMPATHIKUS** |
|---|---|---|
| SCHÄRFT DIE SINNE |  | DÄMPFT DIE SINNE |
| HEMMT DEN SPEICHELFLUSS |  | VERMEHRT DEN SPEICHELFLUSS |
| BESCHLEUNIGT DEN PULS |  | VERLANGSAMT DEN PULS |
| VERSTÄRKT DIE DURCH-BLUTUNG DER MUSKELN |  | REDUZIERT DIE DURCH-BLUTUNG DER MUSKELN |
| HEMMT DIE VERDAUUNG IM MAGEN |  | UNTERSTÜTZT DIE VERDAUUNG IM MAGEN |
| HEMMT DIE VERDAUUNG IM DARM |  | UNTERSTÜTZT DIE VERDAUUNG IM DARM |
| VERMINDERT DIE DURCH-BLUTUNG DER FORTPFLAN-ZUNGSORGANE |  | VERSTÄRKT DIE DURCH-BLUTUNG DER FORTPFLAN-ZUNGSORGANE |

**Das vegetative Nervensystem und sein Rosetta-Stein**

Wie aus dieser Grafik hervorgeht, besteht das vegetative beziehungsweise autonome Nervensystem aus zwei Hauptzweigen, Sympathikus und Parasympathikus, dem sympathischen und dem parasympathischen Nervensystem. Diese beiden Nervensysteme korrespondieren mit Ihrem jeweiligen Erregungszustand, über den Sie von Ihrem Unbewussten informiert werden. Sieht das Unbewusste Sie in Gefahr, ist es aus irgendeinem Grund erregt oder begleitet eine Ihrer körperlichen Aktivitäten, schaltet sich das vegetative Nervensystem ein, und zwar hauptsächlich der Sympathikus. Sieht das Unbewusste Sie dagegen in einer unproblematischen Umgebung gut aufgehoben, folgt daraus ein geringerer Erregungszustand, in dem der parasympathische Anteil dominiert. Ihr Erregungszustand geht mit physiologischen Veränderungen einher, durch die das Unbewusste Ihre Überlebenschancen in der jeweiligen Situation vergrößert sieht. Vom Grad der Erregung hängt es ab, wie stark die physiologischen Reaktionen ausfallen, also Puls, Durchblutung, Hormonausschüttung und so weiter.

Unseren vegetativen Zustand kommuniziert das Unbewusste mit besonderem Nachdruck. Denn er ist der physische Ausdruck dessen, was Ihr Unbewusstes sagt, und lässt Rückschlüsse darauf zu, wie Ihr Unbewusstes die Situation einschätzt. Sobald Ihr Puls schneller wird, beschleunigt sich auch die Atmung und wird unregelmäßiger, der Mund wird trocken, Verdauung und Geschlechtstrieb kommen praktisch zum Erliegen und unter Umständen fröstelt es Sie auch. All das deutet darauf hin, dass Ihr Unbewusstes sich auf Gefahr oder etwas An- beziehungsweise Aufregendes einstellt. Gegenteiliges lässt sich über die physiologischen Reaktionen sagen, die zu beobachten sind, wenn das Unbewusste uns in Sicherheit sieht und Ruhebereitschaft wahrnimmt: Der Puls verlangsamt sich, der Atem geht ruhig und entspannt, Verdauung und Geschlechtsorgane werden aktiver und es wird uns wärmer, weil Blut aus den Muskeln in die Organe geleitet wird.

Unser vegetatives beziehungsweise autonomes Nervensystem ist eine sehr nützliche Entschlüsselungshilfe. Ihm haben wir es zu verdanken, dass wir uns zusammenreimen können, wie unser Unbewusstes die Dinge sieht, die gerade passieren oder sich abzeichnen. Es verarbeitet ununterbrochen alles, was die Sinne ihm zuleiten, spielt Eventualitäten durch, nimmt Muster wahr und veranlasst reale physiologische Veränderungen, in denen zum Ausdruck kommt, was die Philia seiner Einschätzung nach gerade benötigt. Also haben wir zwar keinen direkten Zugriff auf das Unbewusste, können uns aber unseren jeweiligen vegetativen Zustand bewusst machen und auf diesem Wege erschließen, was uns das Unbewusste mitteilt.

Beim Erlernen der Sprache des Unbewussten ist das unser erster Schritt, und den müssen wir wirklich beherrschen, bevor wir versuchen zu antworten und eine echte Beziehung zu ihm aufzubauen. Wir lernen da wirklich eine ganz neue Sprache, und das ist gar nicht so einfach. Aber auch hier gilt: Übung macht den Meister.

## Das Erlernen einer neuen Sprache

Sollten Sie je eine Fremdsprache erlernt haben, wissen Sie, wie es ist, Muttersprachlern zuzuhören und selbst kaum mehr als Grundkenntnisse zu haben. In der Familie meiner Frau wird Spanisch gesprochen, und ich beherrsche diese Sprache noch nicht wirklich. Das liegt vor allem daran, dass diese Leutchen sehr gut Englisch sprechen und ich nicht gerade scharf darauf bin, mich auf Spanisch mit ihnen zu unterhalten. Hauptsächlich, weil es ihnen schwerfällt, so langsam zu sprechen, dass ich sie verstehe. Mich auf Englisch um etwas zu bitten – etwa den Mülleimer rauszutragen – fällt ihnen viel leichter, als mir ihr Anliegen meinem Kenntnisstand entsprechend nahezubringen und mit den Händen erst auf den Abfallbehälter und dann auf die Wohnungstür zu deuten. Höre ich jemanden eine mir unbekannte Sprache sprechen, dringt nur Gebrabbel an meine Ohren: fremde Laute, Sprachmelodie, Rhythmen – lauter Dinge, für die ich keinen Bezugsrahmen habe.

Wenn Sie aber genügend Zeit investieren und regelmäßig üben und geduldig wiederholen, bekommen all die unverständlichen Lautgebilde irgendwann immer mehr Bedeutung und werden nach und nach verständlich. Dann verstehen Sie vielleicht zwei, drei Wörter eines Satzes und können aus den begleitenden Gesten grob schließen, worum es geht. Und eines Tages verstehen Sie sogar, worum Sie gebeten werden, obwohl Sie die Sprache noch lange nicht beherrschen. Danach kommt bald der Tag, an dem Sie allen Mut zusammennehmen und selbst eine Frage stellen oder sich gar an einem Scherzchen versuchen. Sie üben weiter, reden einfach drauflos, bis man schließlich sagen kann, dass Sie die Sprache fließend sprechen. Und irgendwann reicht Ihr Sprachverständnis vielleicht sogar so weit, dass Sie feinere Nuancen nicht nur verstehen, sondern auch selbst einflechten können, um Ihre Aussage noch klarer zu machen. Sie müssen sich der Sprache aber regelmäßig bedienen, sonst kommt Ihnen, wie sogar mehrsprachig Aufgewachsene bestätigen, bald die Geläufigkeit abhanden.

Jedenfalls haben wir hier ein sehr gutes Beispiel dafür, was zu tun ist, wenn Sie die Mitteilungen Ihres Unbewussten mithilfe des vegetativen Nervensystems verstehen möchten. Ihr Unbewusstes wird nicht langsamer »sprechen«, um Ihnen entgegenzukommen. Manche haben von Anfang an eine relativ gut entwickelte innere Wahrnehmung, bei den meisten aber ist es so, dass ihnen das Unbewusste dermaßen viele Botschaften zukommen lässt, dass sie sie nicht einmal als solche erkennen. Um die Aussagen Ihres Unbewussten zu entschlüsseln, werden wir deshalb vor allem das vegetative Nervensystem heranziehen und versuchen, seine Hinweise zu verstehen.

## Der Herzschlag als Decodierungshilfe

Ein sehr einfaches Mittel zur Einschätzung des Aktivierungszustandes Ihres vegetativen Nervensystems stellt die Wahrnehmung der Pulsfrequenz dar: Je schneller Ihr Herz schlägt, desto intensiver ist das Unbewusste darauf bedacht, Sie zum Handeln zu bewegen. Bei beschleunigtem Puls werden die Gewebe besser mit sauerstoffreichem Blut versorgt, und zwar bevorzugt diejenigen, die nach Auffassung des Unbewussten vorrangig benötigt werden. Eine leichte Erhöhung der Pulsfrequenz entspricht einer leichten Aktivierung des sympathischen Zweiges Ihres vegetativen Nervensystems. Je schneller der Puls wird, desto eher ist damit zu rechnen, dass das Blut vom Verdauungssystem und den Geschlechtsorganen abgezogen wird, weil das Unbewusste alles für eine mögliche Kampf-oder-Flucht-Situation vorbereiten möchte. Mit einer nahe am Ruhepuls liegenden Herzfrequenz sagt das Unbewusste wahrscheinlich, dass es Sie nicht in Gefahr sieht und ihm die Umgebung zum Essen, Ausruhen und für den Liebesakt geeignet erscheint, also für Aktivitäten, die unter der Ägide des parasympathischen Nervensystems stehen.

Beim Erlernen der Sprache des Unbewussten gehört die Herzfrequenz zu Ihren zuverlässigsten Übersetzungshilfen. Um diese Hilfe optimal nutzen zu können, sollten Sie lernen, Ihre Pulsfrequenz richtig einzuschätzen. Dazu können Sie ganz einfach Ihren Puls (etwa am Handgelenk) ertasten und eine Minute lang die Schläge zählen; leichter aber tun Sie sich natürlich mit einer Smart-Watch oder einem Blutdruckmessgerät. Sobald Ihnen Ihr Puls vertraut genug geworden ist, können Sie ihn in folgender Weise als Übersetzungshilfe einsetzen:

1. Schließen Sie vor der Pulszählung die Augen, um Ihre Philia innerlich abzutasten, sich Ihre Gedanken und die sie begleitenden Empfindungen zu vergegenwärtigen. Vergewissern Sie sich, ob Ihnen warm oder kalt ist, ob Sie angespannt oder entspannt sind, ob Sie feuchte Hände haben – beobachten Sie alles, was Sie bezüglich Ihres Befindens wahrnehmen können, bevor Sie mit der Ermittlung der Pulsfrequenz beginnen.

2. Jetzt können Sie Ihren Puls zählen und beispielsweise feststellen: »Bei einem Puls von X empfinde ich Y.« Das ist Ihr Einstieg in die Sprache des Unbewussten.

3. Nachdem Sie Ihre Pulsfrequenz ermittelt haben, können Sie überlegen, was sie über Ihre vegetative Verfassung aussagt. Damit steht Ihnen jetzt die Möglichkeit einer objektiven Messung (Pulsfrequenz) zur Verfügung, die Sie mit einer subjektiven Messung (Scan Ihrer Philia) abgleichen können.

Beim Erlernen einer Sprache stellen wir symbolische Beziehungen her, in unserem Fall die zwischen der Pulsfrequenz und unserem subjektiven psychischen und physischen Befinden. Da Ihr Unbewusstes Ihnen unentwegt Mitteilungen sendet, sollten Sie Ihre Pulsfrequenz zu verschiedenen Tageszeiten sowie immer dann ermitteln, wenn sich Ihr Befinden ändert. So erkennen Sie, welche Beziehung zwischen Ihrem Gefühlszustand und den Mitteilungen Ihres Unbewussten besteht.

## Ein durchschnittlicher Tag

Beim Erlernen der Sprache Ihres Unbewussten erweist es sich als nützlich, eine Art Tagebuch über Ihre Befunde zu führen, vor allem in den ersten zwei bis drei Wochen. Achten Sie auf mögliche Muster und die Anlässe, bei denen sie durchbrochen werden. Bleiben Sie offen, versuchen Sie, nicht zu urteilen. Wir sammeln hier keine Punkte, sondern möchten nur etwas über uns erfahren.

Führen Sie die aufgeführten Schritte täglich zu bestimmten Zeiten durch. Dabei können Sie sich natürlich gern an Ihrer persönlichen Routine orientieren. Im Folgenden lege ich jedoch einen durchschnittlichen Tagesablauf zugrunde, der auf die meisten Menschen ungefähr zutreffen dürfte.

**Nach dem Aufwachen**: Da sollte noch der Ruhepuls vorherrschen und Ihnen eine Marke für Ihre weiteren Messungen vorgeben. Die Wahrscheinlichkeit, dass Sie weitgehend entspannt sind, ist jetzt besonders groß. Es kann aber auch sein, dass Sie schon beim Aufwachen Stress und Angst empfinden. Wenn Sie Ihren Morgenpuls regelmäßig ermitteln und mit Ihrer subjektiven inneren Wahrnehmung abgleichen, kann das sehr aufschlussreich sein.

**Bevor Sie sich zur Arbeit aufmachen**: Da sind viele bereits gestresst, weil ja das bevorsteht, was uns am meisten stresst, die Arbeit. Was sagt Ihnen Ihr Unbewusstes, worauf stellt es sich ein? Wie fühlen Sie sich und welcher Pulsfrequenz entspricht das?

**Vor dem Mittagessen**: Das ist normalerweise eine Zeit, in der sich unser Unbewusstes ein wenig entspannt, damit wir die Nahrung, die wir gleich zu uns nehmen, auch verwerten können. Würde uns das Unbewusstes irgendwie in Gefahr sehen, könnten unsere Verdauungsorgane nichts mit dem Essen anfangen.

Im Laufe der Zeit werden Sie Ihren Atem so einzusetzen lernen, dass Ihr Unbewusstes sich ein wenig Entspannung gestatten kann.

**Am Nachmittag**: Checken Sie den Zusammenhang zwischen Ihrem subjektiven Befinden und der Pulsfrequenz einige Stunden nach dem Mittagessen ein weiteres Mal.

**Vor dem Abendessen**: Auch jetzt wieder die Frage: Ist Ihr Unbewusstes zur Nahrungsaufnahme bereit?

**Am Abend**: Das ist eine gute Zeit, um sich zu vergewissern, wie weit Sie und Ihre Philia übereinstimmen. Die meisten arbeiten jetzt zwar nicht mehr, sind aber oft mit dem Kopf noch beim Job. Was hat Ihnen Ihr Unbewusstes in diesen Stunden zu sagen?

**Vor dem Zubettgehen**: Ist Ihr Unbewusstes auf erholsamen Schlaf eingestellt oder noch auf der Flucht vor einem Bären? In dieser Zeit können Sie herausfinden, ob es Sie in Sicherheit und Geborgenheit wähnt.

**Bei besonderen Gelegenheiten**: Sobald Sie eine deutliche Veränderung Ihres inneren Befindens bemerken, sollten Sie versuchen herauszufinden, was da los sein könnte. Zuvor jedoch dürfen Sie sich dafür beglückwünschen, dass Ihnen die Veränderung überhaupt aufgefallen ist. Danach können Sie diese mithilfe unseres Schlüssels dechiffrieren.

# Ein einfacher Schlüssel

Grundsätzlich gilt: Je mehr die Pulsfrequenz Ihren Ruhepuls übersteigt, desto ausgeprägter ist Ihr vegetativer Erregungszustand. Das heißt, Ihr Unbewusstes möchte Sie in die beste Ausgangsposition zum Handeln versetzen und tut nach Kräften alles, um Ihre Philia zu unterstützen, damit Sie überleben können und es Ihnen gut geht.

Machen Sie sich bewusst, dass eine merkliche Aktivierung des vegetativen Nervensystems nicht unbedingt negativ ist. Denn noch einmal: Wir versuchen die Dinge nicht zu entschlüsseln, um ein Urteil über uns zu treffen. Vielmehr nutzen wir den Schlüssel, um besser zu verstehen, was uns das Unbewusste gerade sagen möchte.

Und eine erhöhte Pulsfrequenz ist auch nicht zwangsläufig mit einem bestimmten Befinden verbunden. Es kann genauso gut sein, dass es Ihnen gut geht und sich Ihr Puls nur beschleunigt hat, weil Sie sich auf etwas freuen. Es handelt sich hier also nicht um einen binären Code. Vielleicht sind Sie aufgeregt, weil Sie gleich vor Publikum ein Solo singen müssen oder gerade am Surfen sind. Bei solchen Anlässen weiß Ihr Unbewusstes, dass Sie zusätzliche Energie benötigen und in einem angeregten Zustand sein müssen. Vergessen Sie das nicht, und vermerken Sie auch den Zusammenhang zwischen Ihrer jeweiligen Gefühlslage und der Pulsfrequenz.

Sobald Sie Ihre Pulsfrequenz eine Weile als Schlüssel verwendet haben, fällt Ihnen womöglich auf, dass Ihre bewussten Absichten und Ziele nicht unbedingt zu den physiologischen Reaktionen passen, die Ihr Unbewusstes aufgrund seiner Einschätzung der Lage einleitet. Das ist ganz normal. Bald werden Sie lernen, aktiv in die Unterredungen einzugreifen, die unaufhörlich in Ihrem Inneren geführt werden. Im Augenblick geht es erst einmal darum, sich dieser Dinge bewusst zu werden. Denn ohne bewusste Wahrnehmung wäre alles, was wir sagen, einfach Wortgeklingel oder könnte sogar zu folgenreichen Missverständnissen führen.

## Sprachlabor 3

> Machen Sie die Interozeptionsübung mindestens einmal täglich.
> Trainieren Sie die in diesem Kapitel beschriebene Verwendung der Pulsfrequenz als Übersetzungshilfe.

In Ihrem Sprachkurs ist das jetzt eine spannende Phase. Sie ziehen erste Verbindungen zwischen den objektiven Befunden und Ihrem subjektiven Befinden und verwenden dabei Ihre Pulsfrequenz als Decodierschlüssel. Sie können Ihren Übersetzungsschlüssel aber auch auf die anderen Prozesse des vegetativen Nervensystems anwenden, die in der Übersicht gelistet sind. In den Anfängen verwenden wir die Pulsfrequenz besonders häufig, weil sie eine objektivere Messgröße darstellt als etwa der Aktivierungszustand des Verdauungssystems oder der Durchblutungsgrad der Bewegungsmuskulatur. Sollten Ihnen jedoch andere in diesem Kapitel erwähnte Veränderungen auffallen, machen Sie sich Notizen dazu. Je deutlicher Ihnen Ihre innere Verfassung bewusst wird, desto besser.

Wenn Sie Ihre Übungen im Laufe der nächsten ein, zwei Wochen fortsetzen und sich dabei an die in diesem Kapitel vorgeschlagenen Prüfzeiten halten, lernen Sie sich immer besser kennen. Und ich kann Ihnen nur empfehlen, diese Dinge nicht bloß Ihrem Gedächtnis anzuvertrauen, sondern sie in einem Tagebuch festzuhalten. Anderenfalls übersehen Sie vielleicht das eine oder andere Muster. Und der Arbeitsweise Ihrer Philia werden Sie sich im Laufe des Tages am besten bewusst, wenn Sie zu den vorgeschlagenen Zeiten gezielt eine Verbindung zwischen den objektiven Messungen und Ihrem subjektiven Erleben herstellen. Solange Sie sich an dieses Verfahren halten, wird die Vertrautheit mit Ihrem Unbewussten zusehends wachsen.

# – 6 –

# IHRE ERSTEN WORTE

Die Sprache des Atems ist ganz ähnlich wie andere Sprachen: Aus Wörtern und Satzbau generiert sie Bedeutungen. Doch geht es bei diesem wichtigen Kommunikationssystem immer auch um sehr viel mehr: zum Beispiel um Tonfall und Angemessenheit der Wortwahl. Wir beginnen mit einigen wenigen Wörtern und einer Satzkonstruktion. Für den (wahrscheinlichen) Fall, dass Ihr Unbewusstes das Gesagte jetzt noch nicht versteht, sollten Sie sich klarmachen, dass Sie die anderen Elemente der Sprache noch nicht beherrschen. Aber keine Sorge: Mit denen mache ich Sie in den folgenden Kapiteln noch bekannt.

Deutscher Satz: »Jetzt beruhigen wir uns erst einmal.«

Übersetzung in die Atemsprache: die Technik des verlängerten Ausatmens.

Wir fangen mit einem Satz an, den Sie vermutlich besonders häufig verwenden werden. Und im Laufe der Zeit werden Sie lernen, ihn in aller Deutlichkeit auszusprechen. Doch bevor Sie in diese erste Lektion einsteigen, sollten Sie sich bewusst machen, wie Sie sich gerade fühlen. Ermitteln Sie Ihre Pulsfrequenz und ziehen Sie Ihre Schlüsse daraus, wie Sie es im vorigen Kapitel gelernt haben. Auf diese Weise erkennen Sie auch, wie angemessen der Satz »Jetzt beruhigen wir uns erst einmal« momentan für Sie ist. Sind Sie vielleicht schon ruhig? Und brauchen womöglich statt Beruhigung eher etwas mehr Energie? Denn zur Ruhe kommen zu wollen, ist nur dann wirklich sinnvoll, wenn Sie stärker aktiviert sind, als es der Situation angemessen ist.

Sollten Sie also nicht bereits ruhig sein, ist jetzt vielleicht der richtige Augenblick, diesen Satz zu lernen. Andernfalls machen Sie vielleicht lieber zehn Liegestütze. Doch, doch, Sie lesen richtig. Natürlich können Sie auch ein paar Hampelmänner machen. Mit solchen Aktivitäten tragen Sie Ihrem Unbewussten auf, auch etwas aktiver zu werden. Und im Anschluss haben Sie dann eine wunderbare Gelegenheit, ihm zu signalisieren, dass es sich wieder beruhigen darf.

## »Jetzt beruhigen wir uns erst einmal« in der Sprache des Atems

Nehmen Sie eine aufrechte Sitzhaltung ein, und sehen Sie zu, dass Sie möglichst nicht abgelenkt werden. Wie sich Körperhaltung und andere physische Signale auf Tonfall und Betonung Ihrer Mitteilung auswirken, werden wir im nächsten Abschnitt besprechen. Versuchen Sie im Moment nur, aufrecht zu sitzen und Ablenkungen zu meiden. Dann können Sie schon Ihre erste einfache Mitteilung machen.

1. Richten Sie Ihre Aufmerksamkeit auf den Atem. Nehmen Sie dabei aber keine Veränderungen vor, sondern beobachten Sie Ihre Atmung einfach nur.
2. Atmen Sie durch die Nase, bis tief in den Bauch hinein, sodass die Lunge von unten her langsam bis zu 70 Prozent gefüllt wird.

3. Atmen Sie ganz langsam durch Nase oder Mund aus, möglichst gleichmäßig und ohne Unterbrechung. Atmen Sie so lange aus, wie es Ihnen ohne größere Anstrengung möglich ist.
4. Machen Sie mindestens zwei Minuten lang so weiter.

Sobald Sie mit der Übermittlung dieser Botschaft fertig sind, können Sie entweder zu Ihrer natürlichen Atmung zurückkehren oder fortfahren, die Nachricht zu senden – je nachdem, wie Sie sich fühlen. Überprüfen Sie Ihre Pulsfrequenz und vergewissern Sie sich Ihrer Körperempfindungen und Gefühlsregungen.

Falls Ihr Puls jetzt langsamer geworden ist oder Sie sich allgemein entspannter fühlen, dürfen Sie davon ausgehen, dass Ihr Unbewusstes die Nachricht empfangen und in Ihrem Sinne ausgelegt hat. Das wäre großartig, oft aber fallen die Ergebnisse nicht gleich so eindeutig aus.

Das hat Gründe: Einmal könnte es sein, dass es Ihnen einfach noch an Erfahrung mangelt. Wer eine neue Sprache lernt, darf nicht damit rechnen, dass er oder sie sich schon beim ersten Versuch vollkommen klar auszudrücken versteht. Ihr Unbewusstes wird Sie zwar hören, vielleicht aber haben Sie die falsche »Silbe« betont oder der Tonfall stimmte nicht. Dinge dieser Art können Ihre Nachricht durchaus verfälschen. Das bessert sich mit zunehmender Übung. Haben Sie also Geduld mit sich.

Der Versuch, dem Unbewussten über die Atemtechnik etwas mitzuteilen, kann auch daran scheitern, dass Sie von Impulsen aus der Umgebung abgelenkt werden. Machen Sie sich bewusst, dass Ihr Unbewusstes ständig alle aus jeder Richtung kommende Signale registriert. Wenn wir ihm eine Nachricht übermitteln, müssen wir deshalb davon ausgehen, dass es nur eine von vielen ist, die das Unbewusste in einem bestimmten Moment empfängt. Mit der Zeit wird sich unsere innere Beziehung so weit festigen, dass es unsere bewussten Mitteilungen als vorrangig auffasst und auch so behandelt; zu Beginn aber ist unsere Botschaft eine unter vielen, umso mehr, wenn es ringsum vor Menschen, Geräuschen, Bewegungen und anderen Meldungen oder Mitteilungen nur so wimmelt.

Falsche Betonung kann ein dritter Grund für die mangelhafte Aufnahme einer Mitteilung sein. Womit in unserem Zusammenhang die körperlichen Komponenten des Atemprozesses gemeint sind. Man kann ja auf so viele Arten einatmen! Wenn Sie also die Anweisung bekommen: »Atmen Sie durch die Nase, bis tief in den Bauch hinein, sodass die Lunge von unten her langsam bis zu 70 Prozent gefüllt wird«, sind darin die unendlichen Variationsmöglichkeiten der Ausführung noch nicht berücksichtigt. Im nächsten Kapitel sehen wir uns die körperlichen Bewegungen an, die an einem Atemzug beteiligt sind und zusammen das bilden, was wir als Tonfall, Betonung oder Tonhöhe der mit dem Atem übermittelten Botschaften bezeichnen. Zuvor aber noch ein wenig mehr über den Rosetta-Stein der Atemsprache.

## Warum der Atem »spricht«

Wenn man sich die unendlich vielen vom vegetativen Nervensystem gesteuerten Vorgänge ansieht, stellt man fest: Nur die allerwenigsten unterliegen dem Zugriff unseres Bewusstseins. Bei der Atmung aber ist es praktisch so, dass die Abläufe zwischen dem Bewusstsein und dem Unbewussten aufgeteilt sind. Wann immer wir unsere Aufmerksamkeit vom Atemgeschehen abziehen, sagt das Unbewusste: »Gut, dann übernehme ich das jetzt mal.« Atmen wir jedoch ganz gezielt, verfolgt das Unbewusste den Atem genau und hört sich an, welche Mitteilungen er transportiert.

Diese Kooperation beim Atmen eröffnet uns eine Möglichkeit der Kommunikation. Ihr Unbewusstes verwendet nämlich den gleichen Rosetta-Stein wie Ihr Bewusstsein: das vegetative beziehungsweise autonome Nervensystem. So, wie Sie Ihre Pulsfrequenz zur Entschlüsselung dessen verwenden können, was nach Auffassung Ihres Unbewussten gerade passiert oder bevorsteht, lauscht Ihr Unbewusstes auf die Atmung, um ihr zu entnehmen, was Sie sagen möchten.

Machen wir einen kleinen Test: Atmen Sie, als müssten Sie vor einem Bären fliehen. Wie würde das ungefähr aussehen? Schwerer Atem, voll und tief, wahrscheinlich durch den Mund und so, dass die Lunge maximal gefüllt wird. Falls Sie dazu imstande sind, atmen Sie auf diese Weise nun eine Minute lang. Führen Sie anschließend die Interozeptionsübung durch, die Sie im vierten Kapitel gelernt haben. Hat sich Ihr Puls beschleunigt? Spüren Sie so etwas wie einen Energieschub? Möglicherweise nehmen Sie auch eine Veränderung der Körpertemperatur wahr?

Eigentlich ist ja nicht viel geschehen, Sie haben bloß auf Fluchtatmung umgeschaltet. Ihr Unbewusstes aber hat das aufgegriffen und die Nervenaktivität auf überwiegend sympathisch (Stresszustand) umgestellt. Sie haben Ihrem Unbewussten etwas mitgeteilt, und es hat geantwortet. Gratuliere! Sie sind dabei, die Nutzung des vegetativen Nervensystems – Ihres Rosetta-Steins – als Übersetzungshilfe zu erlernen.

# Die Feinabstimmung Ihrer Übersetzungshilfe

Wir werden die Sprache des Atems so weit verfeinern, dass Sie sich klar und nuanciert in ihr ausdrücken können. Dafür ist es ganz nützlich, das Grundprinzip der Atemarbeit zu verstehen. Auf den einfachsten Nenner gebracht, lautet es: Wenn Sie ruhig und entspannt atmen, fasst Ihr Unbewusstes das so auf, dass Sie in Sicherheit sind und sich insgesamt ruhig weiter entspannen dürfen. Atmen Sie dagegen angstvoll oder panisch, versteht Ihr Unbewusstes, dass Sie aktiver werden und auf mögliche Gefahren eingestellt sein müssen.

Das wirft die Frage auf, was entspanntes Atmen eigentlich ausmacht. Was ist typisch für eine Atmung, die eine ruhige Verfassung signalisiert? Vereinfacht können wir sagen, dass Sie Ihrem Unbewussten umso mehr Stress signalisieren, je schneller und ungleichmäßiger Ihre Atmung wird. Ein langsamer, ebenmäßiger Atem dagegen zeugt eher von Entspannung. In unserer kleinen Übung, bei der Sie so getan haben, als würden Sie vor einem Bären fliehen, haben Sie wahrscheinlich durch den Mund und bis in den Brustkorb geatmet. Sitzen Sie dagegen im Schaukelstuhl und lesen ein Buch, bleibt die Brust eher ruhig und Sie atmen durch die Nase. All diese Phänomene sind gleichsam Stichworte, die sich zu einer Mitteilung zusammenfügen.

Jedoch trainieren wir unserem Unbewussten unabsichtlich oft auch schlechte Gewohnheiten an. Nicht situationsgemäßes Atmen erzeugt eine fehlgeleitete Rückkoppelung in unserer Philia, etwa in der Weise, dass unbewusstes Stressatmen Stressimpulse aussendet, die den Sympathikus des vegetativen Nervensystems aktivieren und die gestresste Atmung weiter verstärken, was wiederum Stressimpulse ans Unbewusste sendet, und so weiter. Auf diese Weise können Stress und Angst chronisch werden. Davon sind viele Menschen betroffen, ohne es zu merken. Wir können aber lernen, unsere Atmung bewusst so zu lenken, dass andere Mitteilungen gesendet werden.

Doch glücklicherweise müssen wir nicht alles ständig bewusst steuern. Wäre das Ihr Ziel, kämen Sie nie zur Ruhe. Und ja, tatsächlich: Wir können eine vertrauensvolle Beziehung zu unserem Unbewussten aufbauen und sowohl auf der bewussten als auch auf der unbewussten Ebene wieder lernen, jedem Atemzug ruhige Zuversicht mitzugeben. Im nächsten Kapitel wird es um Tonfall und Betonung gehen, um einen Bereich der Kommunikation also, der gern übersehen wird, vor allem in der Welt der Atemarbeit. Bedeutung transportieren nämlich nicht nur die Wörter selbst, sondern auch die Art und Weise, in der wir sie aussprechen.

## Sprachlabor 4

> Machen Sie die Interozeptionsübung mindestens einmal täglich.
> Trainieren Sie den in diesem Kapitel beschriebenen Gebrauch Ihrer Pulsfrequenz als Übersetzungshilfe.
> Üben Sie die in diesem Kapitel gelernte Technik, Ihrem Unbewussten mitzuteilen, dass Ihre Philia in Sicherheit ist und Ruhe einkehren darf.

Sie lernen gerade, sich sprechend und zuhörend an den Unterredungen Ihrer Philia zu beteiligen. Vergessen Sie darüber aber nicht, Ihre innere bewusste Wahrnehmung mithilfe der Interozeptionsübung sowie des Abgleichs der Pulsfrequenz mit Ihrer inneren Verfassung weiter zu schärfen. Das wird Ihnen helfen, Ihr Unbewusstes besser zu verstehen, wenn Sie im nächsten Kapitel aktiver in den Dialog einsteigen.

# – 7 –

# DIE ATEMMECHANIK

Regina arbeitete seit über fünfzehn Jahren in einer Notrufzentrale, hatte ständig nur Leute am Telefon, die gerade einen besonders schlimmen Tag erlebten. Überdosierung von Drogen, Selbstmord, Vergewaltigung, Einbruch, Herzinfarkt – vom Beginn ihrer Schicht bis zum Ende musste sie Menschen mit den geeigneten Notdiensten verbinden und Leidtragenden gut zureden, um sie bestmöglich zu beruhigen.

Ich lernte Regina bei einem Retreat kennen, das ich alljährlich speziell für Leute abhalte, die im Bereich der öffentlichen Sicherheit beschäftigt sind. Wie alle anderen Teilnehmer hatte auch Regina oft das Gefühl, sich nicht entspannen zu können, stets in Alarmbereitschaft und nie wirklich gelöst zu sein. Wir kennen dieses Phänomen der erhöhten Wachheit, einen in der Welt der Notdienste weit verbreiteten Zustand, auch unter dem Begriff Hypervigilanz.

Bei diesen Retreats wie auch in meinen Workshops vermittle ich das, was ich funktionelle oder funktionsgerechte Atmung nenne und was auch Gegenstand dieses Kapitels ist. Wie wir einatmen, welche Muskeln wir dabei aktivieren und in welcher Reihenfolge – all das ist von tiefgreifender Wirkung auf unser Nervensystem und kann die Basis einer guten inneren Beziehung von Bewusstsein und Unbewusstem sein. Schleichen sich jedoch Funktionsstörungen ein, erzeugt die Atmung Dissonanzen in der Philia, die den durch äußere Umstände bedingten Stress noch verstärken.

Zunächst führte ich mit Reginas Gruppe eine funktionale Atemübung durch und forderte die Teilnehmenden dann auf, sich auf den Boden zu legen und die Übung fortzusetzen, während meine Assistenten und ich im Raum umhergingen, um bei allen das Atemgeschehen zu ertasten und Vorschläge für Verbesserungen zu machen. Als ich bei Regina war, sah sie mich nur groß an und sagte: »Mir ist so, als könnte ich mein Zwerchfell überhaupt nicht bewegen.«

Wie die meisten anderen Kursteilnehmer hatte auch sie sich so an eine gestörte Atmung gewöhnt, dass es ihr schier unmöglich schien, ihre primäre Atemmuskulatur willentlich zu aktivieren.

»Ich, glaube ich, auch nicht«, sagte der Mann, der neben ihr lag, ein Polizeibeamter.

Tatsächlich, bei jedem Atemzug hob sich bei beiden die Brust ein wenig, der Hals spannte sich an, die Schultern wölbten sich vor, aber Bauch und Brustkorb dehnten sich kaum aus. Da erst ging sowohl Regina als auch dem Polizisten auf, dass sie mit jedem Atemzug ihren Stress nur noch erhöhten – und das wohl schon seit Jahren. Dieses Phänomen ist in allen strapaziösen Berufen weit verbreitet, ganz besonders aber beobachte ich es bei in Sicherheits- und Notdiensten Beschäftigten. Diese Menschen müssen ständig reaktionsbereit sein und dabei auch noch beengende Kleidung mit jeder Menge Ausrüstungsgegenständen tragen. Alles Dinge, die bestimmt zu den schlechten Atemgewohnheiten beitragen, die ich in diesen Berufsgruppen immer wieder beobachte. Regina saß praktisch den ganzen Tag in der Notrufzentrale und konnte den Menschen, mit denen sie sprach, nie aktiv helfen, sondern höchstens einfühlsam mit der Verzweiflung umgehen, die ihr in jedem Telefonat entgegenschlug.

Nun, zum Glück kann ich Ihnen mitteilen, dass wir für Regina und die anderen Ersthelfer*innen in wenigen Minuten das tun konnten, was auch Sie in diesem Kapitel lernen werden, nämlich ihre Atmung zu verbessern. Nach dem Retreat übten die Teilnehmenden regelmäßig weiter und lernten ihrem Unbewussten mit jedem Atemzug mehr Ruhe zu vermitteln.

In der Philosophie der Atemsprache gilt das Theorem: Die Art und Weise des Atmens modifiziert die Bedeutung unserer Mitteilungen an das Unbewusste ganz ähnlich, wie es in puncto gesprochene Sprache für Satzmelodie und Redeweise der Fall ist.

## Tonfall und Betonung

Tonfall, also Satzmelodie, und Betonung sind für die Kommunikation so grundlegend, dass sie oft den Großteil dessen transportieren, was wir sagen möchten. Seltsamerweise wird der Umgang damit in der Schule aber nicht eigens gelehrt wie beispielsweise die Rechtschreibung; stattdessen überlassen wir es den Kindern, sich selbst damit vertraut zu machen. Dabei wissen wir doch alle, dass Tonfall und Betonung oft sehr viel mehr vermitteln als die Wörter an sich.

Denken Sie etwa an die Worte »Ich liebe dich«. Eine gewichtige Aussage; und wenn sie im richtigen Tonfall und in der richtigen Stimmlage ausgesprochen wird, kann sie als Zeugnis echter Zuneigung aufgenommen werden. Brüllen wir die Wörter aber und schlagen uns dabei an die Brust, werden sie wahrscheinlich ganz anders aufgefasst. Derart krasse Fehler machen wir im wirklichen Leben zwar normalerweise nicht oft, aber es ist doch so, dass ein falscher Tonfall oder eine falsche Betonung zu Reibungen in einer Beziehung führen können. Wer lange in einer Beziehung lebt, hört – oder sagt – bestimmt irgendwann einmal den Satz »Der Ton macht die Musik«.

Und auch für die Sprache des Atmens ist nicht unbedingt die angewandte Atemtechnik entscheidend, sondern eher deren Umsetzung. Was macht also in der Sprache des Atmens den richtigen Tonfall und die angemessene Betonung aus? Um diese Frage beantworten zu können, müssen wir zunächst einmal das funktionsgerechte Atmen lernen.

## Die Physiologie des Atmens

Das Atemgeschehen, das den Gasaustausch zwischen der Umwelt und dem im Körper zirkulierenden Blut ermöglicht, bewirkt vor allem die Aufnahme von Sauerstoff und die Abgabe von Kohlen(stoff)dioxid. Der über die Lunge aufgenommene Sauerstoff gelangt direkt ins Herz und wird von dort aus über das viele tausend Kilometer umfassende Netz von Blutgefäßen so im ganzen Körper verteilt, dass keine Zelle mit den für die Energieversorgung wichtigsten Stoffen unversorgt bleibt.

In jeder Zelle befinden sich Mitochondrien, die den Sauerstoff aufnehmen und daraus im Verbund mit Glukose Zellenergie erzeugen, das sogenannte Adenosintriphosphat (ATP). Dieser Vorgang wird als Zellatmung bezeichnet und findet auch jetzt statt, in diesem Moment, ohne dass Sie sich dessen je bewusst sein müssten. Ihr Unbewusstes kümmert sich darum, damit sich Ihr Bewusstsein mit anderen Dingen beschäftigen kann, die für Ihr Wohlergehen wichtig sind, zum Beispiel Jagen und Sammeln.

Vielleicht wissen Sie noch nicht, dass sich Ihre beiden Lungenflügel nicht exakt gleichen? Der rechte ist ein wenig größer und besitzt drei Lappen, während es beim linken nur zwei sind, damit das Herz Platz hat. Atmen Sie jetzt einmal tief ein, um zu sehen, ob Sie die Ausdehnung der Lunge in Ihrer Brusthöhle spüren können. Bemerken Sie auch, was unterhalb der Lunge ist? Während Sie erkunden, wie sich die Ausdehnung der Lungenflügel nach unten anfühlt, fallen Ihnen vielleicht feine Unterschiede zwischen der linken und der rechten Seite auf. Links ist Ihr Magen, rechts die Leber. Sollten Sie kürzlich eine volle Mahlzeit zu sich genommen haben, wird sich diese Ausdehnung anders anfühlen als bei leerem Magen.

Für die Lungenatmung gelten die Gasgesetze, die unter anderem besagen, dass sich ein Gas immer in die Richtung des geringsten Drucks ausdehnt. Beim Einatmen weitet sich die Lunge, sodass der Innendruck sinkt und die Außenluft sich in die Atemwege hinein ausdehnt. Die Luft gelangt durch den Mund oder die Nase in Rachen und Luftröhre und von da aus erst in die Hauptäste der Bronchien, dann in die sekundären und tertiären Bronchien, in die ganz feinen Bronchiolen und schließlich in die Alveolen oder Lungenbläschen, die es in jedem Lungenflügel hundertmillionenfach gibt. Luft, die nicht in die Alveolen gelangt, kann nicht für den Gasaustausch genutzt werden. Diesen ganzen Prozess bewirken bestimmte Muskeln, die bei optimalem Einsatz für den der jeweiligen Situation bestmöglich entsprechenden Gasaustausch sorgen.

Die in die Lungenbläschen gelangende Luft kann aber nur genutzt werden, wenn genügend Blut da ist, das für den Weitertransport sorgen kann. Angenommen, Sie stellen sich ein Lungenbläschen als eine Art Bushaltestelle vor. Dann könnte jeder Atemzug einer Anzahl von Fahrgästen entsprechen und die roten Blutkörperchen wären die Busse. Unter diesen Umständen ließe sich ein effektiver Busverkehr daran erkennen, dass an Stellen mit hohem Fahrgastaufkommen auch viele Busse halten. Die weniger frequentierten Haltestellen könnten als Reserve für Stoßzeiten vorgehalten werden. Alles in allem aber würde man in erster Linie für genügend viele Busse sorgen. Und ganz Ähnliches gilt auch für den Gasaustausch in der Lunge.

Diese lässt sich unter den Gesichtspunkten Durchlüftung und Durchblutung in drei Hauptbereiche unterteilen. (Für die Durchlüftung sorgen in erster Linie die Muskeln und Strukturen, die beim Atmen benutzt werden, während die Durchblutung weitgehend von der Schwerkraft gesteuert ist.)

Im oberen, größtenteils über der Herzebene liegenden Teil der Lungenflügel sind die Lungenbläschen umfangreicher und im Hinblick auf den Gasaustausch weniger effektiv. Dieser Teil ist auch weniger gut durchblutet, was ebenfalls zum nur geringen Gasaustausch beiträgt. In unserem Vergleich mit der Haltestelle würden hier viele Fahrgäste keinen Bus bekommen. In der mittleren Region der Lungenflügel sind die Alveolen kleiner und ermöglichen deshalb mehr Gasaustausch. Hier fließt auch mehr Blut, das Sauerstoff aufnehmen und Kohlendioxid abgeben kann. Hier steht den Passagieren also eine größere Anzahl von Bussen zur Verfügung.

Im unteren Teil der Lungenflügel sind die Lungenbläschen sehr klein und entsprechend dicht gepackt; sie ermöglichen deshalb einen hohen Gasaustausch und aufgrund der Schwerkraft stehen hier auch besonders große Mengen Blut zur Verfügung. Was an Luft bis hierher gelangt, hat gute Chancen, ins Blut zu gelangen. Es gibt hier so viele Busse, dass in der Regel alle Fahrgäste befördert werden können.

Beim Einatmen entsteht in der Lunge ein Unterdruck, der Luft in alle drei genannte Bereiche leitet, je nachdem, welche Muskeln wir benutzen. Unser Unbewusstes geht davon aus, dass sie in einer bestimmten Reihenfolge aktiviert werden. Ungefähr so, wie wir in einer Unterhaltung einen bestimmten Tonfall bei unserem Gegenüber erwarten. Entspricht dieser unserem Gefühl nach dem Gesagten, unterstreicht er die getroffene Aussage. Empfinden wir es nicht so, beschleicht uns der Eindruck, dass etwas nicht stimmt. So ähnlich verhält es sich mit der Atmung auch. Das Geschehen in den drei Bereichen beziehungsweise Ebenen der Lunge informiert das Unbewusste über die gegenwärtige Verfassung unserer Philia und unterstreicht (oder verwässert auch) die Bedeutung der Mitteilungen, die wir dem Unbewussten im Zuge der Atemarbeit zukommen lassen.

Von ganz wenigen Ausnahmen abgesehen, werden wir Menschen mit reibungslos funktionierenden Atemmechanismen geboren, deren Steuerung der Intelligenz des Unbewussten zu verdanken ist. Wenn Sie ein Baby beobachten, wird Ihnen auffallen, dass es in den Bauch hineinatmet, und das nicht schneller als notwendig. Auch Anzeichen von Stress werden Sie bei einem Säugling wohl kaum bemerken. Und sobald die Kinder dann anfangen zu laufen, sehen sie aus wie kleine Sumoringer, deren Bäuchlein ganz entspannt auf dem Rand der Windel ruht. Viele Bewegungen, die später immer schwieriger werden, fallen ihnen noch ganz leicht. Ein Kleinkind unter zwei Jahren kann beispielsweise mühelos in der Hocke verharren, weil der Bewegungsspielraum seiner Gelenke noch nicht durch das Sitzen auf Stühlen eingeengt wurde. Ähnliches gilt ganz allgemein für die menschliche Atmung. Eine 2022 durchgeführte Studie mit 1 933 Sportlern im Alter von zehn bis fünfundzwanzig Jahren kam zu dem Ergebnis, dass bei 90 Prozent eine Atemstörung vorlag.[1] Dieses Resultat ist umso vielsagender, als die Testpersonen recht jung waren und Sportler generell überdurchschnittlich fit sind. Wir können also davon ausgehen, dass Atemstörungen in der Gesamtbevölkerung keine Seltenheit sind und wir unser Augenmerk ruhig stärker auf die Bewahrung und Verbesserung des Atemgeschehens richten dürfen.

## Atmen wie ein Säugling

Babys beherrschen das Atmen perfekt. Sie machen keine Atemübungen und brauchen auch keine. Ihre innere Beziehung funktioniert reibungslos. Und so trifft zu, was auch für zwischenmenschliche Beziehungen aller Art gilt: Herrscht Harmonie, genügt es, einfach nur präsent zu sein.

Kennen Sie Freundes- oder Liebespaare, die sich so wohl miteinander fühlen, dass sie auch einfach zusammen schweigen können? Vielleicht leben Sie ja sogar selbst in einer Beziehung, in der Sie in stummem Einvernehmen mit Ihrem Partner oder Ihrer Partnerin spazieren gehen können, weil Sie so eng miteinander verbunden sind. Und in der vieles gar nicht ausgesprochen werden muss, weil die reine Präsenz der geliebten Person Statement genug ist.

Wir beobachten ja auch das Auftreten eines Menschen, bevor wir uns auf ihn einlassen (oder eben auch nicht). Hat eine Person eine »ungute« Ausstrahlung oder scheint schnell aggressiv zu werden, wollen wir eher weniger mit ihr zu tun haben. An solchen Dingen können wir uns orientieren, wenn wir mithilfe der Atmung eine gute Beziehung zu uns selbst aufbauen wollen. Wir möchten eine ruhige, verlässliche Präsenz ausstrahlen, und das geht am besten, wenn wir wie ein Säugling atmen.

Das also möchten wir lernen: wieder zu atmen wie damals, als wir noch Babys waren. Denn auf diese Art können wir unserer Philia einen Eindruck von Stabilität und Gelassenheit vermitteln. Stellen Sie sich aber darauf ein, dass sich dieses Wiedererlernen unserer ursprünglichen Atemweise durchaus seltsam anfühlen kann. Möglicherweise haben Sie sich im Laufe der Jahre eine dysfunktionale Atmung angewöhnt, und das vielleicht sogar schon recht früh. Die Korrektur wird auch Zeit in Anspruch nehmen, Ihnen sogar lebenslange Übung abverlangen. Denn von jedem Atemzug, den Sie bewusst oder unbewusst tun, geht eine Botschaft aus. Und deshalb kommt es auf jeden einzelnen an.

# Die Atemwelle

In puncto Atmung ist entscheidend, welche Muskeln Sie in welcher Reihenfolge betätigen. So, wie die muskulären Abläufe im Mund einzelne Töne, Silben und ganze Wörter hervorbringen, verhält es sich in der Sprache des Atems mit den Atemmuskeln.

Vielleicht haben Sie schon einmal gehört, man solle mit dem Zwerchfell oder in den Bauch atmen? Das ist zwar nicht falsch, aber doch noch etwas ungenau. In diesem Abschnitt werden wir lernen, die Atemmuskulatur so einzusetzen, dass Tonfall und Betonung eine positive Beziehung in der Philia erzeugen.

Mit dem Ausdruck »Atemwelle« umschreiben wir, wie eine funktionsgerechte Atmung aussehen würde, wenn Sie sich im Liegen von der Seite betrachten könnten. Diese Welle ermöglicht eine so volle und tiefe Atmung, dass bestmöglicher Gasaustausch stattfinden kann. Dabei fungieren bestimmte Partien des Oberkörpers als Orientierungshilfen für die optimale »Platzierung« jedes Atemzugs. In diesem Abschnitt lernen Sie auch einige Begriffe, die für das Verständnis der Atemsprache wichtig sind.

## Ihre derzeitige Atemwelle – ein Test

Bevor wir uns die zweckmäßige beziehungsweise funktionsgerechte Atemwelle zu eigen machen, wollen wir uns Ihre derzeitige Atemwelle ansehen. Da jede Verbesserung auf bewusster Wahrnehmung beruht, sollten Sie sich zunächst Ihr jetziges Atemmuster vor Augen führen, um herauszufinden, woran Sie zuerst arbeiten müssen. Mit welchem Tonfall und welcher Präsenz bringen Sie sich gegenwärtig in Ihre Philia ein?

Um das zu ermitteln, können Sie die Kamera Ihres Handys oder Laptops für Videoaufnahmen verwenden. Ein Spiegel ist weniger geeignet, weil er Ihnen die Abläufe unmittelbar vor Augen führt und das womöglich eine verfrühte Änderung Ihres Atemmusters zur Folge hat. Für diesen Test ist es aber notwendig, dass Sie so atmen, wie es sich für Sie normal anfühlt.

---

**TESTPHASE 1**

1. Atmen Sie so weit wie möglich aus, um dann langsam und tief einzuatmen.
2. Wiederholen Sie diesen Vorgang viermal.
3. Halten Sie den gestreckten Daumen in die Kamera zum Zeichen, dass die erste Testphase beendet ist.

---

**TESTPHASE 2**

1. Atmen Sie schnell und tief (drei Sekunden einatmen, drei Sekunden ausatmen). Etwa zwanzig Sekunden lang.
2. Signalisieren Sie der Kamera wieder mit dem Daumen den Abschluss dieser Testphase.

---

**TESTPHASE 3**

1. Atmen Sie zwanzig Sekunden lang so schnell und so tief Sie können.
2. Signalisieren Sie der Kamera erneut mit dem Daumen den Abschluss der Testphase.

---

Testphase 1 zeigt Ihre gesteuerte Atemwelle

Testphase 2 zeigt Ihre schnelle gesteuerte Atemwelle

Testphase 3 zeigt Ihre aktive Atemwelle

Anmerkung: Der Test besteht aus drei Teilen, weil selbst bei funktionsgerechter Atmung meistens ein Punkt erreicht wird, an dem die Atemwelle abbricht – und auch das können wir für unsere bewusste Wahrnehmung nutzen.

Speichern Sie Ihr Video, um es für spätere Vergleiche mit den Atemmustern verwenden zu können, die Sie in diesem Kapitel erlernen werden. Bei der Umsetzung der Informationen über die äußeren Abläufe einer funktionsgerechten Atmung, die Sie im Folgenden erhalten, können Sie sich das Video immer wieder ansehen, um sich einen Eindruck von Ihren Fortschritten zu verschaffen.

Vergleichen Sie also Ihre Videoaufnahme mit den Inhalten des nächsten Abschnitts und nehmen Sie nach Bedarf Korrekturen vor. Seien Sie sich bewusst, dass es hier nicht um einen Leistungsbeweis geht, sondern um eine Übung. Und deshalb suchen Sie auch vergebens nach Bewertungen. Sie werden bis an Ihr Lebensende Luft holen und können sich mit jedem Atemzug verbessern. Sollte der letzte nicht so ganz gelungen sein, bietet schon der nächste eine neue Chance.

## Wie wir atmen

Die folgende Grafik soll die drei Hauptbestandteile der Atemwelle veranschaulichen. Wir gehen in der Richtung vor, in welcher der Gasaustausch zunimmt, um nach Erreichen des Maximums wieder abzunehmen. Bei einem funktionsgerechten Atemzug werden die beteiligten Körperbereiche in der folgenden Reihenfolge aktiviert:

Beim Einatmen: Bauch ➡ Rippen ➡ Brust;
beim Ausatmen: Brust ➡ Rippen ➡ Bauch.

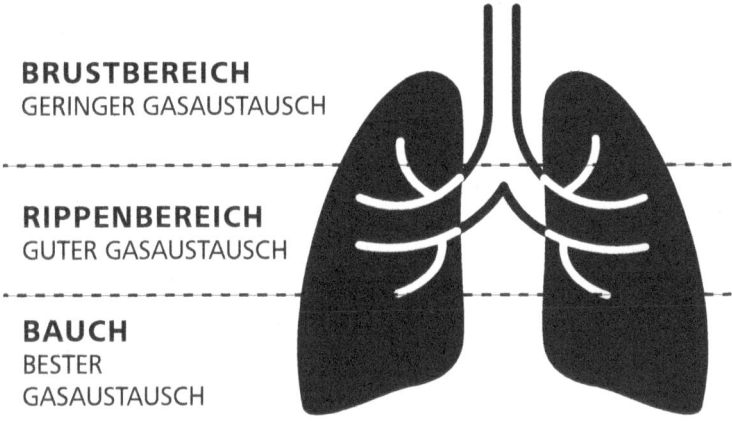

**BRUSTBEREICH**
GERINGER GASAUSTAUSCH

**RIPPENBEREICH**
GUTER GASAUSTAUSCH

**BAUCH**
BESTER
GASAUSTAUSCH

**Ihre jeweilige Lokalisierung verleiht den einzelnen Atemzügen sowohl Tonfall als auch Betonung und damit Präsenz; sie vermittelt also etwa ein Bild ruhiger Bestimmtheit oder den Eindruck von Erschütterung und Alarmbereitschaft.**

Allerdings muss keineswegs jeder Atemzug alle drei Hauptstationen der Atemwelle umfassen. Die Grafik gibt einfach die Reihenfolge wieder, mit der das Unbewusste rechnet, wenn ein Atemzug alle drei Bereiche umfasst. Diese Reihenfolge sollte nie verändert werden, es sei denn, Sie möchten Ihrer Nachricht bewusst einen besonderen Klang oder Tonfall verleihen. Jeder der drei Bereiche, die von der Welle erfasst werden, bestimmt über Tonfall und Betonung der Botschaften, die wir mithilfe von Atemtechniken übermitteln.

Doch wie bereits besprochen, kommt es in funktionierenden Beziehungen entscheidend auf die Präsenz an. Wer funktionsgerecht atmet, strahlt eine Ruhe und Fokussiertheit aus, die vom Unbewussten aufgegriffen und bestätigt wird. In der Philia entsteht dadurch jene gut austarierte Beziehung, von der alle starken Teams gekennzeichnet sind.

Neben diesen drei Hauptarealen der Atemwelle (Bauch, Rippen-bereich, Brust) gibt es noch eine große Anzahl von »Zwischen-stationen«. Man atmet also nicht einfach in den Bauch, sondern vielleicht ein bisschen, ein bisschen mehr oder noch etwas mehr in den Bauch hinein, bis diese Phase der Atemwelle abgeschlossen ist. Man kann in den tiefsten Teil des Bauches atmen oder lediglich den oberen und mittleren Teil einbeziehen. Sie sehen schon: Die menschliche Atmung variiert ungefähr so stark wie die akustische Gestaltung eines Wortes oder Satzes.

## Erste Station: Bauch und Einsatz des Zwerchfells

Das Zwerchfell, einer der primären Atemmuskeln, sollte immer der erste Muskel sein, der sich beim Einatmen anspannt, und der letzte, der sich beim Ausatmen wieder löst und entspannt. Dadurch weiten sich die unteren Lungenlappen und lassen Luft an die Stelle strömen, an der der Gasaustausch besonders effektiv ist. Bei der Kontraktion zieht das Zwerchfell die unteren Lungenlappen ab-wärts, sodass der Innendruck in diesem Bereich sinkt. In den meis-ten Lebenssituationen wird nur dieser Abschnitt der Atemwelle wirklich aktiviert, weil hier, wie gesagt, der Gasaustausch besonders stark ist. Eine langsame und flache Atmung assoziiert das Unbe-wusste mit Ruhe und Entspannung. Müssen Sie Ihre Lunge also bis in den Brustbereich hinein mit Luft füllen, solange Sie total gelassen und relaxt sind? Natürlich nicht. Das ist nur nötig, wenn wir vor etwas fliehen müssen oder einen Hang hochsprinten. Solange wir locker und entspannt sind, atmen wir – wie ein zufriedenes Baby – langsam und ohne Nachdruck bis tief in den Bauch.

Diesen Abschnitt der Atemwelle bezeichnen wir zumeist einfach als Bauchatmung. Und im Bauch sollte jeder Atemzug beginnen; den genauen Ausgangspunkt wollen wir jetzt noch etwas präziser bestimmen. Und zwar mithilfe der folgenden Übung:

1. Suchen Sie den Punkt, der zwei Fingerbreit unterhalb Ihres Bauchnabels liegt.
2. Legen Sie in Gedanken dort eine Murmel ab.
3. Stellen Sie sich beim nächsten Einatmen vor, Sie könnten in diese Murmel hineinatmen und sie so zur Größe eines Softballs aufblasen. Dabei sollten Sie eine Ausdehnung spüren, die in alle Richtungen geht.
4. Beim Ausatmen stellen Sie sich vor, wie der Softball wieder auf Murmelgröße schrumpft.

Während Sie so weiterüben, achten Sie bitte besonders auf Ihre Wahrnehmungen in den folgenden Bereichen.

## *Erdgeschoss: Beckenboden*

Wiederholen Sie die Schritte 3 und 4 der vorigen Übung und konzentrieren Sie sich dabei auf Ihren Beckenboden, also die Muskelplatte zwischen den beiden Sitzbeinknochen sowie zwischen Schambeinknochen und Steiß- und Kreuzbein. Beim Einatmen sollten Sie dort eine leichte Dehnung beziehungsweise einen gewissen Druck spüren können, der beim Ausatmen wieder verschwindet. Seien Sie aber nicht enttäuscht, wenn Sie nicht sofort etwas spüren. Die meisten tun sich mit der Entspannung ihres Beckenbodens schwer. Das ist für gewöhnlich die Folge jahrelanger Verspannungen aufgrund von Angst oder chronischem Stress. Oft ist uns aber auch gar nicht bewusst, wie verspannt wir in diesem Bereich tatsächlich sind. Hier bedient sich das Unbewusste der Muskulatur, um eine besonders empfindliche Körperpartie zu schützen. Nach lang anhaltendem Stress wird es eine Weile dauern und bewussten Einsatz verlangen, diesen Bereich zu entspannen.

Eine Technik zur Entspannung des Beckenbodens, mit der viele meiner Klientinnen und Klienten gute Erfahrungen machen, besteht darin, die beiden Beckenkämme (die am Rücken unterhalb der Rippenbögen tastbar sind) und die Sitzhöcker rechts und links als Ecken eines Trapezes zu visualisieren. Anschließend beginnen Sie mit der Murmel-Softball-Atmung und stellen sich vor, dass sich beim Einatmen auch dieses Trapez ausdehnt. Diese Imaginationsübung erleichtert die Entspannung des Beckenbodens. Aber auch hier gilt: Lassen Sie sich nicht entmutigen, wenn Sie nicht gleich beim ersten Mal ein zufriedenstellendes Ergebnis erzielen. Sie wissen ja: Ausgangspunkt jeder Verbesserung ist die bewusste Wahrnehmung. Und da Ihnen die Anspannung des Beckenbodens jetzt bewusst ist, können Sie durch regelmäßiges Training eine Besserung bewirken.

## Die Flanken

Sie fahren mit der Murmel-Softball-Übung fort, legen allerdings jetzt die Hände seitlich an den Bauch. Auch hier sollten Sie bei jedem Einatmen eine leichte Weitung empfinden, die beim Ausatmen wider zurückgeht. Damit soll eine Dehnung des Beckenbodens einhergehen, als würde tatsächlich eine Murmel die Größe eines Softballs annehmen und den Bauch verdrängen. Meistens genügt es, einfach dorthin zu spüren, um die Weitung wahrzunehmen. Manche Menschen aber tun sich schwer damit, diesen Bereich zu dehnen.

Abhilfe können Sie schaffen, indem Sie die Hände mit leichtem Druck seitlich an den Bauch legen. Schon allein die Rückmeldung, die Ihnen Ihre Hände geben, kann eine erhebliche Veränderung bewirken, weil sie Ihnen zeigen, wohin Sie atmen sollten.

## Der untere Rücken

Während Sie die Murmel-Softball-Atmung fortsetzen, sollten Sie auch im unteren Rücken eine gewisse Weitung spüren. Legen Sie die Daumen so an die unteren Rippen, dass die Handflächen in der Lendengegend sind. Spüren Sie auch da eine Weitung? Die wird nicht so deutlich ausfallen wie im Unterbauch, aber beim Einatmen sollte doch eine gewisse Bewegung zu bemerken sein.

Das können Sie unterstützen, indem Sie Ihre bewusste Wahrnehmung dorthin richten und sich beim Einatmen vorstellen, dass Sie die Luft in den unteren Rücken lenken. Atmen Sie in diese Körperpartie hinein wie in den Bauch. Viele haben dabei das Gefühl, dass auch der Beckenboden aktiviert wird und die Flanken sich dehnen.

## Die unteren Rippen

Setzen Sie die Übung fort. Fühlt es sich wirklich so an, als würde sich dort eine Kugel dehnen? Der von dieser Weitung ausgehende Druck setzt sich unter dem Rippenbogen glockenförmig nach oben fort und weitet die Rippen ein wenig.

Sollten Sie diese Dehnung nicht spüren, liegt es wahrscheinlich an einer ständigen Anspannung Ihrer Bauchmuskeln, von der Sie vielleicht gar nichts merken. Hier sorgt regelmäßige Übung meistens für Besserung. Die Schulung Ihrer inneren Wahrnehmung bewirkt, dass es sich schließlich ganz natürlich anfühlt, in diesen Bereich hineinzuatmen.

## Der Unterbauch

Da sich die meisten ganz auf diese Körperpartie konzentrieren, betrachten wir sie zuletzt. Wenn Sie beim Einatmen die Murmel zu einem Softball aufblasen, sollte das als Dehnung des Unterbauchs zu spüren sein. Hier ist die Weitung besonders sichtbar, was aber keinen Anlass zu Übertreibungen geben sollte. Viele, die sich mit Atemarbeit befassen, bezeichnen sich stolz als »Bauchatmer« und streben dabei oft eine extreme Dehnung dieser Körperpartie an.

Vielleicht, weil sie glauben, dass die Atmung umso gesünder ist, je mehr sie den Bauch dehnt. Manche geben sogar richtiggehend damit an. Aber so ist das eben: Wenn man unbedingt prahlen will, findet sich auch immer was.

Für den Einsatz des Bauches ist dann am besten gesorgt, wenn Sie sich mehr auf die anderen Körperstellen konzentrieren. Denn so ist gewährleistet, dass Sie die Bauchatmung nicht übertreiben.

Geht es jedoch darum, nur in den ersten Teil der Atemwelle hineinzuatmen, legen Sie am besten eine Hand auf den Unterbauch und die andere auf die Brust. Konzentrieren Sie sich bei jedem Einatmen auf die kugelförmige Ausdehnung der Murmel zu einem Softball und achten Sie dabei auf Ihre Hände. Heben sollte sich nur die Hand, die auf dem Bauch liegt. Die andere sollte bei dieser Übung unbewegt bleiben, weil Sie hierbei ja nur den ersten Teil der Atemwelle aktivieren.

Eines möchte ich noch sagen: Das Zwerchfell ist ein ganz unglaublicher Muskel. Er ist mit beiden Hemisphären unseres Gehirns verbunden, sodass wir auch bei einer einseitigen Schädigung des Gehirns noch atmen können. Aktiv kann sich das Zwerchfell nur in eine Richtung bewegen: Sie können mit seiner Hilfe ausschließlich einatmen. Fürs Ausatmen ist die Bauchmuskulatur zuständig. Fühlen Sie einmal, welche Muskeln aktiv werden, wenn Sie mit Nachdruck ausatmen. Unter normalen Umständen ist das ja nur selten nötig, sollte es aber doch einmal erforderlich sein, erledigt die Bauchmuskulatur die ganze Arbeit.

Und vergessen Sie bitte nicht: Der Bauch sollte immer der erste Teil der Atemwelle sein und der letzte, der an ihrem Ende wieder einsinkt.

## Zweite Station: Rippen und Einsatz der Zwischenrippenmuskulatur

Wann immer der Bedarf der Zellatmung die Leistungsfähigkeit der unteren Lungenlappen übersteigt, steht der nächste Abschnitt der Atemwelle bereit, den Bedarf zu decken. Da es dazu aber tatsächlich nur bei erhöhtem Bedarf kommen sollte, zieht das Unbewusste aus der Aktivierung dieses Teils der Atemwelle den Schluss, dass Sie aktiver werden – zwar noch nicht so aktiv, als wäre ein Bär hinter Ihnen her oder als würden Sie einen Hang hochlaufen. Aber auch nicht mehr so locker entspannt wie beim Rumhängen in der Höhle oder beim Lesen eines Buches. Sobald sich die Rippen in die Atembewegung einschalten, liegt der Aktivierungsgrad irgendwo zwischen leicht und intensiv.

Die Zwischenrippenmuskulatur – auch Interkostalmuskulatur genannt – besteht aus einer dreilagigen Gruppe von Muskeln, die im Prozess des Ein- und Ausatmens die entscheidende Rolle spielen: Sie sind an jeder Bewegung des Brustkorbs beteiligt. Diese zweite Phase der Atemwelle sollte erst nach der ersten, dem Bauch, aktiviert werden. Aufgrund der Weitung des Brustkorbs dehnt sich auch die mittlere Region der Lunge aus, in die jetzt die Luft einströmen kann. Hier findet, wie bereits erwähnt, ein effektiver Gasaustausch statt: nicht ganz so stark wie in den unteren Lappen, aber besser als in den oberen Regionen der Lunge. Sobald der mittlere Teil der Lunge mithilfe der Zwischenrippenmuskulatur geweitet wird, entsteht hier ein Unterdruck, der das Einströmen der Luft bewirkt.

Davon, dass sich Ihr Brustkorb beim Einatmen weitet, können Sie sich mithilfe der Hände überzeugen. Die Hände setzen den sich vorwölbenden Rippen einen leichten Widerstand entgegen. Mit einer Übung namens »Der lustige grüne Riese«, die ich Ihnen gegen Ende dieses Kapitels vorstelle, können Sie sich vor dem Sport oder

anderen körperlichen Aktivitäten von der Wölbung Ihres Rippen-
korbs überzeugen.

Die Zwischenrippenmuskulatur ist auch Hauptakteurin, wann
immer wir die Luft einmal mit Nachdruck ausstoßen. Normalerweise müssen wir zum Ausatmen ja nur die Muskeln entspannen;
wenn wir aber in dieser Phase der Atemwelle kraftvoll ausatmen
möchten, wird auch diese Aufgabe von der Interkostalmuskulatur
übernommen. Probieren Sie es aus, verfolgen Sie beim nächsten
Einatmen, wie sich erst der Bauch wölbt und dann der Rippenbereich. Wenn Sie dann mit Nachdruck ausatmen, spannen sich zuerst die Zwischenrippenmuskeln an und dann die Bauchmuskeln.

## Dritte Station: Brust

Wenn so viel Gasaustausch erforderlich ist, dass unterer und mittle-
rer Teil der Lunge den Bedarf nicht decken können, müssen zusätzlich die oberen Lungenanteile eingeschaltet werden, auch wenn sie
gar nicht so effektiv sind. Sie fragen sich, wie Ihr Unbewusstes wohl
entscheidet, wann es diesen Teil der Atemwelle aktiviert? Überlegen Sie doch einfach, in welcher Lage es Sie wohl wähnt, wenn Sie
so intensiv atmen müssen. Richtig: Mit dem Einsatz dieser Lungen-
partie rechnet das Unbewusste tatsächlich nur, wenn Ihnen ein Bär
auf den Fersen ist oder Sie einen Hügel erstürmen – also bei hoher
Beanspruchung. Und die prägt dann auch den »Tonfall« jedes einzelnen Atemzugs. Menschen mit einem gestörten Atemmuster atmen leider viel zu häufig nur in diesen Abschnitt der Atemwelle –
und oft auch noch durch den Mund (dazu später mehr).

Wenn wir in den oberen Brustraum atmen, setzen wir sekundäre
Atemmuskeln ein. Obwohl deren Hauptaufgabe nicht die Atmung
ist, können sie bei hoher Beanspruchung auch dafür zugeschaltet
werden. Zu dieser Gruppe gehören die Treppenmuskeln, Kopfwen-
der, die großen Brustmuskeln und Trapezmuskeln. Diese Muskeln

ziehen nach außen und oben und unterstützen so die Weitung der oberen Lungenanteile.

Ganz allgemein wird dieser Teil der Atemwelle viel zu häufig mobilisiert, manche Funktionsstörungen in diesem Bereich gehen aber auch auf eine schlechte Körperhaltung zurück. Viele Schreibtischarbeiter oder Personen, die ständig über ihr Telefon gebeugt sind, leiden am »Nacken-Schulter-Arm-Syndrom«, einem umfassenden Beschwerdebild mit chronisch verspannten Muskeln im Hals-, Schulter- und Brustbereich bei vorgestrecktem Kopf, vorfallenden Schultern und gekrümmter Brustwirbelsäule. Versuchen Betroffene, den oberen Teil der Atemwelle einzusetzen, können Rücken- und Kopfschmerzen sowie weitere Verspannungen auftreten, während sich die oberen Anteile ihrer Lunge trotzdem nie vollständig ausdehnen. Forschungsergebnissen zufolge ist bei vom Nacken-Schulter-Arm-Syndrom Betroffenen die Lungenkapazität um annähernd 20 Prozent reduziert.[2]

Gehören auch Sie zu diesem Personenkreis, sollten Sie sich eine speziell ausgebildete Trainerin oder einen kompetenten Physiotherapeuten suchen. Sie können aber auch schon eine Menge erreichen, wenn Sie tagsüber immer wieder mal den Blick heben, sich im Brustbereich strecken und die Schultern zurückziehen, um das Am-Computer-Hocken und die typisch vorübergebeugte Haltung beim Aufs-Smartphone-Starren ein wenig auszugleichen.

# Und noch einmal: die Atemwelle

Wie gesagt, Ihr Unbewusstes möchte stets alles im Blick behalten, nicht zuletzt Ihre Atmung. Es überwacht die einzelnen Phasen des Atemgeschehens und geht dabei immer davon aus, dass die Abfolge der Säuglingsatmung entspricht.

**TONFALL UND BETONUNG AUF EINEN BLICK**

Bauchatmung (flach und langsam) = entspannt, ruhig, vertrauensvoll

Bauch und Rippenatmung (noch beherrscht, aber eventuell aktiver) = tatkräftig, sicher, vertrauensvoll

Einbeziehung des oberen Brustraums = gestresst, sehr intensiv, besorgt, beunruhigt

Ein funktionsgerechtes Atmen folgt auch deshalb der Atemwelle, weil sie die effizienteste Form der Atmung darstellt. Wenn jeder Atemzug für optimalen Gasaustausch sorgt, muss man einfach nicht so schnell atmen. Wie bereits im Zusammenhang mit dem vegetativen Nervensystem als Übersetzungshilfe beziehungsweise Rosetta-Stein der Atmung erörtert, gilt: Eine allzu schnelle Atmung setzt das Unbewusste unter Stress, während wir ihm Entspannung signalisieren, wenn wir langsam atmen. Einfach dadurch, dass wir die unteren Lungenlappen ins Spiel bringen, verringert sich die Notwendigkeit, schnell zu atmen, weil so der Bedarf auch mit geringstmöglicher Luftzufuhr gedeckt werden kann. Viele Menschen atmen sehr hoch in die Brust, ohne Bauch oder Rippenbereich einzubeziehen, und brauchen deshalb mehr Atemzüge pro Minute, um gleich viel Sauerstoff aufnehmen und gleich viel Kohlendioxid abgeben zu können. Sie merken es nicht, aber der Tonfall jedes dieser Atemzüge ist purer Stress.

# Ab sofort: funktionsgerecht atmen!

Da Sie jetzt wissen, wie Sie mithilfe der Welle optimal atmen, können Sie sich Ihr Handyvideo noch einmal anschauen, um Ihre derzeitige Atemwelle zu beurteilen. Geht die Welle beim Einatmen von Ihrem Bauch aus, um sich dann über die Rippen bis in den oberen Brustbereich fortzusetzen? Läuft sie beim Ausatmen umgekehrt, nämlich von der Brust über die Rippen in den Bauch? Machen Sie sich an dieser Stelle nichts vor, versuchen Sie nichts zu beschönigen. Und wenn Sie keine Klarheit bekommen, dürfen Sie sich auch das eingestehen. Immerhin wissen Sie jetzt, worauf Sie bei allen weiteren Atemzügen achten sollten.

Dass sich Ihr bewusstes Ich den Verlauf der Atemwelle aneignet, genügt aber nicht. Im Atmen begegnet das Bewusstsein dem Unbewussten und beide müssen so zusammenarbeiten, dass die Atmung stets funktionsgerecht bleibt, ob Sie Ihren Atem nun bewusst lenken oder seine Steuerung dem Unbewussten überlassen. Das braucht Zeit, Übung, Geduld und möglichst auch eine gute Prise Humor, denn was das funktionsgerechte Atmen angeht, ist ja nicht nur Ihr bewusstes Ich ein bisschen aus der Übung, sondern Ihr Unbewusstes ebenfalls. Und nun müssen Sie sich das als Team wieder erarbeiten.

# Auf die Haltung kommt es an

Die funktionsgerechte Atmung hängt entscheidend von der Körperhaltung ab – und für diese wiederum sind die physiologischen Gegebenheiten ausschlaggebend. Eine suboptimale Körperhaltung kann noch andere Gründe haben als die bisher genannten. Und selbst Menschen mit guter Haltung sind in unserer heutigen Welt nicht vor Schädigungen wie etwa dem Nacken-Schulter-Arm-Syndrom und dem Lower-Cross-Syndrom (durch zu vieles Sitzen verursachte Fehlhaltung im unteren Rücken und Beckenbereich) gefeit. In solchen Fällen ist oft eine Muskelgruppe gedehnt und deren Antagonistin verkürzt oder angespannt. Schämen muss sich dieser Beschwerden niemand, es sind einfach Begleitumstände des Menschseins in unserer Zeit, mit denen wir irgendwie zurechtkommen müssen. Trotzdem behindern diese Beschwerden natürlich den reibungslosen Ablauf der Atemwelle und erschweren damit die natürliche Atmung. Zum Glück aber lassen sie sich fast immer beheben.

Im Rahmen dieses Buches können wir nicht alle Korrekturmaßnahmen durchsprechen, die sich ergreifen ließen. Die einfachste Methode aber besteht darin, tagsüber immer wieder einmal diejenigen Muskeln zu aktivieren, die normalerweise entspannt sind, und die Muskeln zu strecken, die normalerweise angespannt sind. Wenn Sie dabei professionelle Hilfe in Anspruch nehmen können, umso besser.

## Stärkung der Atemmuskulatur

Kräftige Atemmuskeln machen jeden Atemzug effektiver. Mit den folgenden Übungen können Sie die bewusste Wahrnehmung Ihrer Atemmuskulatur verbessern und dafür sorgen, dass sie mühelos und präzise funktioniert.

### Übung: die Strohhalm-Atmung

Sie atmen mit gespitzten Lippen ein, die dem Luftstrom einen leichten Widerstand entgegensetzen. Dadurch spüren Sie Ihre Atemmuskeln deutlicher und trainieren sie zugleich. Um das Zwerchfell nicht zu sehr zu strapazieren, halten Sie sich bitte strikt an die folgende Anleitung:

1. Atmen Sie zu 70 bis 90 Prozent aus.
2. Spitzen Sie die Lippen, als wollten Sie durch einen Strohhalm trinken.
3. Atmen Sie während der gesamten Atemwelle durch die gespitzten Lippen ein. Dabei sollten Sie die ganze Zeit über einen Widerstand spüren, der Ihrer Atemmuskulatur ein wenig Arbeit abverlangt.
4. Entspannen Sie zum Ausatmen einfach Ihre Atemmuskeln in der Reihenfolge Brust, Rippen, Bauch.
5. Wiederholen Sie die Übung dreißigmal.

Ein noch besseres Ergebnis erzielen Sie, wenn Sie den ganzen Ablauf zweimal täglich durchspielen. Üben Sie aber an den ersten beiden Tagen nur je einmal, um sich ein Bild von der Fitness Ihrer Atemmuskeln zu machen. Wenn Sie schon nach dem ersten Durchgang nicht mehr können, reduzieren Sie besser die Anzahl der Wiederholungen, bis die Kondition Ihrer Atemmuskeln für einen kompletten Durchgang pro Tag ausreicht. Anschließend können Sie sich nach und nach auf zwei Durchgänge steigern, aber bitte mit Augenmaß.

## Übung: Ozean- oder Ujjayi-Atmung

Bei dieser Übung wird der hintere Kehlkopfbereich etwas angespannt, was den Luftstrom hörbar und die vielen kleinen Feinheiten der Atemwelle deutlich spürbar macht. Die Anspannung soll aber wirklich nur ganz leicht sein und niemals unangenehm werden. Auch diese Übung trainiert Ihre Atemmuskeln, hauptsächlich aber geht es bei ihr darum, auf alle Nuancen des Geschehens aufmerksam zu werden und aufgrund des langsamen Atmens jede noch so kleine Veränderung der Atemwelle wahrzunehmen:

1. Atmen Sie über die gesamte Länge der Atemwelle tief ein.
2. Spannen Sie den hinteren Teil des Kehlkopfs ganz leicht an, um langsam durch die Nase auszuatmen. Dabei müssen Sie auch Ihre Bauchmuskulatur ein wenig anspannen, um die Lunge gegen den Widerstand der beengten Kehle zu mindestens 90 Prozent zu entleeren.
3. Atmen Sie jetzt gegen diesen leichten Widerstand in der Kehle so durch die Nase ein, dass die an der Atemwelle beteiligten Muskeln der Reihe nach langsam aktiviert werden. Währenddessen spüren Sie jeder einzelnen Veränderung nach, zu der es beim Anspannen dieser Muskeln kommt.
4. Wiederholen Sie diesen Ablauf mit nach wie vor leicht angespanntem Kehlkopf so oft Sie möchten. Sowohl beim Ein- als auch beim Ausatmen müssen Sie dabei einen gewissen Widerstand überwinden.

## >>>>> ÜBUNG: DER LUSTIGE GRÜNE RIESE

Diese Übung dient dazu, die Atemmuskulatur vor dem Sport aufzuwärmen. Im Rahmen einer Studie wurden Athleten aufgefordert, ihre Atemmuskeln mithilfe des korrekten Atemmusters vor dem Training aufzuwärmen. Anschließend war bei ihnen gegenüber der Kontrollgruppe eine Leistungssteigerung von 15 Prozent zu verzeichnen.[3] Dank dieser Technik erinnert sich das Unbewusste leichter an die Reihenfolge, in der die Atemmuskeln betätigt werden sollen, damit sich die Athleten gezielt auf ihr sportliches Vorhaben konzentrieren können. Vorbild ist der grüne Riese, der mit in die Seiten gestemmten Händen weithin sichtbar dasteht.[4]

Und so geht's:

1. Sie stehen aufrecht da und legen die Hände seitlich an den Brustkorb. Aufgrund des entstehenden leichten Gegendrucks

können Sie die Aktivierung der Zwischenrippenmuskulatur verfolgen.

2. Atmen Sie über die gesamte Länge der Atemwelle so durch die Nase ein, dass die Luft zuerst in den Bauch gelangt, dann in den Rippen- und schließlich den Brustbereich.

3. Atmen Sie mithilfe der Bauchmuskulatur so aus, dass die Rippen zurücksinken.

4. Wiederholen Sie diesen Vorgang zehnmal.

5. Beschleunigen Sie die Nasenatmung so weit Sie können. Behalten Sie diesen schnellen Atemrhythmus eine Minute lang bei.

6. Beschleunigen Sie Ihre Atmung noch weiter und ziehen Sie notfalls auch den Mund hinzu. Dreißig Sekunden lang.

Nun haben Sie Ihre Atemmuskulatur aufgewärmt, sind leistungsbereit und können guten Gewissens Ihr Sportprogramm durchziehen.

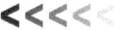

## Sprachlabor 5

Beim Erlernen der Atemsprache treten Sie jetzt in ein wichtiges Stadium ein. Bisher haben wir uns mit den Grundbegriffen und einigen Übungen vertraut gemacht: zuerst mit der Interozeption, die es uns erlaubt, Hinweise auf unsere innere Verfassung besser wahrzunehmen, die wir sonst oft übersehen. Wir haben gelernt, für die Kommunikation zwischen Bewusstsein und Unbewusstem unser vegetatives Nervensystem als Übersetzungshilfe zu nutzen. Wir haben unsere Pulsfrequenz als Schlüssel zu den autonomen Prozessen in unserem Körper zu verstehen gelernt und sind deshalb jetzt in der Lage, Rückschlüsse auf die Situation zu ziehen, in der uns das Unbewusste jeweils gerade sieht. So können wir auch einschätzen, ob unsere Mitteilungen vollständig und korrekt aufgenommen wurden. Anschließend haben wir im Rahmen einer Übung mit einem Satz aus der Atemsprache experimentiert: »Jetzt beruhigen wir uns erst einmal.« Und dann kam die Atemwelle. Vielleicht haben Sie schon versucht, die Infos, die Sie bisher über die Atemwelle erhalten haben, praktisch umzusetzen und die Aufforderung, zur Ruhe zu kommen, in entspanntem Tonfall vorzubringen. Sehr gut! Im nächsten Kapitel werden wir alles bisher Erarbeitete zusammenführen, um das Fundament für ein langfristiges Übungsprogramm der Atemsprache zu legen. Bevor Sie jedoch neuen Stoff aufnehmen, sollten Sie sich noch eine Weile mit dem Sprachlabor dieses Kapitels befassen. Weil nämlich alles Weitere auf dem Bisherigen aufbaut.

> Führen Sie die Interozeptionsübung mindestens einmal täglich durch.

> Üben Sie den im fünften Kapitel beschriebenen Gebrauch Ihrer Pulsfrequenz als Übersetzungshilfe.

> Suchen Sie immer wieder mal den Kontakt zu Ihrem Atem. Dadurch, dass Sie Ihre Aufmerksamkeit mehrmals am Tag auf die Atemabläufe lenken, können Sie dieses Grundelement der Atmung und der Kommunikation im Rahmen Ihrer Philia neu ausrichten. Beachten Sie, dass sich die Atmung im anfänglichen/unteren Bereich der Atemwelle abspielen sollte. Und atmen Sie ruhig, ohne hektisch zu werden oder in die Brustatmung zu kommen.

> Bemühen Sie sich um eine gute Körperhaltung, oder unterlassen Sie zumindest alles, was Ihre Haltung ver-

schlechtern könnte. Um richtig arbeiten zu können, ist die Atemmuskulatur darauf angewiesen, dass Ihre Wirbelsäule gerade aufgerichtet ist, dabei aber locker bleibt. Sollten Sie Hilfe zur Verbesserung Ihrer Haltung benötigen, wenden Sie sich bitte an einen qualifizierten Trainer oder eine Physiotherapeutin.

# – 8 –

# AKTIV ZUHÖREN

Um zu noch größerer Bewusstheit zu gelangen, fügen wir jetzt das bisher Gelernte zusammen. Und da jede Verbesserung, wie wir schon wissen, bewusste Wahrnehmung voraussetzt, bietet sich als Grundlage unserer Praxis eine Wahrnehmungs- beziehungsweise Bewusstseinsübung an.

## >>>>> DIE BEWUSSTSEINSÜBUNG

In der Bewusstseinsübung konzentriert sich alles, was Sie bereits über das vegetative Nervensystem, über Interozeption und eine funktionsgerechte Atmung erfahren haben. Täglich praktiziert, wird sie von nun an Ihre Basisübung darstellen. Sie wird Sie lehren, Ihr Unbewusstes bestmöglich zu verstehen, denn sobald Sie in der Lage sind, Ihr Unbewusstes mithilfe der Atmung anzusprechen, möchten Sie ja auch sicher sein, dass Ihnen seine Antworten nicht entgehen.

Machen Sie diese Übung jeden Tag. Grundsätzlich können Sie jederzeit und überall trainieren, zu Anfang aber tun Sie es am besten im Sitzen oder Liegen und möglichst, ohne sich ablenken zu lassen.

Und so geht's:

1. Schritt: Nehmen Sie eine sitzende oder liegende Position ein. Schließen Sie die Augen, und konzentrieren Sie sich (vor allem im Sitzen) darauf, eine gute Körperhaltung einzunehmen. Die Wirbelsäule ist dabei locker aufgespannt, weder überstreckt noch eingesunken. Beginnen Sie mit langsamen, vollen Atemzügen.

2. Schritt: Atmen Sie über die gesamte Länge der Atemwelle ein. Zuerst wölbt sich der Bauch, danach weiten sich die Rippen, und erst wenn diese ganz gedehnt sind, schließt sich auch der Brustbereich an. Machen Sie sich beim Einatmen diese Bewegungen bewusst, jede noch so feine Veränderung, die kleinen Fluktuationen der Muskeln und die damit einhergehende Dehnung. Verfolgen Sie möglichst auch den Weg der Luft von den Nasenlöchern bis in die Lunge. Achten Sie auf die Beschaffenheit der Luft, ihre Kühle, Trockenheit oder Feuchte und so weiter. Beobachten Sie alles, jede subtile Veränderung, die Sie in sich spüren.

3. Schritt: Atmen Sie langsam aus, indem Sie die Brust, dann den Rippenbereich und erst ganz zum Schluss auch den Bauch entspannen. Machen Sie sich alle Stadien dieser Bewegung bewusst, jede noch so kleine Veränderung oder Abwandlung in den Bewegungen der einzelnen Muskeln, die sich beim Ausatmen in der richtigen Reihenfolge nach und nach lösen, damit die Luft entweichen kann. Machen Sie das ohne Druck. Achten Sie nur auf Entspannung und überlassen Sie alles Übrige der Elastizität Ihrer Lunge. Versuchen Sie auch jetzt wieder, den Weg der Luft zu verfolgen: von der Lunge bis in die Nase. Fühlt sich die Luft jetzt anders an? Ist sie wärmer und feuchter? Am Ende des Ausatmens verbleibt ein wenig Luft in der Lunge. Das nennen wir Neutralstellung der Lunge, das heißt, wir leeren sie nicht mit Nachdruck. Achten Sie beim Ausatmen auf jede noch so subtile Veränderung Ihres Empfindens.

4. Schritt: Nehmen Sie weiterhin langsame, volle Atemzüge und vergessen Sie dabei die Atemwelle nicht. Konzentrieren Sie sich ganz auf Ihre Atmung, bevor Sie zum nächsten Schritt übergehen. Lassen Sie sich so viel Zeit, wie Sie brauchen. Nur keine Eile.

5. Schritt: Machen Sie jetzt am Ende des Ausatmens eine Pause, bevor Sie wieder einatmen. Lassen Sie Ihr Bewusstsein während dieser Pause von Kopf bis Fuß alles wahrnehmen, was es wahrzunehmen gibt. Spüren Sie Ihren Herzschlag? Wenn ja, wo? Ist er schnell? Langsam? Dehnen Sie diese Pause so lange aus, wie es Ihnen ohne Anstrengung möglich ist, und machen Sie sich in der Zeit zwischen den Atemzügen Ihre innere Verfassung bewusst.

Bleiben Sie mindestens fünf Minuten bei diesem Ablauf, gern aber können Sie auch so lange üben, wie Sie möchten.

Und hier die Übung noch einmal im Überblick:
- Einatmen mit bewusster Wahrnehmung aller Phasen der Atemwelle
- Ausatmen mit bewusster Wahrnehmung aller Phasen der Atemwelle
- Pause mit »neutraler« Lunge, Ausrichtung auf das innere Erleben des Geschehens
- Mindestens fünf Minuten lang wiederholen

Mit der Bewusstseinsübung bauen Sie die innere Wahrnehmung auf und behalten zugleich das Zusammenspiel zwischen Bewusstsein und Unbewusstem bei, das für die funktionsgerechte Atmung notwendig ist. Je mehr Sie das üben, desto besser werden Sie darin. Ihre innere Wahrnehmung wird immer präziser, die Atemmechanik funktioniert bald schon annähernd reibungslos. Auch werden Sie mit der Zeit immer deutlicher merken, wie alltagstauglich diese Atmung ist. So ungewohnt das Beobachten der Atemwelle anfänglich gewesen sein mag, irgendwann fühlt es sich ganz normal und natürlich an.

Manche Leute finden die Übung langweilig. Sie auch, sagen Sie? Dann sollten Sie einfach noch mehr üben. Denn die Schärfung der bewussten Selbstwahrnehmung – Interozeption – ist nicht weniger wichtig als das Erlernen bewusster Atemtechniken. Ohne geschulte Eigenwahrnehmung ist es so, als würden wir ins Ungewisse hineinquasseln, ohne zu wissen, ob wir gehört werden, und ohne eventuelle Antworten vernehmen zu können.

Manchmal werde ich gefragt, was zu tun ist, wenn wir innerlich abschweifen, also nicht mehr voll bei der Sache sind. Die Antwort ist ganz einfach: Sobald Ihnen das auffällt, kehren Sie zur Übung zurück. Anfangs werden Sie wohl ziemlich oft abschweifen, mit der Zeit aber bemerken Sie es auch immer schneller, und irgendwann ertappen Sie sich sogar schon, bevor Sie sich von anderen Gedanken entführen lassen. Denn dann sind Sie so wach und klar, dass Sie das Abschweifen bereits spüren, wenn es noch gar nicht richtig eingesetzt hat. Bei dieser Praxis, mit der wir unsere Fähigkeit der Interozeption sukzessive verbessern, gehört das einfach dazu.

Und irgendwann können Sie sich dann der erweiterten Bewusstseinsübung zuwenden; bitte aber nicht, bevor Sie zuverlässig in der Lage sind, Abschweifungen zu vermeiden. Denn für die erweiterte Bewusstseinsübung muss Ihre Fähigkeit zur bewussten Fokussierung noch besser ausgebildet sein. Also beschummeln Sie sich nicht. Sollten Sie nämlich zu schnell vorpreschen, laufen Sie Gefahr, den Anschluss an sich zu verlieren, und das ist dann schwerer wieder auszubügeln, als wenn Sie von Anfang an in einem Ihnen angemessenen Tempo vorgehen.

# Erweiterte Bewusstseinsübung

Die Erweiterung besteht darin, dass wir bewusst Gedanken in diese Übung einbeziehen. So können wir beobachten, wie das rationale Denken auf unsere Philia einwirkt und wie es vom Unbewussten interpretiert wird. Was natürlich individuell unterschiedlich ist.

Wie reagiert das Unbewusste auf bestimmte Gedanken? Steigt Ihre Pulsfrequenz sofort, wenn Sie an etwas Beunruhigendes denken? Oder beschleunigt sie sich eher allmählich? Vielleicht auch gar nicht? Wenn wir uns an unser Wissen über den Rosetta-Stein – unsere Übersetzungshilfe – erinnern, erkennen wir die Sensibilität des Unbewussten und verstehen mit der Zeit, wie es unsere bewussten Gedanken auffasst.

Und wozu das alles? Nun, solche Kenntnisse sind sehr wertvoll. Denn schließlich möchten wir ja so viel wie möglich über uns in Erfahrung bringen, um dann wirklich einvernehmlich als Team agieren können. Viele wissen gar nicht um die physiologischen Auswirkungen unsere Gedanken. Und da diese sich von Mensch zu Mensch unterscheiden, muss jede(r) für sich herausfinden, wie es bei ihm oder ihr darum bestellt ist. Vielleicht neigen Sie ja wie ich zum Grübeln? Oder gehören Sie eher zu den Glücklichen, die Probleme wälzen können, ohne sich größer davon beeinflussen zu lassen? Durch die Ergänzung der Bewusstseinsübung um Ihre Gedanken werden Sie sich Ihrer individuellen Reaktionsweise bewusst. Sie meinen, die sei Ihnen bereits geläufig? Nun, probieren Sie es besser aus. Anschließend wissen Sie dann wirklich Bescheid.

## Vorbereitung

Zur Erweiterung unserer Bewusstseinsübung um Ihr Denken sollten Sie einen Plan haben. Wichtig ist dabei, dass Sie sich nicht für lauter Gedanken entscheiden, die in ein und dieselbe Kategorie fallen. Denken Sie also nicht etwa an fünf Dinge, die Ihnen Kopfzerbrechen bereiten.

Anfangen könnten Sie zum Beispiel mit etwas, wofür Sie dankbar sind, um dann an etwas zu denken, das Ihnen Sorgen macht, und drittens an etwas, worauf Sie sich freuen. Daran könnte sich etwas anschließen, was Sie ärgert, und danach denken Sie vielleicht an jemanden, der Ihnen viel bedeutet. Kurz und gut, Sie sollten einfach vermeiden, ausschließlich an negative oder ausschließlich an positive Dinge zu denken. Versuchen Sie das gesamte Spektrum Ihrer Gefühle einzubeziehen und an die Dinge oder Menschen zu denken, die diese Gefühle in Ihnen hervorrufen. Sollte Ihnen bei dieser Übung irgendetwas »missglücken«, machen Sie am besten einfach weiter. Vielleicht finden Sie dabei heraus, wie Ihr Unbewusstes auf den bewussten Gedanken »Das ist danebengegangen« reagiert. Wunderbar. Uns missglückt ja sowieso immer wieder mal etwas.

Machen Sie kurze Pausen zwischen Ihren Gedanken – als würden Sie mit einem Schluck Wasser Ihren Geschmack im Mund neutralisieren. Sie müssen sich zwischendurch neu sammeln? Gestehen Sie es sich zu. Solange Sie nicht nach Ihrem Handy greifen oder sich anderweitig ablenken (lassen), ist alles gut.

## Ausführung

Vor Beginn dieser Übung sollten Sie wie immer erst einmal ganz zu sich kommen. Versuchen Sie zwei Minuten lang keinerlei Gedanken aufkommen zu lassen. Es geht darum, sich Ihre Verfassung zu vergegenwärtigen, damit Sie vor diesem Hintergrund alle eventuell eintretenden Veränderungen deutlich wahrnehmen können.

Sobald das erreicht ist, lassen Sie erste Gedanken zu, verfolgen aber immer noch genau das Ein- und Ausatmen in allen Einzelheiten und zwischen den Atemzügen auch alle noch so feinen Empfindungen in Ihrer Philia.

Nehmen Sie sich immer nur einen Gedanken auf einmal vor und nutzen Sie das Mittel der Interozeption, um zu verfolgen, wie dieser Gedanke auf Sie wirkt. Was Sie da beobachten, ist die Reaktion Ihres Unbewussten auf ihn. Sie kann beinahe unmerklich, aber auch sehr deutlich ausfallen. Sie beurteilen das nicht, nehmen es nur wahr. Spüren Sie in der Brust etwas, im Bauch, am Rücken oder anderswo? Nehmen Sie eine Art Temperaturwechsel wahr? Wie wirkt sich der Gedanke auf die Geschwindigkeit Ihres Herzschlages aus? Das sind alles wertvolle Daten, die Sie zunächst sammeln und die wir nach der Übung zu entschlüsseln versuchen.

Gehen Sie, wenn Sie möchten, zum nächsten Gedanken über, jedoch ohne Eile. Mitunter kann es eine Zeit dauern, bis Sie sich auf die subtilen Winke eingestimmt haben, die das Unbewusste Ihnen zukommen lässt. Manchmal möchte es auch, dass Sie einen Gedanken erst noch ein wenig auf sich wirken lassen und sich deshalb länger bei ihm aufhalten, als Sie es eigentlich vorhatten. Registrieren Sie auch das. Denn das alles sind wertvolle Daten. Achten Sie aber darauf, dass die Verweildauer dem jeweiligen Gedanken angemessen bleibt.

Sobald Sie die Liste Ihrer Gedanken abgearbeitet haben, richten Sie Ihre Aufmerksamkeit noch einmal einige Minuten lang auf die ursprüngliche Bewusstseinsübung (ohne zusätzliche Gedanken). Sammeln Sie sich nach jeder einsetzenden Ablenkung immer wieder neu auf Ihre Philia. Versuchen Sie, vor dem Abschluss der Übung mindestens zwei Minuten lang bei der ursprünglichen Bewusstseinsübung zu bleiben.

## Auswertung und Schlussfolgerungen

Nachdem Sie die Übung abgeschlossen haben, führen Sie sich vor Augen, wie Ihr Unbewusstes auf die einzelnen Gedanken reagiert hat. Vielen fällt das leichter, wenn sie sich Notizen dazu machen.

Wichtig ist aber vor allem, dass Sie sich das Erlebte bewusst machen. Welche Veränderungen des Empfindens sind mit jedem einzelnen Gedanken einhergegangen? Wo haben Sie diese Empfindungen wahrgenommen? Wie schnell sind sie Ihnen überhaupt aufgefallen? Haben sie in Ihnen den Wunsch geweckt, tiefer über den Gegenstand nachzudenken? All das verrät Ihnen viel über Sie.

Ich persönlich reagiere emotional sehr schnell auf einen Gedanken. Dreht dieser sich um etwas Besorgniserregendes oder ist Ausdruck von Vorfreude, erhöht sich bei mir oft die Pulsfrequenz. Über Sorgen denke ich meistens länger und intensiver nach als über andere Dinge, und dabei fällt mir auch die stärkste Beschleunigung meines Herzschlages auf. Ich nehme in den verschiedenen Bereichen meiner Philia Empfindungen wahr, sehr häufig aber ein Schweregefühl im Bauch, wenn ich mir Sorgen mache, und eine gewisse Wärme im Brustraum, sobald ich an Menschen denke, die mir lieb sind. Ich habe diese Übung bestimmt tausendmal gemacht und könnte noch viele weitere Beispiele anführen, entscheidend aber ist, dass Sie sich Rechenschaft über Ihre Erlebnisse ablegen. Irgendwann werden sich Muster abzeichnen und bald wissen Sie schon sehr viel besser über Ihr Unbewusstes Bescheid.

Um noch vertrauter mit Ihrer Philia zu werden, sollten Sie diese Übung tagsüber immer wieder einmal durchführen. Und je öfter Sie das tun, desto deutlicher wird Ihnen, wie sensibel Ihr Unbewusstes auf bestimmte Gedanken reagiert. Die Wirkung des Denkens auf unsere innere Verfassung entgeht uns leider oft. Aber diese Verfassung wiederum gestaltet ja auch unser Denken mit, und all das bestimmt letztlich, was wir tun und lassen.

Eine der Lehren, die ich daraus gezogen habe, lautet: Weil mein Unbewusstes so sensibel auf sorgenvolle Gedanken reagierte und mein sympathisches Nervensystem schnell hochfuhr, musste ich etwas finden, womit ich es beruhigen konnte, *bevor* die innere Verfassung meine Einstellung zum Leben und meine Zukunftsperspektiven entscheidend prägen konnte. Da ich diesen Aspekt meines Unbewussten inzwischen gut kenne, habe ich mir ein hohes Maß an innerer Bewusstheit zu eigen gemacht und kann über die Sprache des Atems eingreifen, bevor die Sache aus dem Ruder läuft und ich darunter zu leiden habe. Mein Unbewusstes möchte mich nur in Sicherheit wissen und in Richtung meiner Ziele voranbringen; um aber in solchen Fällen angemessen reagieren zu können, braucht es ein Feedback von mir.

Haben wir nicht alle schon einmal jemanden angeblafft, ohne wirklich böse auf die betreffende Person gewesen zu sein? Zu solchen Aktionen kann es kommen, wenn unser Unbewusstes Alarm schlägt und wir uns ihm einfach unüberlegt anschließen. Sobald sich das Unbewusste in irgendeiner Weise bedroht fühlt, verleitet es uns leicht zu unfreundlichen Verhaltensweisen, auf die wir verzichten würden, wenn wir uns – beispielsweise – rechtzeitig vor Augen geführt hätten, dass sich die Kollegin im Büro nichts Böses dabei gedacht hat, als sie sagte, wir hätten die Haare heute anders als sonst.

Wenn es darum geht, unsere Philia kennenzulernen und eine Selbstwahrnehmung herauszubilden, auf die wir uns umso mehr verlassen können, je besser wir uns kennenlernen, ist die Bewusstseinsübung unverzichtbar. Mit ihrer Hilfe und viel Übung können wir in gewissem Rahmen sogar die Reaktion des Unbewussten auf bestimmte Dinge beeinflussen. Die zunehmende Wahrnehmung unserer selbst erinnert an das Leben in einer Partnerschaft, in der man den anderen so gut kennenlernt, dass man weiß, was sie oder ihn verärgert beziehungsweise erfreut. Je bewusster wir dabei sind, desto bessere Partner können wir einander sein und umso besser funktionieren wir als Team.

Jede Verbesserung setzt Bewusstheit voraus, und wenn wir den Grad dieser Bewusstheit erhöhen, können wir mithilfe von Atemtechniken ein Vokabular aufbauen, das es uns ermöglicht, bei der Kommunikation innerhalb unserer Philia eine aktive Rolle zu spielen.

Oberstes Ziel dieser Übung ist es, die bewusste Wahrnehmung unserer selbst so weit zu steigern, dass sie alltagstauglich wird. Je bewusster wir wahrnehmen, was wir fühlen, desto besser wird die Kommunikation mit unserem Unbewussten.

## Sprachlabor 6

Mit der Bewusstseinsübung kommt jetzt alles zusammen.

> Sie sollten die Bewusstseinsübung täglich mindestens fünf bis zehn Minuten lang durchführen. Sobald Sie das wirklich beherrschen und sich nicht mehr ablenken lassen, können Sie zur erweiterten Bewusstseinsübung übergehen, aber keinesfalls früher. Auch hier gilt: Sie tun sich keinen Gefallen, wenn Sie schneller vorgehen, als es Ihrem Naturell entspricht. Das Unbewusste hat immer eine Menge zu erzählen, und Sie sind gerade dabei, nach und nach mitzubekommen, was es Ihnen sagen möchte, damit Sie seiner Botschaften eines Tages vollkommen gewahr sein können.

> Verbinden Sie sich immer wieder mal bewusst mit Ihren Atemabläufen. Rufen Sie sich in Erinnerung, dass eine ruhige, funktionsgerechte Atmung für ein ausgeglichenes und ruhiges Klima in Ihrer Philia sorgt. Prüfen Sie dabei, ob Sie das richtige Maß an Präsenz erzeugen. Fragen Sie sich, ob Ihre Atemzüge die angemessene Ruhe oder doch eher Spannung in Ihrer Philia bewirken. Unsere Atmung vermittelt dem Unbewussten einen »Tonfall« und

eine Präsenz, auf die es reagieren wird. Denken Sie auch daran, wenn Sie sich tagsüber immer wieder einmal Ihrem Atem zuwenden.

> Und vergessen Sie nicht, auf Ihre Körperhaltung zu achten. Richten Sie sich auf. Stehen Sie nicht mit krummen Rücken da. Heben Sie möglichst oft den Blick.

# – 9 –

# EIN WORTSCHATZ FÜR ALLE GELEGENHEITEN

*Stellen Sie sich vor, Sie betreten mit einiger Verspätung einen Salon,
in dem bereits lebhaft diskutiert wird, so lebhaft, dass niemand Zeit
und Gelegenheit hat, Ihnen zu erklären, worum es geht. Eigentlich
hat die Diskussion schon lange vor der Ankunft all dieser Leute
begonnen, sodass niemand Ihnen den bisherigen Gang der Dinge
referieren könnte. Sie hören eine Weile zu, bis Sie der Meinung sind,
dass Sie einigermaßen wissen, um was es geht, und dann schalten
Sie sich in die Diskussion ein.*

Kenneth Burke: *The Philosphy of Literary Form*
(auf Deutsch unter dem Titel *Dichtung als symbolische Handlung* erschienen)

## Das fortlaufende Gespräch

Jetzt fangen wir allmählich an, in dem ständig in uns stattfinden-
den Gespräch eine aktive Rolle zu spielen. Als Redewendungen verwenden wir zur Gestaltung unserer Mitteilungen Atemtechniken.
Denn die Atmung bestimmt über Tonfall und Betonung Ihrer Äußerungen. (Ist sie funktionsgerecht, stetig, einheitlich?) Und jetzt
erlernen Sie die Bildung von Satzbausteinen und Sätzen.

Bedenken Sie aber: Obwohl Sie jetzt zum ersten Mal bewusst in dieses Gespräch einsteigen, ist es schon Ihr Leben lang in Gang, und Sie haben vielleicht Dinge gesagt, von denen Ihnen gar nicht bewusst war, dass Sie sie ausgesprochen haben. Ob wir es mitbekommen oder nicht, mit jedem Atemzug teilen wir unserem Unbewussten etwas mit; und aus diesen Mitteilungen kann im Laufe der Zeit eine positive oder aber auch eine negative Beziehung erwachsen.

Die gute Nachricht: Sollte Ihnen diese innere Beziehung mit der Zeit entglitten sein, können Sie sie jetzt wieder aufbauen; und mit dem Einüben einer funktionsgerechten Atemweise und der bewussten Wahrnehmung dessen, was in Ihnen vorgeht, haben Sie ja bereits positive Veränderungen eingeleitet. Selbst wenn Sie anfänglich also mit einer chaotischen Beziehung vorliebnehmen mussten, können Sie jetzt Frieden schließen und eine neue Beziehung aufbauen, die stark genug ist für alles, was das Leben so bereithält. Das wird Zeit und Mühe kosten, aber es lohnt sich. Denn Sie sind es wert.

## Worüber wir sprechen

Sie fürchten, die Gesprächsthemen könnten Ihnen ausgehen? Keine Sorge. Ihr Unbewusstes hat bekanntlich ein einziges Interesse, nämlich Ihr Überleben und Wohlergehen. Und Sie werden die Atemarbeit ja bestimmt nicht einsetzen wollen, um die Ansichten Ihres Unbewussten zu Politik und Kunst zu erörtern – oder doch? Sie können getrost davon ausgehen, dass Ihr Unbewusstes zu allem, was Sie beschäftigt, eine Meinung hat. (Und bei dieser Gelegenheit wollen wir uns wieder einmal in Erinnerung rufen, dass das Unbewusste nicht weniger Teil von Ihnen ist als Ihr Bewusstsein.) Während der Fernsehnachrichten bemerken Sie vielleicht, dass Ihr Unbewusstes etwas anmerken möchte. Beim Betrachten eines Kunstwerks spüren Sie womöglich, dass Ihr Unbewusstes etwas dazu sagt. Am häufigsten werden Sie zu hören bekommen, dass entweder eine Bedrohung vorliegt oder etwas Erstrebenswertes im Raum steht. Das sind die beiden meistgetroffenen Aussagen des Unbewussten, und so wichtig es ist, es mitsprechen zu lassen und ihm zuzuhören: Manchmal kommt es doch eher auf den kritischen Verstand und das Urteil Ihres Bewusstseins an und darauf, dem Unbewussten Einhalt zu gebieten.

So werden Sie gelegentlich Nachrichten zu hören bekommen, die Ihnen mehr Kopfzerbrechen bereiten als Ihnen guttut. Dann merken Sie, dass diese Aktivierung Ihres vegetativen Nervensystems den Dingen nicht zuträglich ist, mit denen Sie derzeit beschäftigt sind. Vielleicht würden Sie gern einschlafen, irgendwie aber gehen Ihnen die am Morgen gehörten Nachrichten noch durch den Kopf. Ihr Unbewusstes möchte, dass Sie den Verstand einsetzen und das Problem lösen, von dem seiner Einschätzung nach eine Gefahr ausgehen könnte. Nachdem Sie sich die Sache aber noch einmal vergegenwärtigt haben, ist Ihnen klar, dass Sie sich ihretwegen keine Sorgen machen müssen oder dass Sie bis zum Aufwachen am Morgen ohnehin nichts mehr unternehmen können. Das ist jetzt die beste Gelegenheit, mit den erlernten Techniken der Atemsprache beruhigend auf Ihr Unbewusstes einzuwirken.

## Eine achtsame Partnerschaft

Durch regelmäßige Wiederholung der Bewusstseinsübung entsteht eine Art Resonanz zwischen Ihnen und Ihrem Unbewussten. Mithilfe Ihrer geschulten Interozeptionsfähigkeit, die Ihnen einen

Einblick in Ihre inneren Verfassung verschafft, bekommen Sie den ganzen Tag über die subtilen Winke Ihres Unbewussten mit.

Wie in jeder Partnerschaft hängt die Qualität der Kommunikation davon ab, dass Sie einerseits wissen, wo Sie selbst jeweils gerade stehen, andererseits aber auch Ihrem Partner Aufmerksamkeit schenken, wenn er oder sie das Wort ergreift. In Situationen, in denen Sie sich gestresst und überfordert fühlen, werden Sie auf die erlernten Atemtechniken zurückgreifen; oft aber können Sie dem Stress auch zuvorkommen, wenn Sie schon auf die ersten Anzeichen achten, und Ihrem Unbewussten rechtzeitig gut zureden.

Wenn Sie sich mit der Bewusstseinsübung befasst haben und dann merken, dass Sie bei der Beschäftigung mit beunruhigenden Dingen in Stress geraten und sich Sorgen machen, sollten Sie sich angewöhnen, Ihrer Philia immer wieder einmal begütigend zuzureden. Ein guter Partner weiß um den anderen; also hören Sie genau zu und teilen Sie sich oft, vor allem aber auch *rechtzeitig* mit. Warten Sie damit nicht, bis sich Ihr Unbewusstes gezwungen sieht aufzuschreien.

## Die eigene Rolle

Ihr Unbewusstes ist unglaublich schlau und kann große Informationsmengen blitzschnell verarbeiten, um die Welt ringsum einzuschätzen und Ihre physiologischen Reaktionen situationsgerecht zu steuern. Es antwortet und reagiert, und wenn es dabei auch einmal falsche Schlüsse zieht, tut es doch immer nur seine Arbeit. Es hält sich an eine bewährte Überlebensstrategie, die schon Ihren Vorfahren gute Dienste geleistet hat und der Sie es verdanken, dass Sie überhaupt noch auf der Welt sind. Ihre bewusste Sicht der Dinge spielt jedoch ebenfalls eine wichtige Rolle. Ob etwas anregend ist oder Ihnen Sorgen macht, hängt vielfach von Ihrer rationalen Einschätzung der Lage ab. Kurzum, unser Bewusstsein muss seinen

Teil beitragen, sich die Situation in aller Klarheit vor Augen führen und schließlich Ihr Unbewusstes informieren, ob an Ihrer Reaktion als Team Korrekturen vorzunehmen sind.

Das Unbewusste lebt immer in der Gegenwart, während unser Bewusstsein in Gegenwart, Vergangenheit und Zukunft denken kann. Das gibt Ihnen die Möglichkeit, Ihre Philia auf künftige Situationen einzustimmen und Sie in die für alle Eventualitäten bestmögliche Ausgangsposition zu bringen. Weil Sie mit Ihrem Bewusstsein Künftiges vorhersehen können, gehen Sie einfach voran und bringen Ihre Philia so in Stellung, dass sie vorbereitet ist, sollte die vorhergesehene Situation eintreten.

Ihnen als bewusstem Teil dieser Philia obliegt vor allem die Aufgabe zu klären, wie die Dinge tatsächlich liegen, damit Ihr Ensemble aus Bewusstsein und Unbewusstem als gut informiertes Team agieren kann. Die Redewendungen und Sätze, die wir in diesem Kapitel lernen werden, erleichtern es dem Unbewussten, die einheitliche Geschlossenheit unserer Philia zu wahren. Im besten und gesündesten Fall sind Sie ein Team, und in einem Team fällt jedem eine Rolle zu. Ihr Unbewusstes kümmert sich um seinen Job, und da wir jetzt Klarheit über die Rollenverteilung haben, können wir uns Methoden der Kommunikation innerhalb unseres Teams erarbeiten.

## Atemnotation

Die meisten Atemtechniken bestehen aus bestimmten Rhythmen oder Sequenzen. Man verzeichnet dabei vier Kardinalpunkte beziehungsweise Hauptphasen des Atems: 1. Einatmen, 2. keine Atembewegung (Apnoe = spontane kurze Atempause oder angehaltener Atem), 3. Ausatmen, 4. keine Atembewegung (wieder Apnoe als spontane kurze Atempause oder angehaltener Atem). Manche Atemtechniken besitzen eigene Namen, die meisten aber werden einfach mit der (bezifferten) Relation dieser vier Phasen zueinander bezeichnet.

Eine der Techniken, die wir anwenden werden, wird zumeist Box- oder Quadrat-Atmung genannt, weil hier ein voller Atemzug vier gleich lange Hauptphasen hat – eben einem Quadrat vergleichbar.

Bei der Atemnotation werden die vier Phasen immer in folgender Reihenfolge aufgeführt:

Einatmen ➡ Atempause beziehungsweise Apnoe ➡ Ausatmen ➡ Atempause beziehungsweise Apnoe

Nach diesem Muster würde man die Box-Atmung so notieren: 4,4,4,4. Das bedeutet, dass vier Sekunden (oder Zähler) lang eingeatmet wird, dann auf vier die Luft angehalten, anschließend auf vier ausgeatmet und zuletzt wieder vier Zähler lang nicht geatmet wird. Als Einheit nimmt man in aller Regel Sekunden, viel wichtiger aber ist das Verhältnis der einzelnen Phasen oder Abschnitte zueinander. Seien Sie also unbesorgt, wenn Sie bis vier zählen und das nicht exakt vier Sekunden entspricht. Die Verwendung einer Uhr mit Sekundenzeiger oder eines Metronoms ist trotzdem empfehlenswert. An veränderlichen Taktgebern wie Ihrem Puls sollten Sie sich dagegen nicht orientieren.

## Die verschiedenen Arten von Apnoe

Das aus dem Griechischen stammende Wort bedeutet »Windstille« oder »Nicht-Atmung«. In unserem Zusammenhang ist nichts Pathologisches gemeint wie etwa unwillkürliche Atemaussetzer im Schlaf, sondern einfach die momentane Windstille am Umschlagpunkt zwischen Ein- und Ausatmen und Aus- und Einatmen. Grundsätzlich kann der Atem an jedem Punkt des Atemzyklus angehalten werden, bei der Atemnotation steht die erste Apnoe jedoch für das Ende des Einatmens und die zweite für das Ende des Ausatmens.

**Apnoe bei voller Lunge**: Das erklärt sich eigentlich von selbst, manche aber können schlecht einschätzen, wann die Lunge als »voll« gelten kann. Halten Sie sich einfach an Ihr Empfinden: Sobald sich die Lunge ganz mit Luft gefüllt anfühlt, haben Sie die erste Apnoe erreicht. Natürlich kann man die Lunge auch quasi bis zum Rand füllen, im Rahmen unserer Übungen aber müssen Sie so weit nur einatmen, wenn es ausdrücklich verlangt wird.

**Apnoe bei neutraler Lunge:** Damit ist der gänzlich entspannte Zustand am Ende des Ausatmens gemeint. Sie lassen die Lunge also einfach ihren natürlichen Ruhezustand einnehmen, ohne Nachdruck, ohne Muskeleinsatz. Etwas Restluft verbleibt in der Lunge, die wir in diesem Stadium des Atemzyklus als »neutral« bezeichnen. Bei dieser zweiten Apnoe im Zyklus entspannen Sie einfach die Atemmuskeln und halten Ruhe, ohne zu atmen.

**Apnoe bei leerer Lunge**: Diese Form der Atempause werden wir nur sehr selten praktizieren. Man setzt dafür die Bauch- und Zwischenrippenmuskulatur ein, um die Luft weitestgehend aus der Lunge herauszupressen und dann die Stimmritze zu schließen, damit der Unterdruck in der Lunge erhalten bleibt.

# Bedenkenswertes und mögliche Missverständnisse

Wenn ich mich als Atemarbeiter zu erkennen gebe, kommen oft Fragen wie: »Mit welcher Atemtechnik kann ich am Sonntagabend gut einschlafen?«; »… bei Dates selbstbewusster auftreten?«; »… leichter abnehmen?« Oft geht es auch um Techniken gegen

Allergien, chronische Verengung der Atemwege oder Angst vor Spinnen. Die Leute, die mir mit solchen Anliegen kommen, hängen noch dem alten Geist-Körper-Dualismus an, dem zufolge wir unsere Maschine nur neu programmieren müssten, um besseren Ergebnissen zu erzielen. Natürlich können wir die Atemarbeit auch bei Krankheiten und Phobien einsetzen; wer aber wirklich etwas erreichen möchte, muss sich ein anderes Paradigma zulegen. Sollten Sie meine bisherigen Ausführungen zu diesem Thema nicht überblättert haben, wissen Sie das auch.

Doch Paradigmen halten sich zäh, und selbst wenn Sie sich wirklich auf die Praxis einlassen, müssen Sie sich das gelegentlich in Erinnerung rufen. Machen Sie sich also erneut klar, dass Sie kein Roboter sind, sondern aus einer Beziehung bestehen. Bei den Techniken, die Sie in diesem Kapitel lernen werden, handelt es sich nicht um Chiffren, Codes oder Tricks, sondern um grundlegende Sätze der Atemsprache, die Sie *für* Ihre Beziehung einsetzen können statt gegen sie.

Auch eine perfekt angewandte Technik kann nur zur Wirkung kommen, wenn Sie dabei bedenken, dass Ihr Unbewusstes ein ganz eigenes Anliegen und eigene Ziele hat. Sie sind eine Philia, eben eine Beziehung. In der Atemarbeit werden keine Befehle geschnauzt; vielmehr lernen wir eine funktionierende Beziehung aufzubauen, die uns schließlich vereint auf gemeinsame Ziele hinarbeiten lässt. Wir wollen das Gleiche: überleben und es gut haben in dieser Welt. Vergessen Sie also nie, dass nicht nur die Stimme Ihres Bewusstseins zählt. Und üben Sie sich in Achtsamkeit, wenn Ihnen an einer ersprießlichen Beziehung gelegen ist.

Beim Training der meisten Atemtechniken müssen Sie damit rechnen, dass Ihr Unbewusstes erst nach mindestens zwei Minuten Übungszeit reagiert. Das ist zwar bei jedem Menschen anders und wechselt auch von Situation zu Situation, generell aber dauert es zwischen zwei und fünf Minuten, bis Sie Ihr Unbewusstes antworten hören.

Das Erlernen der Atemsprache wird Ihnen dann am meisten bringen, wenn Sie anfangs vor und nach jeder Übungseinheit einige Minuten auf die Durchführung der Bewusstseinsübung verwenden. Es ist im Grunde nicht anders als beim Erlernen einer Fremdsprache auch: Wer die ersten Sätze im geschützten Übungsrahmen spricht, tut sich in realen Gesprächssituationen später bedeutend leichter.

# Erste Sätze

Wir kommen jetzt zu Ausdrücken und Sätzen, die Sie in der Kommunikation mit Ihrem Unbewussten anwenden können. Denken Sie daran, dass es sich nicht um Chiffren oder Kommandos handelt. Wir sprechen hier mit einem Teil unserer selbst, der nichts anderes will, als uns die besten Ausgangsbedingungen für ein auf seinen Infos beruhendes Handeln zu verschaffen. Gehen Sie also liebevoll und mit Humor zu Werk. Und vergessen Sie nicht, dass die Kommunikation im Laufe der Zeit und mit zunehmender Übung immer besser wird.

## Verhältnisatmung

Damit sind Atemsequenzen gemeint, bei denen Ein- und Ausatmung in einem bestimmten zeitlichen Verhältnis zueinander stehen und keine Atempause vorgesehen ist. Mithilfe der Verhältnisatmung können wir über den Vagusnerv eine Aktivierungs- oder Entspannungsbotschaft an das Unbewusste senden. Es gibt viele mögliche Varianten dieser Atemtechnik, wir aber konzentrieren uns hier auf zwei Grundverhältnisse.

**1:2 – »Jetzt beruhigen wir uns erst einmal«:** Bei dieser einfachen Form atmen wir doppelt so lange aus, wie wir eingeatmet haben. Damit wird der Vagusnerv angeregt, einen starken Entspannungsimpuls an das Unbewusste zu senden. Diese Technik ist »skalierbar«, Sie bleiben also stets bei dem Verhältnis 1:2, können jedoch die absolute Länge der Atemkomponenten nach Gusto wählen. Um Ihre Entspannung zu intensivieren, können Sie den gesamten Atemzyklus verlängern – immer im Verhältnis 1:2.

Hier ein Beispiel: Anfangs ist Ihnen vielleicht der Atemzyklus 2,0,4,0 angenehm, also zwei Sekunden einatmen, keine Apnoe mit voller Lunge, vier Sekunden ausatmen, keine Apnoe bei neutraler Lunge. Einige Minuten später aber stellen Sie vielleicht fest, dass Ihnen auch 3,0,6,0 möglich ist und Sie sich dabei noch besser entspannen. Möglicherweise können Sie sich dann nach weiteren zwei bis drei Minuten Übungszeit auf 4,0,8,0 steigern.

»Jetzt beruhigen wir uns mal ein bisschen.« 2,0,4,0

»Gut, jetzt noch ein bisschen mehr.« 3,0,6,0

»Wir könnten jetzt sogar schlafen, wenn wir wollten.« 4,0,8,0

Wenn Sie zur Ruhe kommen möchten, fangen Sie am besten mit der langsamsten Sequenz an, mit der Sie noch mühelos zurechtkommen. Danach können Sie immer weiter verlangsamen, bis Sie da sind, wo Sie hin möchten. Mit 2,0,4,0 können Sie Ihre Philia aus der Übererregung holen; sollten Sie jedoch bereits entspannt sein, könnte diese Sequenz moderat erregend wirken. Noch einmal: Bewusste Wahrnehmung ist die Grundlage jeder Verbesserung, die Ihnen vorschwebt.

Dazu noch eine Anmerkung: Wenn Sie sich beruhigen möchten, sollten Sie möglichst nur einen kleinen Teil der Atemwelle aktivieren. Volle Atemzüge über die gesamte Länge der Welle sind zwar nicht unbedingt falsch oder schlecht, trotzdem sollten Sie zusehen, dass Sie sich mit jedem Atemzug immer weiter entspannen, sodass Sie schließlich nur noch den Bauch-Anteil der Welle aktivieren müssen.

**Bei besonderer Beanspruchung:** Wenn Sie als Ersthelferin, Soldat, Sportlerin oder in anderer Funktion hoher geistiger oder körperlicher Beanspruchung ausgesetzt sind, haben Sie nicht immer die Möglichkeit, bestimmte Intervalle abzuzählen. Menschen in dieser Situation empfehle und vermittle ich eine vereinfachte 1:2-Atmung ohne Zählung. Auch Menschen, die unter Panikattacken oder Phobien leiden, lasse ich bei einsetzenden Symptomen so vorgehen.

Zur Ausführung: Ziehen Sie das Ausatmen so weit in die Länge, wie es Ihnen ohne Mühe möglich ist. Atmen Sie danach so rasch wieder ein, wie es für Sie nötig ist, atmen Sie aber weiterhin gleichmäßig und ausgiebig aus, ohne in Atemnot zu geraten. Damit kommen Sie in den Genuss der meisten Vorzüge der 1:2-Atmung und haben etwas, was Sie in stark fordernden Situationen oder immer dann anwenden können, wenn Sie sich nicht auf die Zählung konzentrieren können.

Beispiel für eine Beruhigungs-Sequenz: 2,0,4,0 ➔ 3,0,6,0 ➔ 4,0,8,0

Viele finden es angenehm, das Ausatmen durch ein Summen auszudehnen. Dafür atmen Sie voll ein, um danach summend das Ausatmen in die Länge zu ziehen. Wiederholen Sie das so oft, wie Sie es für nötig halten. Beim Summen entsteht auch mehr Stickoxid, das die Blutgefäße auf natürliche Weise entspannt und so den Blutfluss verbessert.[1]

**2:1-Atmung zur Anregung**: Geht's um mehr Schwung und Begeisterung, können wir das Verhältnis 1:2 umkehren in 2:1. Viele trainieren diese Form der Verhältnisatmung in kurzen Abschnitten von zwei Minuten, damit die Anregung nicht zu weit geht. Ein bisschen Energie zu generieren ist sehr gut, aber ein Zuviel schlägt leicht in Stress um. Üben Sie also mit Augenmaß und machen Sie Pausen zur Einschätzung der Ergebnisse, bevor Sie die Übung wiederholen.

Beim Einatmen hemmen wir die Vagus-Anregung. Wenn wir das Einatmen verlängern und dafür das Ausatmen verkürzen, setzen wir damit den Impuls, ein bisschen wacher zu werden und mehr Energie aufzubringen. Besonders gern wird die Abfolge 4,0,2,0 geübt, aber man kann sie insgesamt dehnen oder stauchen, je nachdem, wie stark die anregende Wirkung auf das Unbewusste ausfallen soll. Experimentieren Sie gern, um herauszufinden, was für Sie am besten ist.

Dazu noch ein Hinweis, was Tonfall und Betonung betrifft: Wenn es um Anregung geht, sollte der Brustraum aktiv werden. Allerdings zögere ich, meinen Klienten zum ausschließlichen Gebrauch des oberen Teils der Atemwelle zu raten, weil ich vermeiden möchte, dass sich daraus chronische Atemstörungen entwickeln. Wenn Sie jedoch mit der 2:1-Atmung Ihre Energie vermehren möchten, stellt die ausschließliche Aktivierung der oberen Regionen des Atemprozesses (Rippen-, Brust- oder nur Brustbereich) eine gute Möglichkeit dar, ohne Beschwerden wie Schwindel oder Benommenheit auszulösen. Vielleicht fällt Ihnen auch auf, dass diese Art der Atmung dem Keuchen oder Japsen ähnelt. Und das kommt nicht von ungefähr. Solch ein Luftschnappen ist ganz natürlich, eine automatische Reaktion auf plötzliche Stressimpulse. Und auch wenn Sie bewusst auf diese Art und Weise atmen, lassen Sie Ihrem Unbewussten damit einen Stressimpuls zukommen. Das hilft, wenn

Sie müde sind und einen sofortigen Energieschub benötigen. Üben Sie so aber immer nur kurz, damit Sie nicht in Gefahr geraten, dass dadurch Ängste ausgelöst werden.

## Gleichmäßige Atmung

Diese Bezeichnung bedeutet, dass Einatmen und Ausatmen gleich lang sind. Als »gleichmäßig« gilt jede Form der Atmung ohne Pause zwischen den Atemphasen, zum Beispiel 6,0,6,0 mit Atemphasen von jeweils sechs Sekunden und ohne Apnoe.

Durch gleichmäßiges Atmen geben Sie Ihrem Unbewussten zu verstehen, dass es ruhig bleiben und sich den Gegebenheiten anpassen soll. Der Atem darf dabei durchaus schnell sein, aufgrund seiner Regelmäßigkeit wirkt er trotzdem beschwichtigend auf das Unbewusste ein – im Gegensatz zur unsteten Atmung, die von Stress oder sogar Panik kündet. Wenn ich gefragt werde, welche Atemtechnik man sich zuerst aneignen sollte, empfehle ich immer die gleichmäßige Atmung. Das simple Erlernen einer Technik, die auf dem ausgewogenen und stetigen Einsatz der Atemmuskulatur beruht, ist ein hervorragender Ansatz und die Grundlage einer guten Beziehung zum Unbewussten.

Je langsamer Sie atmen, desto entspannender wirken Ihre Mitteilungen auf Ihr Unbewusstes; und je schneller, desto anregender. Es gibt allerdings ein Idealmaß, das Ihr Unbewusstes als Aufforderung deutet, die Barorezeptoren (Drucksensoren) in den großen Blutgefäßen zur Senkung des Blutdrucks, zur Verbesserung der Herzfrequenzvariabilität (HFV) und zur Stimmungsaufhellung zu animieren, was zusammengenommen stimmungsaufhellend wirkt. Man spricht in diesem Zusammenhang von Resonanzfrequenz-Atmung. Der Begriff wurde von dem Biofeedback-Forscher Evgeny Vaschillo geprägt, der als Erster den Nutzen dieser Atmung für das Herz-Kreislauf-System erkannte.[2]

## Resonanzfrequenz-Atmung

Im Hinblick auf unser Thema lässt sich die Resonanzfrequenz-Atmung als eine Art Sprachtherapie auffassen; und zwar vor allem, weil wir mit ihrer Hilfe nicht nur Botschaften aussenden können. Vielmehr ist sie von kumulativer Wirkung und fördert ganz allgemein die Gesundheit unserer Philia.

Bei der Resonanzfrequenz-Atmung atmen Sie gleichmäßig – und nur etwa sechsmal pro Minute ein und aus. Normalerweise holen wir in dieser Zeit zwölf- bis zwanzigmal Luft. Die Resonanzfrequenz-Atmung ist also wesentlich langsamer. Die einzelnen Atemzüge sollten etwas Leichtes, Müheloses haben und praktisch nicht zu hören sein.

Ihr Herz folgt jedem Ihrer Atemzüge: Beim Einatmen wird es schneller, beim Ausatmen langsamer. Beim Training der Resonanzfrequenz-Atmung vergrößert sich diese Variationsbreite so, dass die Herzfrequenzvariabilität (HFV) zunimmt, ein Zeichen dafür, dass die Anpassungsfähigkeit Ihres Herzens bei Stress größer wird und es den Blutdruck besser regulieren kann.[3]

Der wissenschaftliche Unterbau der Resonanzfrequenz-Atmung ist kompliziert, die Erfahrung lehrt jedoch, dass ein ausgewogenes Atmen ungefähr die Gangart 5,0,5,0 hat und einen Teil des Nervensystems stimuliert, der »ventraler Vaguskomplex« genannt wird und auch als soziales Nervensystem bekannt ist – eine Ansammlung von Nervenbahnen, die nur bei Säugetieren vorkommt und es uns erlaubt, Bindungen zu anderen Mitgliedern unserer Gruppe zu knüpfen. Außerdem ist dieser Teil des Nervensystems sehr wichtig für die Variabilität der Herzfrequenz. Die Entfremdung und der chronische Stress, die unser modernes Leben mit sich bringen, schwächen diese wichtigen Nervenbahnen. Die Verbesserungen in puncto HFV zeigen jedoch, dass bereits ein gleichmäßiger Rhythmus von etwa sechs Atemzügen pro Minute – täglich zwanzig Minuten praktiziert – der Gesundheit unseres ventralen Vaguskomplexes dienlich ist. Und dieses Training fördert nicht nur die körperliche Fitness, sondern auch unsere Fähigkeit, neue zwischenmenschliche Kontakte zu knüpfen.[4]

Und hier ein Beispiel für die ausgewogene Atmung (5,0,5,0,):
1. Damit Sie sich optimal entspannen können, machen Sie es sich am besten im Liegen oder Sitzen bequem.
2. Atmen Sie fünf Sekunden lang durch die Nase ein. Aktivieren Sie dabei so wenig von der gesamten Atemwelle, wie es Ihnen gerade noch angenehm ist.
3. Atmen Sie fünf Sekunden lang durch die Nase aus, indem Sie den Atem einfach fließen lassen.
4. Wiederholen Sie diesen Vorgang mindestens zehn und höchstens zwanzig Minuten lang.

Wie bereits angedeutet, verstehen wir die Resonanzfrequenz-Atmung deshalb als eine Art Sprachtherapie, weil die regelmäßige Anwendung dieser simplen Sequenz ganz augenscheinlich die generelle Reaktionsfähigkeit des Unbewussten auf Atemtechniken verbessert.

## Beispiel Box-Atmung: »Jetzt wollen wir mal konzentriert, entspannt und gesammelt bleiben«

Wie zu einem früheren Zeitpunkt bereits erwähnt, ist diese Form der Atmung nach den vier gleichen Seiten eines Quadrats beziehungsweise eben einer quadratischen »Box« benannt. Die am häufigsten angewandte Sequenz ist 4,4,4,4.

Und so geht sie:
1. Atmen Sie vier Sekunden lang so durch die Nase ein, dass sich die Lunge ohne Anstrengung mit Luft füllt.

2. Halten Sie den Atem für vier Sekunden an.
3. Atmen Sie vier Sekunden lang durch die Nase aus, wobei Sie zuerst den Brustbereich, dann die Rippen und schließlich den Bauch entspannen.
4. Halten Sie den Atem bei entspannter Lunge vier Sekunden lang an.
5. Wiederholen Sie den gesamten Ablauf mindesten zwei Minuten lang.

Mit einem anderen »Maß« der »Box« verändern Sie auch die Aussage, die Sie treffen. Wenn Sie die Box vergrößern, also die Atemphasen länger machen, kann Ihre Mitteilung an das Unbewusste dadurch entspannter oder angespannter werden. So werden Sie vielleicht die Sequenz 7,7,7,7 als mühsam empfinden, weil Sie dabei so langsam atmen müssen. Wenn Sie diesen Rhythmus durchhalten, obwohl sich irgendwann eine gewisse Atemnot bemerkbar macht, sind ganz verschiedene Reaktionen Ihres Unbewussten möglich: Es kann etwa das Konzentrationsvermögen steigern oder auch mit Entspannung reagieren. Vielleicht tut es auch etwas ganz anderes. Am besten, Sie experimentieren dann ein wenig, schließlich stellt die Philia eine höchst individuelle Beziehung dar. Vergewissern Sie sich zwischendurch aber immer wieder bei Ihrem Unbewussten, wie es Ihre Mitteilungen auffasst.

Mit der Box-Atmung können Sie die Mitteilungen an Ihr Unbewusstes sehr vielseitig gestalten. Sie sorgen dafür, dass die Seiten der Schachtel immer gleich lang sind, und das überträgt sich auf Ihr Unbewusstes: Es bleibt ausgeglichen und zentriert. Sie sagen ihm praktisch, dass es jetzt weder ausflippen noch einschlafen soll. (Das ist generell ein gutes Rezept für höhere Konzentration.)

Was Sie noch modifizieren können, sind Klang und Tonfall Ihrer Mitteilung – abhängig davon, welche Anteile der Atemwelle Sie aktivieren. Dabei gilt: Je vollständiger die Atemwelle, desto erregter Ihr Tonfall.

Wenn Sie nur das untere Ende der Atemwelle (Bauch) einsetzen, hat Ihre Aussage etwas eher Entspanntes. Das hängt allerdings auch noch davon ab, wie Ihr Unbewusstes gerade gestimmt ist. Befindet es sich bereits in einem gewissen Grad der Erregung, wird es schwierig sein, nur den Bauch einzusetzen. In diesem Fall sollten Sie, wenn Ihre Mitteilung eher beruhigend wirken soll, nur so viel von Ihrer gesamten Atemwelle verwenden, dass sich Ihr Unbewusstes ein wenig entspannt, woraufhin Sie dann den verwendeten Teil der Atemwelle noch weiter einschränken können. Und vergessen Sie bitte nicht, dass es ungefähr zwei Minuten dauert, bis eine Reaktion spürbar wird.

Dazu noch ein Hinweis, was Tonfall und Betonung betrifft: Bei der Box-Atmung können Sie so lange bleiben, wie Sie möchten. Denn mit ihr vermitteln Sie Ihrem Unbewussten, dass alles in Ordnung ist, wache Aufmerksamkeit jedoch trotzdem noch angebracht bleibt.

Wenn das Bewusstsein über etwas brütet oder einem Ereignis mit banger Erwartung entgegensieht, tut das Unbewusste das, was man als guter Partner in solchen Fällen tut: Es versucht die Philia entsprechend anzupassen und für die Ausschüttung zusätzlicher Stresshormone zu sorgen, die das sympathische Nervensystem auf Kampf oder Flucht einstimmen. In bestimmten Situationen kann das genau das Richtige sein, meistens aber erzeugt es nur Erwartungsangst.

Und die richtet im Allgemeinen eher Schaden an, als dass sie nützt. Sie bringt uns aus der Fassung, ohne dass es einen echten Anlass gibt, und wenn wir dann tatsächlich einen Energieschub gebrauchen könnten, sind wir bereits völlig zermürbt. Angst schwächt auch unsre Entscheidungsfähigkeit. Die beste Ausgangsbasis für bedarfsgerechte Handlungsbereitschaft ist eine in sich ruhende Ausgeglichenheit.

Die Box-Atmung findet längst nicht die Beachtung, die sie verdient hätte. Sie gibt dem Unbewussten so präzise Impulse für innere Sammlung und Fokussierung, dass die meisten Leute gut daran täten, sie ein-, zweimal am Tag zu praktizieren, damit das Team wieder enger zusammenrückt und sie auf »ruhig und wach« programmiert.

## »Aufwachen!« – Aktivierung des vegetativen Nervensystems

Mit dieser Atemtechnik rufen wir unserem Unbewussten in aller Freundschaft zu: »Jetzt wollen wir mal in die Gänge kommen, ja?«

Und so geht's:

1. Im Sitzen oder Stehen entleeren Sie Ihre Lunge vollständig.
2. Atmen Sie nach und nach »schnüffelnd« über die gesamte Länge der Atemwelle ein …
3. … und schnell durch die Nase aus.
4. Wiederholen Sie die letzten beiden Punkte drei- bis zehnmal.
5. Vor dem nächsten Durchgang legen Sie eine etwa einminütige Pause ein.
6. Wiederholen Sie den ganzen Ablauf so lange, wie Sie es für nötig halten.

Beim Einatmen wird es ein bisschen so aussehen, als wollten Sie einen Niesanfall vermeiden, und beim Ausatmen wie kontrolliertes Niesen. Schnüffeln Sie beim Einatmen möglichst schnell, und wenn zwischendurch mal ein bisschen Luft entweicht, macht das gar nichts. Diese Technik nutzt den Luftschnappreflex, um Gasaustausch geht es hier nicht. Bei richtiger Übungsweise wird Ihnen nicht schwindelig; vielmehr spüren Sie einen gewissen Energieschub, der daraus entsteht, dass Sie Ihr Unbewusstes gerade nachdrücklich zu mehr Wachheit und Energie aufgerufen haben.

## Dreiecke

Bei Dreieckstechniken werden Apnoen zur Verlängerung der Atemzüge und als Bedeutungsträger eingesetzt. Interessanterweise können die vermittelten Inhalte von Mensch zu Mensch unterschiedlich ausfallen. Und eins sei schon vorab gesagt: Dreiecke werden uns auch im elften Kapitel im Zusammenhang mit dem Training der $CO_2$-Toleranz noch einmal begegnen.

Bei der Dreiecksatmung werden zumeist gleiche Längenverhältnisse angewandt. Beim Top Triangle, dem Spitzendreieck, etwa ist die häufigste Notierung 4,4,4,0 – Einatmen, Atemstillstand und Ausatmen nehmen gleich viel Zeit in Anspruch. Das Dreieck kann proportional ausgedehnt (zum Beispiel 5,5,5,0) oder gestaucht (zum Beispiel 3,3,3,0) werden, je nachdem, was Sie mitteilen möchten. Wenn Sie sich daran erinnern, was wir über das vegetative beziehungsweise autonome Nervensystem als Rosetta-Stein gesagt haben, dann ist es so, dass wir unser Unbewusstes umso stärker aktivieren, je schneller wir atmen. So wird ein kleineres Dreieck wahrscheinlich als aktivierender Impuls aufgefasst. Ein größeres Dreieck bedeutet, dass Sie langsamer atmen, und daraus resultiert eher ein Entspannungsimpuls.

### *Top Triangle, Spitzendreieck, zur Energetisierung oder Entspannung*

Wie gesagt, normalerweise vermittelt das Top Triangle einen aktivierenden Impuls. Bei etwa einem Drittel meiner Klienten hat sich jedoch im Laufe der Jahre herausgestellt, dass diese Technik eher entspannend wirkt. Wenn Sie herausfinden möchten, wie es bei Ihnen ist, können Sie Ihre Herzfrequenz als Schlüssel nehmen: Nimmt sie zu, deutet Ihr Unbewusstes diese Technik als Aufforderung zur Aktivierung; im umgekehrten Fall wird die Herzfrequenz als Entspannungssignal aufgefasst.

Und so geht das Spitzenddreieck (4,4,4,0):

1. Atmen Sie mit entspanntem Rücken vier Sekunden lang über die gesamte Atemwelle ein.
2. Halten Sie den Atem bei gefüllter Lunge vier Sekunden lang an.
3. Atmen Sie vier Sekunden lang aus, bis die Lunge neutral ist.
4. Wiederholen Sie den gesamten Ablauf.

Wie bei den anderen Übungen dieser Art auch nehmen die meisten Menschen erst nach mindestens zwei Minuten deutliche Veränderungen des Empfindens oder der Herzfrequenz wahr. Die Top-Triangle-Atmung praktizieren die meisten jedoch deutlich länger – abhängig von der Verfassung der Philia am Beginn der Übung und vom angestrebten Ziel.

## Bottom Triangle, Basisdreieck – Aufforderung zur Verlangsamung und Entspannung

Beim Bottom Triangle sind Einatmen und Ausatmen sowie die Apnoe bei neutraler Lunge zwischen den Atemzügen gleich lang. Nicht zuletzt die entspannende Pause trägt zur Verlangsamung der Atmung bei. Diese Technik können wir uns als gleichseitiges Dreieck vorstellen, dessen Basis die Apnoe am Ende des Ausatmens bildet. So sind wir auch schon bei der Bewusstseinsübung vorgegangen, Sie haben diese Atemform also bereits geübt. Das Bottom Triangle sollte allerdings ein durchgehend gleichbleibendes Tempo haben, während die Bewusstseinsübung keine bestimmte Rhythmik verlangt.

Das Bottom Triangle können Sie in jedem Tempo üben, das Ihnen liegt, bedenken Sie aber, dass schnelleres Atmen von Ihrem vegetativen Nervensystem als Aufforderung zu vermehrter Aktivität gedeutet wird. Die meisten fangen deshalb erst einmal mit der Zählung 4,0,4,4 an, um das Dreieck mit zunehmender Entspannung auszudehnen.

Und so funktioniert das Basisdreieck (4,0,4,4):

1. Atmen Sie mit entspannter Wirbelsäule vier Sekunden lang ein und aktivieren dabei den kleinstmöglichen Teil der Atemwelle.
2. Atmen Sie vier Sekunden lang aus, bis die entspannte Neutralstellung der Lunge erreicht ist.
3. Atmen Sie vier Sekunden lang nicht.
4. Wiederholen Sie den gesamten Ablauf.

Dazu noch ein Hinweis, was Tonfall und Betonung betrifft: Sie können diese Technik minuten- oder stundenlang üben und je nach Vorliebe über die gesamte Länge der Atemwelle oder nur einen minimalen Teil. Möchten Sie jedoch Ihrem Unbewussten ein Gefühl von Entspannung und Geborgenheit vermitteln, sollten Sie nur den Bauch einsetzen.

## Sequenz »kleiner Glücksimpuls«

Einen kleinen Wohlfühlschub können wir wohl alle immer mal gut brauchen. Und mit der folgenden jederzeit anwendbaren Atemtechnik animieren wir unser Unbewusstes zu genau so einem kleinen Glücksimpuls. Viele setzen sie vor unangenehmen Telefonaten ein, andere, wenn ihnen ein irgendwie gearteter öffentlicher Auftritt bevorsteht. Sie können damit auch Ihrem Unbewussten so begütigend zureden, dass Sie in der Nacht dann nicht grübeln, sondern erholsam schlafen. Für mich ist die Übung schlichtweg eine Wonne; ganz so, als würde ich mich mit meinem Unbewussten auf ein Bierchen zusammensetzen – nur garantiert ohne Kater. Ich kann nicht versprechen, dass sie keinen Gewöhnungseffekt hat, aber eine solche Gewohnheit wird sich bestimmt niemand je übelnehmen.

Und so verschaffen Sie sich den kleinen Glücksimpuls (4,7,8,0):

1. Atmen Sie bei entspannter Wirbelsäule über die gesamte Atemwelle durch die Nase ein. Achten Sie darauf, dass die Rippen vier Sekunden lang so weit wie möglich gedehnt sind.

2. Halten Sie den Atem mit gefüllter Lunge für sieben Sekunden an; dabei sollten Sie den Druck im Brustkorb spüren. Und lächeln Sie, um dem Ganzen noch etwas mehr Pep zu geben. Doch, das funktioniert, glauben Sie mir.

3. Atmen Sie durch Mund oder Nase aus, wobei sich zuerst die Brustregion entspannt, gefolgt vom Rippenbereich und dem Bauch, bis sich die Lunge schließlich locker geleert hat und in Neutralstellung ist. Atmen Sie gleichmäßig aus, also bitte nicht am Anfang zu rasch und gegen Ende zu langsam.

4. Wiederholen Sie den Ablauf vier- bis achtmal.

5. Atmen Sie mindestens eine Minute ganz normal ein und aus, bevor Sie den Ablauf wiederholen.

6. Bei mehr als acht Wiederholungen kann es passieren, dass die Botschaft schwächer wird und Ihr Unbewusstes nicht mehr so deutlich reagiert.

## Entspannungsapnoe – wohltuend und aufbauend

Diese Art der Atmung ähnelt dem kleinen Glücksimpuls, eignet sich aber besser als dieser für einen schnellen Durchgang, weil Sie sich dabei nicht aufs Zählen konzentrieren müssen. Und anders als beim Glücksimpuls wird hier die Phase des Ausatmens nicht ausgedehnt. Deshalb empfinden einige Anwender und Anwenderinnen diese Technik auch als Energieschub.

Und so geht sie:

1. Atmen Sie mit entspannter Wirbelsäule über die gesamte Länge der Atemwelle durch die Nase ein. Dehnen Sie den Rippenbereich dabei so weit wie möglich.

2. Halten Sie den Atem mit gefüllter Lunge für zwei bis drei Sekunden an, wobei Sie den Druck im Rippenbereich spüren sollten. Lächeln Sie dabei, um das Ganze noch aufzupeppen.

3. Beim Ausatmen durch Mund oder Nase entspannen Sie zuerst die Brust, dann den Rippenbereich, schließlich den Bauch, bis die Lunge neutral ist. Falls Sie durch den Mund ausatmen, sollten Sie dabei ein fauchendes Geräusch von sich geben, das verlängernd wirkt und die Phase der Entspannung ausdehnt.

4. Wiederholen Sie das Ganze dreimal.

5. Atmen Sie vor jedem weiteren Durchlauf mindestens eine Minute lang ganz normal.

## Was zu beachten ist

Sie kennen jetzt bereits ein paar Sätze und Ausdrücke in der Sprache des Atems, die Ihr Unbewusstes versteht. Dazu hier ein paar wichtige Einzelheiten, die Sie beachten müssen.

### Versuchen Sie womöglich etwas zu erzwingen?

Ich hatte einmal einen Klienten, der das Paradigma der Geist-Körper-Maschine partout nicht abschütteln konnte. Als Unternehmer war er häufig mit dem Flugzeug unterwegs, fühlte sich dabei aber nie ganz wohl. Er prägte sich ein paar der in diesem Kapitel besprochenen Redewendungen der Atemsprache ein und betrachtete sie als Befehle, die ihm im Fall der Fälle zu körperlicher Beruhigung verhelfen sollten. Wir übten gemeinsam; später aber gestand er mir, dass er weder die Bewusstseinsübung je durchgeführt noch sich regelmäßig mit den Atemtechniken aus unserem Training befasst hatte.

Als eines Tages die Flugbegleiter zur Vorbereitung des Starts die Türen verriegelten, war ihm besonders mulmig zumute. In seiner Not besann er sich auf die Verhältnisatmung, wählte aber nicht mit Bedacht, sondern stieg einfach in die 4,0,8,0-Atmung ein, die in seiner Erinnerung ein Kommando zum Einschlafen darstellte. Doch in der Situation tat er sich ausgesprochen schwer mit ihr. Er setzte alles daran, bis vier einzuatmen, aber beim Ausatmen kam er nicht einmal bis fünf. Das vergrößerte seinen Stress nur noch, weil er jetzt nicht mehr bloß Flugangst hatte, sondern auch noch Atemnot. Statt jedoch auf die Bedenken seines Unbewussten einzugehen und eine andere Atemsequenz zu wählen, quälte er sich weiter mit dem einmal gewählten Ansatz ab, in dem er wohl einen Befehl an seinen Maschinenraum sah. Und er kam einfach nicht auf die Idee, etwas zu tun, was der Beziehung zu seinem Unbewussten, das sich inzwischen in einem regelrechten Alarmzustand befand, zuträglicher gewesen wäre. Nachdem er noch eine Weile krampfhaft an seinem 4,0,8,0 festgehalten hatte, gab er schließlich auf – und empfand den Flug natürlich als ganz schrecklich. Aber was war eigentlich passiert?

Bei meinem Klienten handelte es sich um eine Person, die einfach nicht auf ihr Unbewusstes hören wollte und dadurch alles nur immer noch schlimmer machte. Bei der Atemarbeit geht es zumeist um das richtige Maß der Aktivierung unseres vegetativen Nervensystems. Anders ausgedrückt: Die Gespräche mit unserem Unbewussten drehen sich häufig um die Frage, wie viel Anregung unsere Philia braucht, um sich auf die jeweilige Situation einstellen zu können. Wenn Sie eine Atemtechnik mit Gewalt durchzusetzen versuchen, obwohl Ihnen dabei sehr unbehaglich ist, wirkt das ungefähr so, als würden Sie jemanden während einer Panikattacke anschreien, er solle sich beruhigen. In diesem Fall ist Ihre Aussage nicht auf den Grad der Beunruhigung Ihres Unbewussten abgestimmt. Aber genau deshalb gibt es ja so viele Atemtechniken: damit wir für jede Anforderung, für jeden Bedarf die passende haben. Vergessen Sie bitte nie, dass Sie beim Atmen aufs Engste mit Ihrem Unbewussten zusammenarbeiten. Und machen Sie bloß kein Tauziehen daraus.

Beginnen Sie mit einer Technik, die Ihnen in der jeweiligen Situation relativ leichtfällt. Sobald sich Ihr Unbewusstes dann ein wenig beruhigt hat, können Sie zu einer Technik übergehen, die Sie noch weiter in die angestrebte Richtung bringt. Wir erzwingen nichts. Wir probieren ein paar Ansätze durch, bis wir auf einen stoßen, der sich relativ leicht anwenden lässt.

## Gesprächsführung – auf die Reihenfolge kommt's an

Sobald Sie herausgefunden haben, wie Ihr Unbewusstes auf die einzelnen hier vorgestellten Techniken reagiert, können Sie mit deren Reihenfolge experimentieren – je nachdem, in welchen Gesamtzustand Sie Ihre Philia versetzen möchten. Stellen Sie sich dabei vor, dass Sie sich in einer Unterhaltung befinden und das Gespräch in eine bestimmte Richtung lenken wollen. Das hätte mein Klient, der Unternehmer, auch tun sollen – und nach dem geschilderten Flug hat er es dann ja doch auch noch gelernt.

Um Ihre Philia erst einmal aus der schlimmsten Angst und Übererregung zu befreien, können Sie zunächst einfach die Phase des Ausatmens verlängern. Danach gehen Sie womöglich zur Box-Atmung über, um Ihrer Philia zu einer ausgeglichenen, gesammelten Haltung zu verhelfen. Nach einer Weile könnten Sie zu einer weiteren Technik greifen, die Ihr Team in die unter den gegebenen Umständen bestmögliche Verfassung versetzt. Danach gibt Ihnen die bewusste Wahrnehmung vielleicht ein, das Atmen Ihrem Unbewussten zu überlassen und darauf zu vertrauen, dass Sie die funktionsgerechte Atmung inzwischen schon hinreichend trainiert und verinnerlicht haben und nicht mehr ständig steuernd eingreifen müssen.

Eine derartige Routine wird irgendwann zu einem ganz normalen Bestandteil Ihres Alltags. Dann Box-atmen Sie etwa auf dem Weg zur Arbeit und bringen Ihre Philia in die zur Bewältigung der vor Ihnen liegenden Aufgaben und Herausforderungen bestmögliche Verfassung. Für den Rest des Tages können Sie danach alles Ihrem Unbewussten überlassen und brauchen nur noch für die erforderliche innere Bewusstheit zu sorgen.

Und sollte sich Ihr Unbewusstes zum Beispiel mit der Botschaft »Das könnte jetzt gefährlich werden« zu Wort melden, wissen Sie, dass die leichte Erregung, erhöhte Pulsfrequenz, Alarmbereitschaft und so weiter, die Sie empfinden, einfach darauf zurückgehen, dass Ihr Unbewusstes seine Arbeit tut. Danach können Sie sich ein rationales Bild der Lage verschaffen und diese mit der Sicht Ihres Unbewussten abgleichen. Vielleicht handelt es sich um eine Stresssituation, die ein kreatives, lösungsorientiertes Denken erfordert, und Sie kommen zu dem Schluss, dass sich der Grad der Aktivierung negativ auf Ihre Konzentrationsfähigkeit auswirkt. Dann können Sie beispielsweise anfangen, länger auszuatmen, um dem Unbewussten da zu begegnen, wo es sich gerade aufhält, und so die Reaktion Ihres ganzen Teams ein wenig dämpfen. Jetzt wäre auch Gelegenheit zu einer kleinen Wohlfühlübung mit der Atemsequenz 4,7,8,0. Danach fühlen Sie sich vielleicht so gut, dass Sie das Atmen eine Weile Ihrem Unbewussten überlassen, bis erneut Anlass besteht, beruhigend oder anregend auf es einzuwirken. Das Unbewusste hört immer zu und ist stets darauf bedacht, Ihre Philia in die für die jeweilige Situation bestmögliche Verfassung zu versetzen. Genau wie Sie jetzt auch. Und damit sind Sie nun tatsächlich zu einem gesunden, gut funktionierenden Team geworden!

## Eigene Sätze bilden

Alle Techniken sind von irgendjemandem erfunden worden. Man probiert etwas aus und setzt dann seine bewusste Wahrnehmung ein, um zu ermitteln, ob die Botschaft angekommen ist oder nicht. Beim Erlernen einer neuen Sprache erweist es sich als vorteilhaft, mit gebräuchlichen Wendungen zu beginnen, wie wir es in diesem Kapitel bisher ja auch getan haben. Sobald Sie jedoch mit sich und der Funktionsweise Ihrer Philia einigermaßen vertraut sind, werden Sie auch eigene Techniken entwickeln wollen. Sehr gut! Hier einige Tipps, was die »Linguistik« beziehungsweise Sprachstruktur der Atemtechniken angeht:

**Einatmen**: Langes Einatmen betont die sympathische Seite Ihrer Aussage oder Mitteilung. Die Botschaft, die Sie damit senden, vermittelt daher eher Erregung oder Stress. Ziehen Sie das Einatmen in die Länge, wenn Sie Ihrer Mitteilung etwas Aktivierendes geben wollen. Kürzeres Einatmen ist gleichbedeutend mit geringerer Aktivierung.

**Ausatmen**: Längeres Ausatmen betont die parasympathische Seite Ihrer Aussage oder Mitteilung. Ihre Botschaft wirkt deshalb eher entspannend. Kürzeres Einatmen bedeutet dagegen weniger Entspannung.

**Atempause (Apnoe) bei gefüllter Lunge**: Volle-Lunge-Apnoe kann Ihrer Mitteilung etwas Anregendes mitgeben; doch wenn Sie diesen Zustand mit einer gewissen Anspannung im Rippenbereich aufrechterhalten, setzt in aller Regel beim anschließenden Loslassen eine deutliche Entspannung ein. Das ist der Hauptgrund für die relaxende Wirkung, die die Wohlfühlsequenz 4,7,8,0 auf viele Menschen ausübt. Mit kurzen Apnoen bei gefüllter Lunge können Sie Ihre Atmung verlangsamen und der ganzen Mitteilung damit etwas Entspannendes geben. Bei manchen Menschen wirkt das allerdings eher aktivierend. Ob eine Apnoe bei gefüllter Lunge für Ihre Mitteilung geeignet ist oder nicht, stellen Sie am besten fest, indem sie bewusst wahrzunehmen versuchen, wie Ihr Unbewusstes darauf reagiert.

**Atempause (Apnoe) bei neutraler Lunge**: Solche Apnoen werden meistens als entspannend empfunden, wenn man sie nicht zu lang ausdehnt. Andernfalls kann es nämlich zu einer $CO_2$-Angst kommen (über die wir im elften Kapitel sprechen). Sollten Sie den Atem nach dem Ausatmen nur so lange anhalten, dass kein Stress entsteht, ist diese Form der Apnoe hervorragend geeignet, Ihrer Botschaft eine entspannende Note zu verleihen.

## Sprachlabor 7

Jetzt sind Sie so weit, dass Sie anfangen können, sich aktiv auf Ihr Unbewusstes einzulassen. Sie können nun etwa dazu übergehen, mithilfe der in diesem Kapitel vorgestellten Techniken bewusst auf Ihre Philia einzuwirken. Ermitteln Sie mit der Bewusstseinsübung, ob Ihr Unbewusstes eine Botschaft empfangen und in der angestrebten Weise gedeutet hat. Dabei geht es darum, dass jeder Atemzug, mit dem Sie sich ausdrücken, von Ihrer bewussten Wahrnehmung begleitet wird.

> Täglich sollten Sie mindestens fünf bis zehn Minuten lang die Bewusstseinsübung oder auch die erweiterte Bewusstseinsübung durchführen. Sie beherrschen diese Übungen noch nicht so ganz? Kein Problem. Es handelt sich hier um eine lebenslange Trainingspraxis, also brauchen Sie nichts zu überstürzen. Haben Sie Geduld mit sich, dann macht das Unterwegssein richtig Spaß. Und gern können Sie die Übungen auch länger als zehn Minuten pro Tag machen.

> Verbinden Sie sich zwischendurch immer mal wieder bewusst mit Ihrem Atemgeschehen, und achten Sie auf Ihre Körperhaltung. Sie wissen ja, dass ruhiges, funktionsgerechtes Atmen für ausgeglichene Gelassenheit in Ihrer Philia sorgt.

> Üben Sie alle in diesem Kapitel vorgestellten Techniken, erstellen Sie sich aber bald auch schon eine Liste von Lieblingsübungen, die Sie täglich machen. Natürlich können Sie auch alle Techniken Tag für Tag trainieren, für den Anfang ist es jedoch besser, drei oder vier Übungen öfter zu machen als neun oder zehn nur je einmal. Letztlich kommt es aber vor allem darauf an, dass Sie eine Beziehung zu sich selbst aufbauen. Führen Sie sich diese wunderbare Partnerschaft in Ihrem Inneren sehr bewusst vor Augen.

> Spaßeshalber können Sie einmal Ihren Puls zählen und dann versuchen, ihn mit einer der in diesem Kapitel erlernten Techniken zu beschleunigen oder zu verlangsamen. Behalten Sie dabei alles im Blick, was wir über die Herzfrequenz als Bestandteil des Rosetta-Steins Ihres ve-

getativen Nervensystems gesagt haben. Achten Sie aber nicht allein auf die Schlagzahl, sondern setzen Sie auch Ihre Interozeption ein, um ganz erfassen zu können, wie das Unbewusste Ihre Mitteilungen auffasst.

# – 10 –

## DIE LIEBE ZUR NASE

Ich weiß ja nicht, wie es Ihnen geht, für mich aber ist die Nase etwas ganz Erstaunliches. Bei jedem unserer Atemzüge filtert, befeuchtet und temperiert sie die Luft. Dennoch atmen wir häufig nicht durch die Nase ein und aus, sondern durch den Mund.

Den meisten ist gar nicht bewusst, dass es etwas ausmacht, ob sie durch den Mund oder die Nase atmen, und deshalb denken sie auch nicht groß darüber nach. Aber worin besteht denn eigentlich der Unterschied?

Da sie dem Luftstrom weniger Widerstand entgegensetzt, ist die Atmung durch den Mund leichter, weshalb sie auch vielfach bevorzugt wird. Vor allem von Rednern und Leuten, die generell viel sprechen. Doch bei der Mundatmung bleibt ein Körperteil ungenutzt, der speziell fürs Atmen eingerichtet ist und jeden unserer Atemzüge gesünder und ergiebiger macht.

Tatsächlich ist die Mundatmung ein häufiger Grund für Atemstörungen, und zwar genau *weil* die Luft hier nicht dem gleichen Widerstand ausgesetzt ist wie bei der Nasenatmung. Diese setzt der Luft 50 Prozent mehr Widerstand entgegen als die Mundatmung; zudem regt sie das Zwerchfell an, aktiver zu werden und den Unterdruck der Lunge beim Einatmen zu erhöhen. Daraus ergibt sich eine 10 bis 19 Prozent höhere Sauerstoffaufnahme. Das Ausatmen durch die Nase erhöht zudem den Gastransport, weil der Druck in der Lunge zunimmt.[1] Deshalb ist die Nasenatmung der Mundatmung selbst bei erhöhtem Luftbedarf überlegen.

## Die Vorteile der Nasenatmung

Durch die Nase atmen wir auch Stickstoffoxid ein, das in den Nebenhöhlen freigesetzt wird und die Blutgefäße erweitert. Es gelangt mit jedem Atemzug in die Lunge, entspannt und weitet die Atemwege und hält die Lungenbläschen offen und gesund.[2] Zudem wirkt sich Stickstoffoxid günstig auf den Tonus der glatten Muskulatur aus sowie auf Gaszirkulation und Schleimproduktion. Damit stellt es eine erste Verteidigungslinie gegen mögliche Krankheitserreger dar, die in die Lunge gelangen.[3]

Zudem kommt ein Großteil dessen, was wir durch die Nase einatmen, nicht an den sogenannten Nasenmuscheln vorbei, von denen die Nasengänge etagenartig untergliedert werden. Sie befeuchten, wärmen und filtern die Luft, die durch die Nasengänge strömt, und halten mit ihrer Schleimschicht eindringende Partikel fest, um sie unschädlich zu machen, damit sie in den Atemwegen kein Unheil stiften können. Bei der Mundatmung dagegen gelangt die Außenluft weitgehend ungefiltert direkt in die Lunge und kann dort mit jedem Atemzug Reizungen, Entzündungen und Infektionen schüren.

Zu den besonders häufigen Atemstörungen gehört die sogenannte Brustatmung, also die Neigung, nur das obere Ende der Atemwelle einzusetzen und die beiden Bereiche der Atemwege auszulassen, in denen der Gasaustausch besonders intensiv ist. Das sendet dem Unbewussten ein Signal, dass Sie in Gefahr sein könnten.

Da im oberen Bereich der Lunge am wenigsten Sauerstoff aufgenommen werden kann, muss man bei der Brustatmung schneller atmen, um den gleichen Gasaustausch zu bewirken wie bei funktionsgerechter Atmung. Wenn Sie schnell atmen und dabei nur den Teil der Atemwelle aktivieren, der eigentlich am Ende eines vollen Einatmens steht, wie es beispielsweise für die Flucht vor einem Raubtier typisch wäre, führt das zu einer Dominanz des sympathischen Teils des vegetativen Nervensystems. Das Unbewusste stellt sich dann auf eine Gefahrensituation ein, obwohl Sie vielleicht einfach nur an Ihrem Schreibtisch sitzen. Bei der Mundatmung wird außerdem übermäßig viel $CO_2$ abgeatmet, was eine Reduzierung der $CO_2$-Toleranz bewirken kann. Damit werden wir uns im elften Kapitel im Zusammenhang mit dem $CO_2$-Training noch näher beschäftigen, so viel sei aber jetzt schon gesagt: Eine erhöhte $CO_2$-Empfindlichkeit kann schnelle, unregelmäßige Atemmuster begünstigen, die ihrerseits Stresssignale an das Unbewusste senden.

In manchen Schulen der Atemarbeit wird die Mundatmung bevorzugt, andere propagieren das Einatmen durch die Nase und das Ausatmen durch den Mund. Letzteres ist schon besser als die reine Mundatmung, als optimal aber kann nur die reine Nasenatmung gelten. In manchen Situationen wird diese vielleicht erst einmal als schwierig oder gar schmerzhaft empfunden. Aber ich werde Ihnen zeigen, wie Sie zu einer hundertprozentigen Nasenatmung gelangen, sogar beim Sport und unter Umständen, die intensives oder sogar schweres Atmen verlangen. Empirische Untersuchungen lassen erkennen, dass wir beim Ausatmen durch den Mund 42 Prozent mehr Wasser verlieren als beim Ausatmen durch die Nase.[4] Das kann insbesondere für Sportler interessant sein, betrifft aber auch alle, die sich der tiefen Atemarbeit zuwenden wollen, auf die wir in späteren Kapiteln zu sprechen kommen. Das Ausatmen durch die Nase hält die Nasengänge und Nebenhöhlen warm, feucht und geschmeidig. Einatmen durch die Nase und Ausatmen durch den Mund ist also besser als reine Mundatmung; allerdings kann es, wie sich zeigt, die Entstehung einer »verstopften« Nase mit reduziertem Luftdurchsatz fördern.[5]

Nehmen Sie sich jetzt bitte fest vor, ab sofort nach bestem Vermögen durch die Nase ein- und auszuatmen. Manchen fällt das anfangs noch ein bisschen schwer, mit der Zeit aber wird es immer leichter, und schon bald sind Sie der komische Typ bei der Familienzusammenkunft, der unbedingt vorführen muss, wie schnell und tief er durch die Nase atmen kann. Doch bis es soweit ist, wollen wir uns noch ein paar Strategien ansehen, mit denen die meisten Leute gut zurechtkommen.

## Beim Sport

Am wirksamsten verbessern Sie Ihre Nasenatmung, wenn Sie beim Sport und im Fitnessstudio ausschließlich durch die Nase atmen. Die meisten gehen allerdings schon zur Mundatmung über, sobald sie auch nur das Laufband betreten haben. Deshalb kann es sich anfangs ein wenig befremdlich anfühlen, bei der Nasenatmung zu bleiben. Aber Sie werden staunen, was Sie auf diese Weise alles schaffen können.

Legen Sie Ihr Training so an, dass es anstrengend genug ist, um Ihnen die Nasenflügel zu blähen, aber nicht so anstrengend, dass Sie schnaufen müssen oder es Ihnen in den Ohren knackt. Nehmen Sie sich in den ersten zwei Wochen nicht mehr vor als die Wiederbelebung der Kräfte Ihrer Nase. Sie wird sich schnell darauf einstellen. Ich habe in diesem Kapitel noch weitere Tipps für Sie, die Bedeutung des Sports für die Wiederbelebung der Nebenhöhlen aber lässt sich kaum überschätzen. Mit der Zeit werden Sie sogar bei intensivem Intervalltraining, bei Sprints und vielen anderen anspruchsvollen Aktivitäten ausschließlich durch die Nase atmen können. Vergessen Sie nicht: Die Nasenatmung sorgt für intensiven Gasaustausch, fördert die funktionsgerechte Atmung und aufgrund der größeren Menge eingeatmeten Stickstoffoxids auch den Blutkreislauf. Das bedeutet: Auf diese Weise nutzen Sie nicht nur Ihre Atemluft optimal, sondern verlieren beim Ausatmen auch weniger Wasser; und zur Erbringung sportlicher Leistungen ist das von entscheidender Bedeutung.

## Beim Sprechen, Singen und Tanzen

Sobald wir etwas tun, wobei wir schnell einatmen müssen, wechseln wir in aller Regel zur Mundatmung über. Ich habe mehr als zehn Jahre an einer Universität gelehrt und erinnere mich noch gut, wie mir zumute war, wenn ich abends erschöpft nach Hause kam. Ich hatte gar nicht gemerkt, dass ich während meiner Vorlesungen ausschließlich durch den Mund geatmet hatte. Nicht anders bei Treffen mit Studenten oder Kolleginnen. Und dieses ständige Nur-durch-den-Mund-Atmen führte natürlich auch dazu, dass ich praktisch ausschließlich den oberen Bereich der Atemwelle aktivierte. Und das erzeugte Stress. Was mir tagsüber nicht weiter auffiel und dazu führte, dass ich erst während der Heimfahrt bemerkte, wie erschöpft ich eigentlich war. Erst nachdem ich begonnen hatte, mir beim Sprechen immer wieder mal einen Moment Zeit zu nehmen, um bewusst durch die Nase einzuatmen, verfügte ich am Ende des Tages über mehr Energie. Zunächst fühlten sich diese Pausen noch irgendwie unbehaglich an, mit der Zeit aber wurden sie ganz automatisch. Irgendwann bemerkte ich sie nicht mal mehr, weil meine Nebenhöhlen umso weniger blockiert waren, je mehr ich sie in Anspruch nahm. Sollten Sie also auf Nasenatmung umstellen wollen, dürfen Sie nicht vergessen, auch dann durch die Nase zu atmen, wenn sich ganz wie von selbst die Mundatmung einstellen möchte.

## Gehen Sie's langsam an

Viele beginnen mit der Atemarbeit, weil sie sich für die tiefe Atmung interessieren, die einem ganz erstaunliche Empfindungen vermitteln kann. Die meisten fangen aus dem einen oder anderen Grund mit der Mundatmung an und sehen sich auch nicht in der Lage, durch die Nase ähnlich schnell und tief zu atmen. Sollte das bei Ihnen auch so sein, müssen Sie sich fürs Erste damit abfinden, dass Sie nicht sofort mit vollem Einsatz atmen können, sondern es so lange noch etwas langsamer angehen müssen, bis sich Ihre Nebenhöhlen umgewöhnt haben. Aber hey: Bald werden Sie auch unglaublich schnell und tief durch die Nase atmen können und die Mundatmung überhaupt nicht mehr vermissen.

Für den Fall, dass es doch nicht so schnell geht, wie Sie es sich wünschen, sollten Sie wenigstens einen Kompromiss eingehen und eine Zeit lang durch die Nase ein- und durch den Mund ausatmen. Sobald das Einatmen durch die Nase Sie irgendwann nicht mehr stört, können Sie anfangen, auch durch die Nase auszuatmen. Vielleicht zunächst einmal bei jedem zweiten Atemzug. Und im nächsten Schritt schaffen Sie dann vielleicht schon fünf Atemzüge mit hundertprozentiger Nasenatmung nacheinander. Üben Sie fleißig, aber haben Sie auch Geduld mit sich. Das Ziel sind hundert Prozent Nasenatmung.

### Nächtliches Mund-Taping

Hierbei handelt es sich um eine der Empfehlungen, die bei meinen Klienten zunächst auf heftigen Widerstand stoßen; doch haben sie sich erst einmal eine Woche lang auf sie eingelassen, sind sie alle des Lobes voll.

Viele atmen tagsüber durch die Nase, im Schlaf aber löst sich bei ihnen die Kinnlade und sie atmen nur noch durch den Mund.

Das erzeugt Reizungen in den Atemwegen, bis hinunter in die Lungenbläschen, und reduziert überdies die $CO_2$-Toleranz so, dass die Atmung insgesamt schneller und unregelmäßiger wird. Die Nasenatmung am Tag kann das zwar teilweise ausgleichen, das volle Potenzial der Nase lässt sich so aber nicht erschließen. Auch kann es unter diesen Umständen dazu kommen, dass sich im Schlaf Stress aufbaut, und damit ist nicht zu spaßen. Denn wenn das der Fall ist, schlafen Betroffene unter Umständen acht Stunden lang und sind beim Aufwachen trotzdem nicht ausgeruht. Das ist Ihnen nicht unbekannt? Dann tapen Sie sich doch spaßeshalber einmal den Mund vor dem Schlafengehen. Ein ganz einfacher Klebestreifen genügt – Gaffa Tape sollte es keinesfalls sein.

## Schlechte Luft?

Manche Menschen können deshalb nur mühsam durch die Nase atmen, weil die Qualität der Luft, die sie bekommen, nicht gut genug ist. Und bei zu trockener und/oder zu kalter Luft besteht tatsächlich die Gefahr einer Nasennebenhöhlenentzündung. In Ihren vier Wänden sollte die Luftfeuchtigkeit nach Möglichkeit zwischen 30 und 50 Prozent liegen. Bei über 50 Prozent kann es zu Schimmelbildung kommen und in der Folge zu zahlreichen weiteren Problemen. Eine Luftfeuchtigkeit von unter 30 Prozent Feuchtigkeit dagegen führt unter Umständen zu Reizungen und Entzündungen der Nebenhöhlen, die dann wiederum die Atmung behindern. Sorgen Sie also bitte unbedingt für gute Luft in Ihrem Schlafbereich, in dem Sie sich schließlich ein Drittel des Tages aufhalten. Bei starkem Pollenflug (Heuschnupfen!) oder erheblicher Staubbelastung kann ein Luftfilter hilfreich sein.

## Die lieben Kleinen

Wenn Sie Kinder haben, können Sie kaum etwas Besseres für sie tun, als sie zur Nasenatmung anzuhalten. Die meisten Funktionsstörungen gehen zwar auf langes Sitzen und ewiges Aufs-Phone-Starren zurück, doch wenn die Kinder durch die Nase atmen, bleiben sie wenigstens bei einer funktionsgerechten Atmung. Das verhindert zu schnelles und mit der Zeit Stress erzeugendes Luftholen. Was würde ich dafür geben, in meine Vergangenheit zurückgehen und mir klarmachen zu können, wie viel Stress ich mir mit der Mundatmung einhandelte! In allen möglichen Situationen werde ich von Eltern gefragt, was ich ihren Kindern empfehlen würde, und meine Antwort lautet in den allermeisten Fällen: regelmäßig mehr durch die Nase ein- und ausatmen. Damit tun sie etwas für die Gesunderhaltung ihrer Philia und halten Stress von ihr fern, ohne mit richtiggehenden Atemübungen anfangen zu müssen, die sie dann doch nicht machen oder erst mit zunehmendem Alter.

## Sprachlabor 8

Solange Sie die Nasenatmung nicht als schmerzhaft oder übermäßig unangenehm empfinden, sollten Sie sich fest vornehmen, von nun an nur noch durch die Nase zu atmen. Falls Ihnen dies jedoch aus physiologischen Gründen unmöglich zu sein scheint, würde ich Ihnen dringend den Besuch einer HNO-Praxis empfehlen.

Atmen Sie beim Sport bewusst durch die Nase ein und aus. Sollten Sie derzeit keinen Sport treiben, obwohl Sie dazu in der Lage wären, suchen Sie sich irgendwelche leichten Übungen. Ihre Philia braucht einfach Bewegung, um wirklich gesund sein zu können. Bleiben Sie während dieser Übungen so lange bei der Nasenatmung, wie es Ihnen möglich ist. Benötigen Sie mehr Luft, sehen Sie bitte zu, dass Sie zunächst zwar durch den Mund ausatmen, aber weiterhin durch die Nase einatmen. Wenn Sie aber auch unter diesen Bedingungen noch nicht richtig Sport treiben können, sollten Sie entweder zunächst die Intensität reduzieren, bis Ihre Nase mit dem Rest Ihrer Philia mithalten kann, oder Sie atmen eben doch durch den Mund. Geben Sie sich wirklich Mühe, nicht durch den Mund zu atmen, außer vielleicht bei Wettkämpfen – und auch dann sollten Sie möglichst erst gegen Ende Ihres Sprints oder Matches zur Mundatmung übergehen.

> Weiterhin sollten Sie täglich mindestens fünf bis zehn Minuten lang die Bewusstseinsübung durchführen. Auch gern länger, wenn Sie Lust und Zeit haben.

> Überprüfen Sie tagsüber immer wieder mal Ihre Atemmechanik und Körperhaltung. Heben Sie oft den Blick, straffen Sie die Schultern, spannen Sie die Gesäßmuskeln an. Das Strecken verkürzter und die Anspannung erschlaffter Muskeln können viel für eine gute Haltung tun – und in der Folge auch für Ihre Atemmechanik.

> Trainieren Sie auch weiterhin Ihre Lieblingstechniken, und behalten Sie dabei die Nuancen im Blick, um die Sie Ihre Mitteilungen durch die Art Ihres Atmens bereichern können. Wenn wir eine Sprache lernen, kann es eine Weile dauern, bis wir den richtigen Tonfall oder auch Unterton heraushaben. Ihre Fortschritte erkennen Sie an den Antworten Ihres Unbewussten.

# - 11 -

# TEAMBILDUNG

Manuel bestand darauf, dass der Test wiederholt wurde. Was er da eben gehört hatte, schmeckte ihm gar nicht. In der Runde von ebenfalls überraschten Leuten blickte er von einem zum anderen. Ich hatte gerade den Kohlendioxid-Toleranztest mit den Kampfsportlern gemacht, und wie so viele engagierte Athleten war auch Manuel von seinem bescheidenen Ergebnis alles andere als begeistert.

Ich spreche oft mit Sportlern, die an sich arbeiten möchten, um ihre Leistungen zu verbessern. Zu diesem Zweck lässt ihr Konkurrenzgeist sie sogar schwierige und unangenehme Dinge auf sich nehmen. Genau diese Haltung erschwert es ihnen aber auch, Schwächen zu erkennen und zu akzeptieren, selbst wenn sie insgeheim wissen, dass sie dadurch nur gewinnen könnten.

Manuel war aus Brasilien in die Vereinigten Staaten gekommen, weil er unbedingt der größte brasilianische Jiu-Jitsu-Wettkämpfer der Welt werden wollte. In Chicago, wo ich an diesem Tag eine Präsentation gab und er unbegreiflicherweise schlecht bei einem Test abschnitt, auf den wir gleich noch zu sprechen kommen, war er schon recht bekannt.

Bei Sportlern hängt vom $CO_2$-Haushalt die Ausprägung einer der größten Leistungsbremsen ab: Atemnot. Aber nicht nur Sportler – *wir alle* haben mit diesem Molekül zu tun, und davon bleibt auch unsere Philia nicht unberührt. Manuel konnte seine $CO_2$-Toleranz mithilfe der in diesem Kapitel vorgestellten Techniken verbessern, und Sie können das ebenfalls. Nehmen wir also unser Unbewusstes mit in die Muckibude.

## Zellatmung und wie sie funktioniert

Je nach den äußeren und inneren Bedingungen beschleunigt oder verlangsamt sich die natürliche Atmung. Um das verstehen zu können, müssen wir uns zunächst einmal mit einer Atmung beschäftigen, bei der unsere Zellen auf aerobem Wege, also unter Nutzung von Sauerstoff, Energie gewinnen: der Zellatmung.

Diese beginnt mit den Mitochondrien, die gern auch als Kraftwerke der Zellen bezeichnet werden. Sie nehmen Sauerstoff ($O_2$) und Glukose auf und erzeugen damit Adenosintriphosphat (ATP). Dieses ATP liefert unseren Zellen die Energie und ist überlebensnotwendig. Ein Nebenprodukt dieses Geschehens ist Kohlendioxid, $CO_2$, das beim Atmen in der Lunge gegen Sauerstoff ausgetauscht wird.

Der unaufhörliche Austausch von $O_2$ und $CO_2$, der die Atmung ausmacht, wird von Rezeptoren im Hirnstamm überwacht. Vielleicht überrascht es Sie zu hören, dass der Drang, Luft zu holen, nicht durch die sinkende $O_2$-Sättigung des Blutes ausgelöst wird; den unwiderstehlichen Impuls, Atem zu schöpfen, empfinden wir vielmehr, sobald die Rezeptoren im Gehirn eine Zunahme von $CO_2$ im Blut feststellen. Angenommen, Sie halten jetzt sofort einmal die Luft an. Dann meldet sich sehr bald Ihr Unbewusstes, erst leise, dann immer lauter, und bedrängt Sie, das Atmen schleunigst wieder aufzunehmen. Sollten Sie die Luft daraufhin weiter anhalten, zwingt das Unbewusste Sie schließlich, seinem Ruf zu folgen. Bis zu einem gewissen Grad können wir diese Prozesse bewusst steuern, irgendwann aber reißt das Unbewusste unweigerlich das Kommando an sich.

Wann immer das vegetative Nervensystem stressbedingt aktiviert wird, beschleunigt sich dieser Vorgang, damit wir schnell kampf- oder fluchtbereit werden. Dabei entsteht mehr $CO_2$ und der Drang zu atmen nimmt zu, das heißt, wir atmen schneller. In früheren Zeiten konnten wir die so generierte Energie in körperliche Aktivität umsetzen, etwa bei der Jagd oder bei der Abwehr von Angreifern. War die bedrohliche Situation schließlich überstanden, beruhigte sich der sympathische Anteil des vegetativen Nervensystems wieder, sodass die $CO_2$-Produktion abnahm und der Drang zu atmen sich normalisierte. In der modernen Welt mit ihrer chronischen Stressbelastung ist es dagegen so, dass das sympathische Nervensystem aktiviert bleibt und wir fast immer schneller atmen als wir sollten.

Natürlich kann das schnelle Atmen die Aktivierung des vegetativen Nervensystems noch verstärken, weil es, wie wir ja nun schon wissen, Stresssignale ans Unbewusste sendet. Lassen wir diesem Teufelskreis seinen Lauf, können erhöhte Angstbereitschaft und sogar Panikattacken die Folge sein. Auch deshalb ist es wichtig, dass wir unsere bewusste Wahrnehmung nie vernachlässigen: damit uns ja nicht entgeht, was unser Unbewusstes über die jeweilige Situation denkt. Brauchen wir jetzt wirklich mehr Energie? Wenn nicht, sollten wir unserem Unbewussten mit beschwichtigenden und beruhigenden Atemtechniken gut zureden und bei jedem Atemzug auf Tonfall und Betonung achten.

Versuchen wir dabei allerdings ein allzu langsames Tempo zu erzwingen, kommt es aufgrund der steigenden $CO_2$-Sättigung im Blut zu Erstickungsgefühlen. Diese können sich bis zur Panik steigern,[1] weil unser Unbewusstes ja tatsächlich der Meinung ist, dass wir ersticken. Daraus ergibt sich eine gewaltige Aktivierung des vegetativen Nervensystems, die uns darauf vorbereitet, um jeden Preis gegen alles anzukämpfen, was uns am Atmen hindert. Und weil dafür die Energieerzeugung hochgefahren werden muss, produzieren wir in einem solchen Fall noch mehr $CO_2$ – wodurch alles nur noch schlimmer wird.

Beim Üben der im vorigen Kapitel erörterten Techniken dürfen Sie also, vor allem im Stress, Ihre Atemzüge nur ganz behutsam verlängern, damit es nicht zu Erstickungsreaktionen kommt. Widerstehen Sie dem Drang zu atmen deshalb bitte bloß nicht zu vehement.

## Apropos Kohlendioxid

Man kann Kohlendioxid als bloßes Abfallprodukt der Zellatmung betrachten, in Wahrheit jedoch könnten wir ohne es gar nicht auskommen. Einfach ausgedrückt: Wenn zu wenig $CO_2$ im Blut ist, sind die roten Blutkörperchen nicht mehr in der Lage, die Gewebe unseres Körpers mit genügend Sauerstoff zu versorgen. Das liegt am sogenannten Bohr-Effekt, den der dänische Physiologe Christian Bohr 1904 erstmals beschrieben hat. Wenn wir also eine hohe Sättigung unseres Blutes mit $CO_2$ tolerieren können, werden unsere Gewebe besser mit Sauerstoff versorgt. Und deshalb ist eine hohe $CO_2$-Toleranz des Blutes von Vorteil.

$CO_2$ ist ein sogenannter Vasodilator, das heißt, es weitet die Blutgefäße und sorgt damit für ungehemmtes Fließen des Blutes. Erhöhen wir unsere $CO_2$-Toleranz, verbessert sich also nicht nur die Sauerstoffversorgung der Gewebe; darüber hinaus erleichtern wir aufgrund der erwähnten Weitung der Venen, Adern und Äderchen auch den Blutkörperchen ihre Arbeit. Bei zu wenig $CO_2$ im Blut (Hypokapnie) ziehen sich die Blutgefäße zusammen, was die Sauerstoffversorgung der Gewebe verschlechtert, sodass wir schneller atmen, als es eigentlich notwendig wäre. Das wiederum löst Stresssignale aus, die das sympathische Nervensystems aktivieren. Und das ist leider viel öfter der Fall als uns bewusst ist.

## Hyperventilation – »Überbelüftung«

Bei unserer Beschäftigung mit der Sprache des Atems geht es in erster Linie darum, unsere Philia zu einem Team zusammenzuschweißen, weil wir nur dann wirklich gesund sind. Leider gibt es jedoch in der Philia vieler Leute Beziehungsprobleme. Und zwar aufgrund einer Atemstörung, die in unserer modernen Welt rasant um sich greift. Die Rede ist von der Hyperventilation, wörtlich »Überbelüftung« oder »Überatmung«.

Bei dieser weitverbreiteten Störung atmen wir mehr $CO_2$ aus, als es der jeweiligen Situation angemessen wäre. Die Gründe dafür sind – wie es bei vielen anderen Problemen auch der Fall ist – in den Lebensumständen unserer modernen Welt zu suchen. Bei den meisten von uns beginnt die Hyperventilation schon in jungen Jahren, und die Ursache liegt in etwas, das wir alle kennen und lieben: den Kohlenhydraten.

Haben Sie schon einmal große Mengen Kohlenhydrate verzehrt und später bemerkt, dass Sie – auch ohne sich nennenswert zu bewegen – schwerer atmen? Grund dafür ist die sogenannte respiratorische Azidose, die beim Verzehr großer Mengen von Kohlenhydraten auftritt, wie sie in der modernen Ernährung normal sind.[2] Nehmen wir beispielsweise viel Zucker zu uns, steigt die $CO_2$-Sättigung des Blutes. Die Rezeptoren im Hirnstamm registrieren das und lassen uns stärker und schneller atmen als sonst. Das ist heute bei vielen so häufig der Fall, dass sie sich an das schnelle Atmen gewöhnen. Denn genauso, wie wir uns gezielt an funktionsgerechtes Atmen gewöhnen können, können wir uns auch – unwissentlich – eine gestörte Atmung angewöhnen. Ist das Überatmen einmal Usus geworden, bleiben wir auch dann dabei, wenn es gar nicht notwendig wäre. Dadurch verringern wir die normale $CO_2$-Sättigung des Blutes. Mit der Zeit stellen sich dann die Melder in unserem Gehirn auf die geringere $CO_2$-Sättigung ein und lösen immer früher den Drang zu schnellerer Atmung aus – bis schließlich die höhere Atemfrequenz Normalität geworden ist.

Hyperventilation kann sich selbst verstärken. Je mehr unsere $CO_2$–Sensibilisierung zunimmt, desto größer wird der Drang, schnell zu atmen; und dann gilt, wie wir bereits wissen: Je schneller wir atmen, desto mehr Stress reden wir unserem Unbewussten ein. Daraufhin atmen wir noch schneller und stimmen unser Unbewusstes auf eine möglicherweise bedrohliche Situation ein. So entsteht eine Rückkoppelungsschleife: Wir merken, dass wir schwer atmen; der Schreck darüber veranlasst uns zu noch hastigerem Luftholen – und immer so weiter. Daraus kann sich schnell eine regelrechte Panikattacke ergeben, die womöglich sogar in eine Ohnmacht mündet, weil die $CO_2$-Sättigung so niedrig geworden ist, dass die Sauerstoffversorgung des Gehirns zum Erliegen kommt und wir das Bewusstsein verlieren.

Die meisten Leute, die zum Überatmen neigen, bekommen zwar keine Panikattacken, tragen aber ganz sicher mehr Stress mit sich herum als notwendig wäre. Und wie bereits erörtert, löst chronischer Stress eine erhöhte Ausschüttung von Cortisol aus, welches mit der Zeit Entzündungen schürt, das Immunsystem schwächt und den Blutdruck erhöht. Darüber hinaus können Betroffene auch von der gefäßerweiternden Wirkung des $CO_2$ nicht profitieren, weil sie ja nie genügend davon haben. Am Ende ist Hyperventilation gleichbedeutend mit einer Verringerung der $CO_2$-Toleranz und stellt eine ernsthafte Belastung unserer Philia dar. Ein geringerer $CO_2$-Gehalt des Blutes wiederum hat die Verengung der Gefäße in Gehirn und Herz zur Folge. Unter diesen Umständen verringert sich die Durchblutung des Gehirns um bis zu 50 Prozent, und auch die Versorgung mit Sauerstoff und Glukose wird schlechter. Außerdem steigert sich die Erregbarkeit der Gehirnzellen. Und als wäre das noch nicht genug, konnte auch gezeigt werden, dass sich bei zu wenig $CO_2$ im Blut die glatte Muskulatur der Bronchiolen zusammenzieht, was die Atmung erschwert und ihre Leistungsfähigkeit reduziert.[3]

Zum Glück ist es so, dass wir unsere $CO_2$-Toleranz durch eine Abwandlung der Ihnen bereits bekannten Bewusstseinsübung (die machen Sie doch bestimmt jeden Tag mindestens ein-, zweimal, oder etwa nicht?) trainieren können.

## Stärkung der Philia durch Steigerung der $CO_2$-Toleranz

Mit dreißig fing ich endlich an, meine Gesundheit ernst zu nehmen. Bis dahin hatte ich einfach drauflosgelebt. Und wenn ich mit meinen gut durchtrainierten Freunden im Fitnessstudio war, haben die mich so getriezt, dass ich am liebsten nicht mehr mitgegangen wäre. Als ich dann auf eigene Faust zu trainieren begann, konnte ich meine Work-outs nach und nach steigern und kam damit zu deutlich besseren Ergebnissen. Sobald ich alles auf einmal zu erreichen versuchte, fiel ich eher zurück und erreichte überhaupt nichts mehr. So ging ich einfach immer wieder ins Studio und stellte fest, dass man mit Beharrlichkeit viel weiter kommt, als wenn man alles in einem Rutsch zu erreichen versucht.

Genau das möchte ich Ihnen jetzt ans Herz legen. Schließlich sind Sie ja drauf und dran, sich Ihr Unbewusstes zu schnappen und mit ihm zum Training zu gehen. Dabei werden Sie die CO$_2$-Sättigung Ihres Blutes gezielt anheben und Ihr Unbewusstes damit in Bedrängnis bringen. Lassen Sie dieses Unbehagen aber bitte nicht so groß werden, dass Sie die Lust am Trainieren verlieren.

# CO$_2$-Toleranz und Handlungsfähigkeit

Bei größerer CO$_2$-Toleranz sind Sie weniger anfällig für Stress, und dann muss es schon dicke kommen, bevor Ihnen etwas zu viel wird. Das hat mancherlei Vorteile, vor allem den, dass Sie bei geringerer Stressanfälligkeit auch unter Druck klar denken und Entscheidungen treffen können. Das Leben bringt nun mal Situationen mit sich, in denen die Stressresistenz über den Ausgang einer Sache entscheiden kann. Und wenn Sie Ihr Unbewusstes zum CO$_2$-Training mitnehmen, profitiert davon nicht nur die Handlungsfähigkeit im Außen, sondern Sie gelangen auch zu innerer Ruhe und Gelassenheit.

Wenn es um Ihre Philia geht, sind Aktionen die Wörter der Atemsprache. Unsere Muskeln werden nur stärker, wenn wir sie fordern, und so müssen wir auch für unsere CO$_2$-Toleranz den Druck erhöhen, damit sie zunimmt. Und bevor wir jetzt anfangen, sorgen Sie bitte dafür, dass Ihre Philia bereit ist.

## MESSUNG DER CO$_2$-TOLERANZ – EIN TEST

Am einfachsten messen Sie Ihre Kohlendioxid-Toleranz mithilfe des CO$_2$-Ausatemtests. Weil man dabei kaum etwas falsch machen kann, ist er sowohl unter Sportlern als auch bei Atemtrainern sehr beliebt. Ich habe ihn einem Fitnesstrainer der Spitzenklasse abgelauscht. Man atmet dabei so tief ein, wie es nur eben geht, und misst dann, wie lange man das Ausatmen hinziehen kann. Atmen Sie vor dem Test ganz normal. Und während Sie sich die Anleitung durchlesen, atmen Sie bitte auch noch ganz normal, um die Messung nicht zu verfälschen. Sobald es losgeht, sollten Sie bitte eine Stoppuhr bereithalten.

**1. Schritt**: Atmen Sie tief durch die Nase ein und bis zur Neutralstellung der Lunge wieder aus.

**2. Schritt**: Warten Sie, bis sich der Drang einzuatmen meldet. Atmen Sie dann wieder tief durch die Nase ein und erneut bis zur Neutralstellung der Lunge aus.

**3. Schritt**: Warten Sie, bis sich der Drang zu atmen regt, um dann tief und voll durch die Nase einzuatmen.

**4. Schritt**: Starten Sie die Stoppuhr und atmen Sie so ausführlich aus, wie Sie können.

Drücken Sie die Stoppuhr dann wieder,

1. sobald Sie keine Luft mehr haben
2. sobald Sie schlucken müssen
3. sollte der Luftstrom beim Ausatmen einmal abreißen

Die gestoppte Zeit ist Ihr Punktwert.

Und hier die Auswertung:

**0–20: minimale $CO_2$-Toleranz**. Wenn Sie in dieser Spanne landen, sollten Sie die Messung am nächsten Tag wiederholen, um Messfehler auszuschließen. Viele erreichen bei großem Stress oder Krankheit keine höheren Werte. Falls Sie sich in diesem Spektrum bewegen, sollten Sie bei mindestens 20 sein, bevor Sie mit dem Training zur Erhöhung der $CO_2$-Toleranz beginnen. Dafür empfehle ich Ihnen Herz-Kreislauf-Übungen, weil sie für eine natürliche Anhebung der $CO_2$-Toleranz besonders gut geeignet sind. Auch die Box-Atmung und das Basisdreieck können Ihnen womöglich weiterhelfen. Wenn Sie in das Training der $CO_2$-Toleranz einsteigen, bevor Sie durch natürliche Mittel auf mindestens 21 kommen, besteht die Gefahr, dass Sie Ihr Stresslevel damit eher noch erhöhen.

**21–40: Der Durchschnittswert in der heutigen Zeit**. Bei dieser Punktzahl können Sie mithilfe der Techniken, die ich Ihnen in diesem Kapitel noch erkläre, direkt ins Training der $CO_2$-Toleranz einsteigen. Hier ist aber noch reichlich Luft nach oben, stellen Sie sich also bitte auf eine hohe Übungsintensität ein.

**41–60: Mittelstufe**. Das sind schon ganz ordentliche Werte. Mit etwas Training können Sie es noch weiter bringen, aber auf dieser Stufe haben Sie schon ein entspanntes und reibungsloses Atemmuster und nach dem Training verlangsamt sich die Atmung leicht wieder.

61–80: **Oberstufe**. Ein sehr gutes Ergebnis, für das die meisten Menschen regelmäßig trainieren müssen. Ihr natürliches Atemmuster ist jetzt langsam und ausgeglichen, und Sie atmen nur höchst selten mehr als nötig. Mit diesen Werten verfügen Sie jetzt auch schon über einen höheren Widerstand gegenüber Stressoren.

**80 und höher: Meisterklasse**. Auf dieser Stufe macht Ihnen das $CO_2$ nicht mehr zu schaffen; zudem sind Sie resistent gegen Stress.

Ein Wort noch zum $CO_2$-Toleranztest:

Die beste Zeit für diesen Test ist der frühe Morgen gleich nach dem Aufstehen. Damit umgehen Sie den im Tagesverlauf aufgrund von Nahrungsaufnahme, Koffeinkonsum oder Stress möglichen Anstieg der $CO_2$-Produktion. Falls Sie sich zu anderen Zeiten testen möchten, sollte es mindestens eine Stunde nach dem Essen sein und möglichst immer zur gleichen Tageszeit, damit Sie auf Dauer zu verlässlichen Werten kommen. Im Laufe des Tages tragen viele Faktoren zur Veränderung der $CO_2$-Produktion bei und entsprechend variieren auch die Werte. Am besten nehmen Sie Ihre Punkte als ungefähres Maß und rechnen immer mit kleinen Schwankungen.

Nachdem Sie jetzt ein wenig über Ihre $CO_2$-Toleranz erfahren haben, können wir anfangen, sie noch weiter zu trainieren. (Anmerkung: Am besten üben Sie nicht gleich nach dem Essen. Lassen Sie vielmehr mindestens eine Stunde Verdauungszeit vergehen, bis sich die $CO_2$-Produktion wieder normalisiert hat.)

## >>>>> DIE $CO_2$-BEWUSSTSEINSÜBUNG

Bei der $CO_2$-Bewusstseinsübung gehen wir vor wie sonst auch, reduzieren aber das Atemvolumen ein wenig, um eine leichte $CO_2$-Anreicherung zu bewirken. Sie werden den Drang verspüren, tiefer zu atmen, aber wenn Sie diesem Drang nicht nachgeben, sondern für die Dauer der Übung diese höhere $CO_2$-Sättigung aufrechterhalten, ermöglichen Sie Ihrem Unbewussten die Erfahrung, dass höhere $CO_2$-Werte durchaus erträglich sind, und dadurch erhöht sich Ihre $CO_2$-Toleranz. Es tritt zwar eine gewisse Atemnot ein, die jedoch auf einer Täuschung beruht, weil Ihr Blut tatsächlich jede Menge Sauerstoff speichert. Sie lassen lediglich den $CO_2$-Wert steigen, und erzeugen dadurch in sich das Gefühl, mehr atmen zu wollen. In Zweifelsfall besorgen Sie sich ein Pulsoximeter.

1. **Fangen Sie wie gewohnt mit der Bewusstseinsübung an**. Zu Beginn ist es wichtig, Ablenkungen möglichst auszuschließen.
2. **Atmen Sie ein, und verfolgen Sie alle Phasen des Einatmens.**

3. **Atmen Sie aus und verfolgen Sie alle Phasen des Ausatmens.**

4. **Pausieren Sie mit einer Apnoe bei neutraler Lunge, um sich auf Ihr inneres Bewusstsein auszurichten.** An dieser Stelle können Sie ein, zwei Minuten lang die ursprüngliche Bewusstseinsübung durchführen, bis Sie sich Ihrer inneren Verfassung vollkommen gewahr sind.

5. **Reduzieren Sie das Atemvolumen.** Nach ein bis zwei Minuten der ursprünglichen Praxis reduzieren Sie die Tiefe jedes Atemzugs ein wenig, ohne seine Dauer zu verändern. Nutzen Sie dazu einen möglichst geringen Teil der Atemwelle. Es geht darum, dass jeder Atemzug den kleinstmöglichen Teil von ihr aktiviert und ein möglichst geringes Volumen hat, ohne dass ein Gefühl der Atemnot entsteht. Sobald Sie das richtige Maß gefunden haben, bleiben Sie etwa eine Minute dabei. Es geht darum, sich genau an der Grenze zum Luftmangel zu halten.

6. **Reduzieren Sie das Volumen Ihrer Atemwelle noch etwas weiter, um ein Gefühl des Luftmangels zu erzeugen.** Das wird anfangs schwer auszutarieren sein, aber mit etwas Übung haben Sie den Bogen bald raus. Der Trick dabei: dass Sie das Volumen nur ganz langsam und gleichmäßig verringern. Denn es dauert einfach ein bisschen, bis die im Blut gelösten Gase zu ihrem neuen Gleichgewicht gefunden haben. Der anfangs sehr leichte Luftmangel, den Sie empfinden, wird nach einer Minute stärker werden. Bleiben Sie ganz ruhig, atmen Sie so weich und gleichmäßig weiter wie nur möglich.

7. **Setzen Sie die Bewusstseinsübung in dem Wissen fort, dass Ihnen nichts passieren kann.** Denken Sie daran: Mit dieser Variante gewöhnen Sie Ihr Unbewusstes daran, dass es einen leichten Luftmangel ohne größere Schwierigkeiten aushält. Gehen Sie dabei behutsam vor, ohne irgendetwas zu for-

cieren. Sie erarbeiten sich gerade einen Ablauf, der mit der Zeit immer reibungsloser wird. (Sollten Sie versehentlich mal aus dem Luftmangel herauskommen, brauchen Sie sich keine Sorgen zu machen. Bauen Sie ihn einfach behutsam wieder auf und vergessen Sie nicht, dass es sich hier um eine Übung handelt und Sie nichts unter Beweis stellen müssen. Irgendwann wird sie Ihnen leichterfallen, bleiben Sie einfach am Ball.)

8. **Führen Sie die Bewusstseinsübung mindestens zehn Minuten lang durch. Ihren Lufthunger halten Sie in dieser Zeit aus und aufrecht.** Sie können die Bewusstseinsübung gern so lange fortsetzen wie Sie möchten; um jedoch deutliche Verbesserungen zu erzielen, sollten Sie von ungefähr zehn Minuten ausgehen. Ob unter diesen Umständen ein fünfminütiges Training vergeudete Zeit wäre? Das auf keinen Fall, aber sehen Sie trotzdem zu, dass Sie sich möglichst oft die vollen zehn Minuten abverlangen. Wer schneller vorankommen möchte, darf gern auch mehrere Sitzungen am Tag machen.

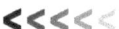

# Weitere Techniken zur Verbesserung der $CO_2$-Toleranz

Jede Technik, mit der Sie eine leichte Atemnot erzeugen, ohne aus der Ruhe zu kommen, erhöht die $CO_2$-Toleranz Ihrer Philia. Besonders beliebt sind die folgenden:

## Grenzatmung – am Rande der Atemnot

Es dauert ungefähr eine Minute, bis sich die im Blut gelösten Gase neu eingependelt haben. Wenn Sie also zu ambitioniert vorgehen, kann es dazu kommen, dass die zunächst durchaus handhabbare Atemnot schnell überwältigend wird. Deshalb sollten Sie am Beginn einer Trainingseinheit herausfinden, wo diese Grenze liegt. Das heißt ganz einfach, dass Sie die Technik zunächst ein, zwei Minuten lang in einer Gangart üben, die den Luftmangel nur gerade so anklingen lässt. Versuchen Sie ungefähr eine Minute lang auf diesem Level zu bleiben, bevor Sie das Atemvolumen weiter verringern. Damit geben Sie der Trainingseinheit einen Rahmen, der Ihre Leistungsfähigkeit erhöht.

Diese Grenzatmung können Sie im Laufe des Tages immer wieder mal üben, auch bei den im vorigen Kapitel gelernten Techniken das vegetative Nervensystem betreffend. Sie atmen dann jeweils ganz nach Bedarf und gehen nicht darüber hinaus.

## $CO_2$-betonte ausgeglichene Atmung

Die ausgeglichene Atmung passt sehr gut zum $CO_2$-Toleranztraining. Und mit der Sequenz 5,0,5,0 können wir das $CO_2$-Toleranztraining und das Training der variablen Herzfrequenz sogar kombinieren. Das ist die leichteste und unkomplizierteste Form des $CO_2$-Toleranztrainings. Und die geht so:

1. Atmen Sie mit locker aufgerichteter Wirbelsäule fünf Sekunden durch die Nase ein. Dabei aktivieren Sie einen möglichst kleinen Bereich der Atemwelle.

2. Atmen Sie fünf Sekunden entspannt durch die Nase aus.

3. Nachdem Sie sich etwa eine Minute lang am Rande des Luftmangels aufgehalten haben, reduzieren Sie Ihr Atemvolumen noch etwas mehr.

4. Bleiben Sie auf diese Weise zehn Minuten lang im Zustand eines ganz leichten Luftmangels.

Weil sie hilft, die Grenze zur Atemnot ohne große Umstände zu finden, gehört die $CO_2$-betonte ausgeglichene Atmung zu den Grundtechniken beim Erlernen der Atemsprache.

## CO$_2$-betontes Basisdreieck

Dieser Ansatz ist gut für Leute, denen daran gelegen ist, dass ihre Atemfrequenz gleich bleibt. Die CO$_2$-betonte Bewusstseinsübung besteht zwar im Wesentlichen aus denselben Elementen wie das Basisdreieck – Einatmen, Ausatmen, Atempause –, verlangt jedoch kein bestimmtes Timing. Und das verleitet dazu, das verminderte Atemvolumen durch eine Veränderung der Geschwindigkeit auszugleichen, was dem Zweck der Übung jedoch zuwiderläuft. Vermeiden können Sie dies unter Zuhilfenahme eines Metronoms. Die Sequenz sollte 4,0,4,4 oder länger sein. Wählen Sie das geringste Atemvolumen, bei dem Sie noch keinen Luftmangel empfinden.

Vor der Anleitung zu dieser Übung noch eine Bemerkung, die für alle Varianten dieser Art der Atmung gilt:

Bei der Apnoe nach dem Ausatmen steigt der CO$_2$-Gehalt des Blutes, und wer nicht sehr diszipliniert vorgeht, kann das schon einmal als unangenehm empfinden. Bei vielen ist es aber so, dass ihnen gerade die Apnoe hilft, sich zu entspannen, und das ist beim CO$_2$-Toleranztraining ganz wichtig. Probieren Sie aus, was Ihnen hilft, locker zu bleiben, wenn der Stress der CO$_2$-Anreicherung einsetzt.

Nun geht's aber wirklich los, und zwar so:
1. Atmen Sie bei entspannt aufgerichteter Wirbelsäule über einen möglichst kleinen Teil der Atemwelle vier Sekunden lang ein.
2. Atmen Sie vier Sekunden aus, bis die Neutralstellung der Lunge erreicht ist.
3. Legen Sie nach dem Ausatmen eine viersekündige Atempause ein.
4. Wiederholen Sie diesen Vorgang mindestens eine Minute lang.
5. Nachdem Sie sich für eine Minute an der Grenze zum Luftmangel aufgehalten haben, reduzieren Sie Ihr Atemvolumen leicht.

6. Halten Sie mit dieser Technik zehn Minuten lang einen leichten Luftmangel aufrecht.

## Das große Basisdreieck

Beliebt ist auch eine Abwandlung des Basisdreiecks, das sogenannte große Basisdreieck nach der Sequenz 4,0,4,8 oder größer. Mit dieser Übung können Sie den Drang zu atmen auf ein mittleres Maß steigern und so die Latte höher legen. Das beschleunigt in vielen Fällen auch die Fortschritte; denken Sie aber daran, dass ein stabiler Leistungsaufbau wichtiger ist als die rasche Steigerung der Intensität.

Und so geht's nun, das große Basisdreieck:

1. Atmen Sie bei entspannt aufgerichteter Wirbelsäule vier Sekunden lang über einen möglichst kleinen Teil der Atemwelle ein.

2. Atmen Sie vier Sekunden aus, bis die Neutralstellung der Lunge erreicht ist.

3. Halten Sie den anschließenden Atemstillstand acht Sekunden lang aufrecht.

4. Wiederholen Sie diesen Vorgang für mindestens sechzig Sekunden.

5. Sobald Sie sich eine Minute lang am Rand des einsetzenden Luftmangels befunden haben, reduzieren Sie das Atemvolumen ein wenig.

6. Bleiben Sie so für zehn Minuten im Zustand eines leichten Luftmangels.

Diese Variante des Basisdreiecks verlangt ein gewisses Können und sollte erst trainiert werden, wenn man schon Erfahrung mit dem $CO_2$-betonten Basisdreieck gesammelt hat. Die verlängerte Apnoe bei neutraler Lunge kann das Gefühl von Luftmangel ein wenig unangenehm machen – was aber nicht schadet, wenn Sie es gut aushalten und dabei ruhig bleiben können.

## $CO_2$-betonte Verhältnisatmung

Da erhöhte $CO_2$-Werte das Unbewusste stressen, empfinden viele die Anwendung einer Verhältnis-Sequenz als hilfreich, um ihm zu versichern, dass alles in Ordnung ist. Als ideal hat sich die Sequenz 4,0,8,0 herausgestellt; sie lässt sich aber ganz nach Gusto variieren.

Und so geht's:

1. Atmen Sie mit entspannt aufgerichteter Wirbelsäule durch die Nase ein und zählen dabei bis vier. Aktivieren Sie einen möglichst kleinen Teil der Atemwelle.
2. Atmen Sie langsam auf acht aus.
3. Wiederholen Sie diese beiden Schritte mindestens eine Minute lang.
4. Sobald Sie sich für eine Minute am Rand des Luftmangels aufgehalten haben, reduzieren Sie das Atemvolumen ein wenig.
5. Halten Sie sich mit dieser Technik zehn Minuten lang im Zustand eines leichten Luftmangels.

Beim Einsatz der Verhältnisatmung zum Training der $CO_2$-Toleranz tun sich viele mit dem Unterschied zwischen Ein- und Ausatmen schwer. Der Versuch lohnt sich trotzdem, vor allem in Zeiten der Angstbelastung.

# Ihr individuelles $CO_2$-Toleranztraining

Eine »richtige« $CO_2$-Toleranz gibt es nicht, doch im Allgemeinen gilt: je höher, desto besser. Natürlich können Sie für das Training nicht endlos Zeit investieren, aber vielleicht möchten Sie sich für den Anfang ja an folgendem Tagesplan orientieren:

| Nach dem Aufstehen: | 10 Minuten $CO_2$-orientierte Bewusstseins-übung |
|---|---|
| Am Nachmittag: | 10 Minuten einer $CO_2$-Technik, die Ihnen besonders liegt |
| Vor dem Zubettgehen: | 10 Minuten $CO_2$-orientierte Bewusstseins-übung |

Zusätzlich können Sie beim Gehen die Grenzatmung üben. Und dürfen natürlich auch gern weitere Übungssequenzen hinzunehmen. Eine zeitliche Obergrenze gibt es nicht, doch würde ich empfehlen, für das Training nicht mehr als eine Stunde pro Tag aufzuwenden.

# Trainingsprogramm für Sportler

Eine höhere $CO_2$-Toleranz wäre für uns alle wünschenswert, am meisten aber profitieren Sportler und Sportlerinnen von ihr. Denn eine hohe $CO_2$-Toleranz steigert die Stresstoleranz, sorgt für bessere Durchblutung sowie eine erhöhte Sauerstoffversorgung der Gewebe. Und all das kann sich positiv auf Ausdauer und Leistungsfähigkeit auswirken.

Treten Sportler mit hoher $CO_2$-Toleranz zum Wettkampf oder Mannschaftsspiel an, atmen sie langsamer, weil der natürliche Auslöser für Lufthunger bei Trainierten etwas später aktiv wird. In der Philia erzeugt das einen ruhigeren Tonfall und eine gelassene Präsenz. Das vegetative Nervensystem gelangt weniger schnell in einen Zustand der Erregung. Oder einfacher ausgedrückt: Vor dem Spiel oder Wettkampf können zwar auch Sportler mit hoher $CO_2$-Toleranz ein gewisses Lampenfieber haben, ihr Stresslevel wird bei ihnen aber in aller Regel nicht noch zusätzlich von ihrem Atemmuster erhöht, sodass auch der für die zweite Hälfte von Wettkämpfen typische Leistungsabfall nach anfänglicher Anspannung ausbleibt. Zudem wird ihr ruhiges, gelassenes Auftreten von einem kreativeren Denken begleitet, das sie vor vielen Fehlern bewahren kann.

Körperliche Anstrengung erzeugt ein Mehr an $CO_2$. Und eine mit hoher $CO_2$-Toleranz ausgestattete Philia hält länger durch, bevor ihr die Luft ausgeht. Sie ist besser durchblutet und optimal mit Sauerstoff versorgt.

Nach einem Sprint bekommen Sportlerinnen mit hoher $CO_2$-Toleranz schneller wieder Luft, weil sie häufig am Rand der Atemnot trainiert haben und ihr Körper eine höhere $CO_2$-Sättigung toleriert. Durch die verkürzte Erholungszeit sind sie im Wettkampf auch besser für die nächste Runde gerüstet. Bei Sportarten, in denen sich Phasen großer körperlicher Belastung mit kurzen Erholungsphasen abwechseln, können Athleten und Athletinnen mit hoher $CO_2$-Toleranz in der nächsten Belastungsphase besser bestehen als die Konkurrenz. Auch erholen sich trainierte Sportler nach dem Wettkampf schneller als weniger trainierte, weil ihre Atmung in kürzerer Zeit zur normalen Frequenz zurückkehrt und im Alltag eher langsam und so entspannt ist, dass der Prozess der natürlichen Regeneration ungehindert ablaufen kann.

Die im ersten Teil dieses Kapitels erläuterten Techniken verbessern die $CO_2$-Toleranz; Sportler müssen aber, um das Optimum aus ihnen herausholen zu können, auch in Aktion trainieren. Dazu kann man beispielsweise beim Gehen, Laufen oder Rudern zusätzlich Übungen der in diesem Kapitel beschriebenen Art machen.

Hier ein paar Beispiele:

## $CO_2$-betonte Atmung beim Gehen

1. Beginnen Sie mit einem Tempo von einem Schritt pro Sekunde, um ein Gefühl für das Zeitmaß zu bekommen.

2. Atmen Sie für fünf Sekunden oder Schritte durch die Nase ein, und zwar in einem möglichst kleinen Bereich der Atemwelle.

3. Atmen Sie fünf Sekunden oder Schritte lang durch die Nase aus, bis die entspannte Neutralstellung erreicht ist.

4. Reduzieren Sie Ihr Atemvolumen, bis Sie annähernd in den Bereich des Luftmangels kommen.

5. Sobald Sie sich eine Minute lang an der Grenze zum Luftmangel aufgehalten haben, reduzieren Sie Ihr Atemvolumen noch etwas weiter.

6. Bleiben Sie zehn Minuten in diesem leichten Luftmangel. Kehren Sie anschließend zur Grenzatmung zurück, ohne jedoch zu keuchen oder allzu tief Luft zu holen.

7. Versuchen Sie sich solange am Rand der Atemnot zu bewegen, bis Sie Ihr Ziel erreicht haben oder weitere zehn Minuten mit $CO_2$-Betonung ausgeglichenem Atmen anschließen.

## $CO_2$-betontes Spitzendreieck beim Laufen

Die vorige Übung können Sie mithilfe einer schnelleren Gangart noch intensivieren. Denken Sie aber daran, dass sich die $CO_2$-Produktion dann ebenfalls erhöht und das Training insgesamt anspruchsvoller wird.

Durch die Intensivierung des Lufthungers können Sie Ihre Resultate schneller verbessern. Sorgen Sie aber bitte dafür, dass Sie weder die Atemsequenz verändern noch Ihr Atemvolumen, und vergessen Sie nicht, dass hier alles auf Beharrlichkeit ankommt.

Und so geht das $CO_2$-betonte Spitzendreieck beim Laufen:

1. Laufen Sie in möglichst gleichbleibendem Tempo; dabei können Sie Ihre Schritte als Taktgeber nehmen.

2. Atmen Sie über einen möglichst kleinen, gerade noch angenehmen Bereich der Atemwelle vier Sekunden lang durch die Nase ein. Es darf ruhig ein voller Atemzug sein.

3. Halten Sie beim angestrebten Füllstand der Lunge vier Sekunden lang die Luft an.

4. Atmen Sie entspannt vier Sekunden durch Mund oder Nase aus.

5. Reduzieren Sie das Atemvolumen bis an den Rand des Luftmangels.

6. Nachdem Sie sich eine Minute lang in diesem beginnenden Mangelzustand befunden haben, reduzieren Sie das Atemvolumen noch ein wenig mehr.

7. Verharren Sie zehn Minuten in diesem Stadium des Luftmangels. Gehen Sie dann zur lockeren Grenzatmung über, ohne zu keuchen oder in großen Zügen Luft zu schnappen.

8. Versuchen Sie sich so lange an der Grenze zum Luftmangel zu bewegen, bis Sie am Ziel Ihres Laufs angekommen sind oder die Übung weitere zehn Minuten fortsetzen möchten.

## Das $CO_2$-Basisdreieck beim Rudern

1. Rudern Sie in gleichbleibendem Tempo und orientieren Sie sich an den Ruderschlägen als Taktgeber. Die Geschwindigkeit sollte wirklich nicht variieren.

2. Atmen Sie über einen möglichst kleinen, gerade noch angenehmen Bereich der Atemwelle vier Sekunden lang durch die Nase ein. Es darf ruhig ein voller Atemzug sein.

3. Atmen Sie vier Ruderschläge lang entspannt durch Mund oder Nase aus.

4. Halten Sie mit neutraler Lunge vier Sekunden lang den Atem an, und reduzieren Sie Ihr Atemvolumen bis an den Rand des Luftmangels.

5. Nachdem Sie sich eine Minute lang in diesem beginnenden Mangelzustand befunden haben, reduzieren Sie das Atemvolumen noch ein wenig mehr.

6. Sobald Sie den Luftmangel zehn Minuten lang ausgehalten haben, kehren Sie zur Grenzatmung zurück. Behalten Sie den natürlichen Rhythmus bei und achten Sie weiterhin auf Ihr Atemvolumen. Sie sollten weder keuchen noch übermäßig tief atmen.

7. Sehen Sie zu, dass Sie sich am Rand des Luftmangels halten, bis Sie Ihr Rudertraining beendet haben oder weitere zehn Minuten üben möchten.

Die letzten drei Übungseinheiten mit $CO_2$-betonter Atmung sind nur Beispiele. Es gibt viele weitere Möglichkeiten. Eine stetige Gangart wie beim Gehen, Laufen oder Rudern ist besonders gut geeignet, weil man dabei die Bewegungen als Taktgeber benutzen kann. Im Idealfall ist das Atemvolumen die einzige Variable und reguliert die Trainingsanforderung durch vermehrten Luftmangel. Man kann ein solches Training auch beim Basketball oder Tennis machen; dabei ist die Regulierung aber etwas schwieriger, weil der körperliche Einsatz bei diesen Sportarten viel stärker variiert. Wenn Sie es trotzdem einmal versuchen möchten, empfehle ich Ihnen die Grenzatmung, mit der ebenfalls ein Training der $CO_2$-Toleranz zu erreichen ist.

## Der Aufbau eines $CO_2$-Toleranztrainings für Sportler

Auch in diesem Fall werden Sie für sich herausfinden müssen, was für Ihren Tagesablauf geeignet ist und wie Sie Ihre Trainingsziele am besten erreichen können. Sehen Sie das Folgende einfach als ein Beispiel für ein Übungsprogramm, mit dem man seine sportliche Leistung verbessern kann.

| Nach dem Aufstehen: | zehn Minuten $CO_2$-betonte Bewusstseins-übung |
| Haupt-Trainingseinheit: | dreimal zehn Minuten $CO_2$-betonte Technik beim Gehen, Laufen oder Rudern; zwischen diesen Abschnitten jeweils fünf Minuten Grenzatmung |
| Am Nachmittag: | zehn Minuten $CO_2$-betonte Technik Ihrer Wahl beim Gehen |
| Vor dem Zubettgehen: | zehn Minuten $CO_2$-orientierte Bewusst-seinsübung |

Zur Verstärkung des Effekts können Sie zwischendurch immer mal wieder im Gehen die Grenzatmung üben. Oder natürlich auch nach Belieben weitere Übungseinheiten einlegen.

## Immer wieder testen

Testen Sie Ihre $CO_2$-Toleranz so oft Sie möchten. Anfangs werden Sie relativ rasche Verbesserungen feststellen, und das wird die täglichen Tests besonders spannend machen. Irgendwann wird sich jedoch abzeichnen, wo der Gipfel Ihrer $CO_2$-Toleranz liegt und ab wann sie sich nicht weiter steigern lässt. So ist das bei uns Menschen. Nachdem dieser Stand einmal erreicht ist, checken jedenfalls viele ihre $CO_2$-Werte nur noch gelegentlich. Das können Sie natürlich halten, wie Sie möchten, wichtig ist vor allem, dass Sie Ihr Training nicht vernachlässigen.

## Sprachlabor 9

Planen Sie beim Auf- und Ausbau Ihrer inneren Beziehung auch Zeit für $CO_2$-Toleranztraining ein. Mithilfe der Infos und Übungen, die wir in diesem Kapitel besprochen haben, können Sie Ihre Philia stärken und nicht nur die Wirkung der jeweils gewählten Technik steigern, sondern auch aus jedem Atemzug das Beste machen.

> Setzen Sie die inzwischen erlernten Techniken auch weiterhin als Ausdrücke und Sätze Ihrer Atemsprache ein; kreieren Sie darüber hinaus aber mit den in diesem Kapitel neu hinzugekommenen auch eigene. Üben Sie zudem die Kommunikation mit Ihrem Unbewussten – in ganzen Abfolgen verschiedener Techniken. Und denken Sie daran: So, wie Sie bei einer Übung atmen, wird sie auch aufgenommen. Die Technik prägt den Satz, während Tonfall und Präsenz von Ihrer Art zu atmen bestimmt werden. Bis man das richtig beherrscht, kann es eine Zeit dauern. Machen Sie sich also nichts daraus, wenn Sie keine schnellen Fortschritte erzielen. Spulen Sie die Dinge aber auch nicht einfach unengagiert ab; das wäre pure Zeitverschwendung.

> Führen Sie die Bewusstseinsübung weiterhin täglich mindestens zehn Minuten lang durch. Wenn Sie möchten, können Sie die Übung um das $CO_2$-Toleranztraining erweitern. Planen Sie aber auch Zeit für die reine und die erweiterte Form der Übung ein. Da der $CO_2$-Bezug nämlich eine gewisse Ablenkung darstellt, kann er Sie daran hindern, genauestens zu verfolgen, wie sich Ihre Gedan-

ken auf Ihre Philia auswirken. Setzen Sie also immer auch das Training der inneren Wahrnehmung fort.

> Betonen Sie weiterhin die Nasenatmung und vergewissern Sie sich zwischendurch immer mal wieder Ihrer Atemmechanik und Körperhaltung.

# – 12 –

# SUPERVENTILATION, KREISATMUNG, HYPOKAPNIE UND GLÜCKSGEFÜHLE

Viele Interessierte finden über Techniken der willentlichen Hyperventilation zur Atemarbeit. Ich persönlich spreche zwar lieber von Super- als von Hyperventilation, um den Akt des Schneller-als-nötig-Atmens zu bezeichnen, doch ganz unabhängig von der Terminologie stellt die beschleunigte und vertiefte Atmung eine der vielen Möglichkeiten dar, dem Unbewussten etwas mitzuteilen.

Unter normalen Umständen ist es nicht ratsam, schneller und tiefer zu atmen als für den unmittelbaren Bedarf erforderlich. Über die unerfreulichen Folgen des regelmäßigen Überatmens haben wir ja schon gesprochen; und wir haben auch gesehen, dass es zu einer ganzen Kaskade unerwünschter Nebenwirkungen kommen kann, wenn man beim Training der $CO_2$-Toleranz zu heftig atmet. Praktizieren wir die Superventilation jedoch mit Augenmaß und verfolgen genau deren Wirkung auf die Philia, kann sie sich durchaus positiv auf unsere Praxis und die innere Beziehung auswirken.

Die Superventilation aktiviert das sympathische Nervensystem und reduziert die $CO_2$-Sättigung des Blutes. Von der Aktivierung des sympathischen Nervensystems weiß man, dass sie die Ausschüttung endogener (körpereigener) Opioide auslöst, welche Schmerzen dämpfen und angenehme Empfindungen erzeugen können, und anhaltend reduzierte $CO_2$-Werte (Hypokapnie) können veränderte Bewusstseinszustände herbeiführen.[1] Mit Superventilationstechniken lassen sich Zustände induzieren, die wir auch unter der Bezeichnung »Flow« oder »in der Zone sein« kennen und die der Grund dafür sind, dass die Superventilation sehr populär geworden ist. Aber leider werden sie auch viel zu oft oder falsch eingesetzt – wenn nicht gar richtiggehend missbraucht.

Umsichtig und richtig eingesetzt kann die Superventilation dagegen unproduktive Grübeleien beenden, gesundheitliche Verbesserungen bewirken und sich schlicht und ergreifend gut anfühlen. In diesem Kapitel schauen wir, wie Sie die Superventilation anwenden können, um sich Glücksgefühle zu verschaffen und Ihre Philia zu stärken, ohne die fatalen Fehler zu machen, die in der Welt der Atemarbeit leider so häufig sind. Sehen Sie sich deshalb vor dem Weiterlesen erst einmal den Abschnitt »Gesundheitliche Erwägungen« an, den Sie im Anschluss an das Nachwort finden. Die dort aufgeführten Kontraindikationen dienen der Warnung und sollen sicherstellen, dass Sie Ihrer Philia einen Gefallen tun und ihr nicht schaden. Das gilt insbesondere, wenn Sie an einer Erkrankung des Herz-Kreislauf-Systems leiden.

Im Zusammenhang mit dem Erlernen der Atemsprache praktizieren wir die Superventilation, wenn

1. es bei seelischer und körperlicher Überforderung um schnelle Erleichterung geht

2. sich das Gedankenkarussell dreht, wir aus unseren Grübeleien nicht herausfinden und die Gefahr besteht, dass wir aus lauter Angst gar nichts mehr tun können

3. wir die Philia durch Hypoxie- (Sauerstoffunterversorgungs-) Training stärken möchten

4. wir unsere Kreativität erweitern oder

5. uns einfach wohlfühlen möchten.

Diese fünf möglichen Ziele behandeln wir in diesem Kapitel; im nächsten geht es dann um eine Form der Superventilation, mit deren Hilfe wir uns emotional mit dem Unbewussten verbinden, um Entscheidungen treffen zu können, die unseren geheimsten, wahrhaftigsten Wünschen gerecht werden.

# Bei Überforderung: kühlen Kopf bewahren!

Natürlich haben Sie längst verstanden, dass das Unbewusste stets auf unser Überleben, unser Wachsen und Gedeihen bedacht ist; doch wird dieses Wissen oft von starken Überforderungsgefühlen begleitet. Gerade wenn es darauf ankommt, klar und ohne Umschweife zu entscheiden und zu handeln, bestimmt unsere Befähigung zu logischem und kreativem Denken darüber, ob die Sache einen positiven Verlauf nimmt oder nicht. Unter solchen Umständen bewähren sich unsere Techniken fürs vegetative Nervensystem, um ausgleichend und beruhigend auf unsere Philia einzuwirken.

Wenn Sie sich in solchen Augenblicken der Überforderung einen Moment Zeit nehmen können, eignet sich auch die folgende Technik als Mittel gegen die $CO_2$-Anreicherung, zu der es bei hohem psychischem und körperlichem Stress kommen kann, und hilft Ihnen, wieder klar zu sehen. Es geht darum, einen kühlen Kopf zu bewahren. Das ist auch Bestandteil meines Programms für Ersthelfer: Wir stellen sie vor gefährliche und potenziell traumatische Situationen, in denen sie ruhig und professionell zu reagieren haben. In jeder Schulung vermittle ich den Teilnehmenden, wie sie ihrer Philia mit jedem Atemzug begütigend zureden können, bringe ihnen aber auch die folgenden Maßnahmen nahe, die sie immer anwenden können, wenn sie nicht direkt selbst zupacken müssen.

## Einschnüffeln, ausfauchen – auch beim Sport

Dies ist eine der ganz wenigen Anwendungen, bei denen Sie durch den Mund ausatmen, weil es nämlich bei psychischer Überforderung leicht dazu kommt, dass die Nase »verstopft«. Zwar ist diese Technik bei reiner Nasenatmung nicht weniger wirksam, doch wenn Sie in einer extremen Belastungssituation Frieden in Ihrer Philia stiften müssen, sollten Sie einfach so atmen können, wie es Ihnen am leichtesten fällt.

Die Übung »Einschnüffeln, ausfauchen« verdankt ihren Namen den Geräuschen, die Sie dabei machen. Vergewissern Sie sich zunächst mithilfe der bewussten inneren Wahrnehmung Ihrer derzeitigen Verfassung. Wenden Sie alles an, was Sie beim Training der Bewusstseinsübung gelernt haben, um während der folgenden Übung und danach ganz präsent, ganz bewusst zu sein.

Und so geht's:

1. Setzen Sie sich mit entspannt aufgerichteter Wirbelsäule hin und atmen Sie der Atemwelle folgend durch die Nase ein, bis die Lunge zu 70 Prozent gefüllt ist.

2. Nachdem Sie ganz kurz innegehalten haben, vollenden Sie auch den Rest der Atemwelle noch, bis die Lunge nicht weiter gefüllt werden kann.

3. Atmen Sie so durch den Mund aus, dass die Lippen ein fauchendes Geräusch erzeugen.

Sie können das einmal oder bei Bedarf auch mehrmals machen. Probieren Sie aus, wie weit Sie mit einem Durchgang kommen, und schätzen Sie dann Ihren Zustand erneut ein. Anschließend können Sie zum nächsten Abschnitt übergehen.

Und so könnte eine Übungseinheit »Einschnüffeln, ausfauchen« aussehen:

Vergessen Sie nicht, sich vor, während und nach der Übung Ihrer bewussten Wahrnehmung zu bedienen. Schließlich sind Sie ja nicht auf der Flucht, sondern wollen einen inneren Frieden finden, mit dessen Hilfe Sie auf die jeweilige Situation eingehen und positiv reagieren können.

1. Setzen Sie sich mit entspannt aufgerichteter Wirbelsäule hin und atmen Sie der Atemwelle folgend durch die Nase ein, bis die Lunge zu 70 Prozent gefüllt ist.
2. Nachdem Sie ganz kurz innegehalten haben, vollenden Sie auch den Rest der Atemwelle noch, bis die Lunge nicht weiter gefüllt werden kann.
3. Atmen Sie so durch den Mund aus, dass Ihre Lippen ein fauchendes Geräusch erzeugen.
4. Wiederholen Sie diesen Prozess zehn- bis dreißigmal.
5. Kehren Sie danach zur Normalatmung zurück, die so langsam sein sollte, wie es Ihnen angenehm ist. Machen Sie sich bewusst, wie friedlich dieser Augenblick sein kann – unabhängig von allem, was Sie vielleicht gerade zu bewältigen haben.

Den gesamten Ablauf können Sie bis zu dreimal wiederholen, bevor Sie sich wieder den anstehenden Dingen des Alltags zuwenden – hoffentlich in einer neuen Friedfertigkeit, die Sie voller Zuversicht agieren lässt.

Diese Atemtechnik bewährt sich auch nach körperlicher Anstrengung, wenn sich das $CO_2$ im Blut anreichert. Ob Sportlerin oder Wochenendwanderer – mit dieser Methode öffnen Sie die Lungenbläschen und atmen überschüssiges $CO_2$ ab. Letzten Endes würde ich Ihnen zwar dazu raten, die $CO_2$-Anreicherung auszuhalten, um Ihre $CO_2$-Toleranz für Extremsituationen zu trainieren, aber eine hohe $CO_2$-Sättigung kann auch Angst erzeugen und die Fähigkeit, klar zu denken, beeinträchtigen. Hier gilt wie bei psychischer Überforderung: Wenn Sie einen kühlen Kopf bewahren müssen, um die richtige Entscheidung zu treffen, eignet sich das Schnüffel-Fauchen perfekt, um bald wieder klar denken zu können.

## Grübeleien unterbrechen

Sicher, in unserer Philia gehen ständig irgendwelche Nachrichten und Signale hin und her, aber das ständige Denken ist einfach auch typisch für uns Menschen: Wir grübeln, sind oft allzu sehr »im Kopf«. In solchen Situationen möchte uns das Unbewusste zum Handeln bewegen, damit wir das Problem lösen oder wenigstens die Verunsicherung überwinden. Deshalb versorgt es uns kontinuierlich mit Dopamin. Was aber dazu führen kann, dass uns noch mehr Gründe zum Grübeln einfallen, und dann gibt es eben noch mehr Dopamin und Stresshormone, damit wir uns aufraffen, etwas zu unternehmen, oder wenigstens unseren Verstand gezielt in Richtung Problemlösung lenken. Daraus kann ein Teufelskreis entstehen, der die Angst dermaßen schürt, dass wir den Zugang zum kreativen, lösungsorientierten Denken verlieren. Da hilft nur die Unterbrechung des inneren Dialogs mit dem Ziel, uns neu auszurichten und überlegt aktiv zu werden.

Vor lauter Gedankenverlorenheit verpassen wir oft die Gelegenheit, entschlossen einzugreifen, um Dinge zum Besseren zu wenden. Dabei ist das Handeln ein entscheidender Teil der menschlichen Überlebensstrategie. Ringsum hat sich vieles verändert, aber diese grundlegende Tatsache ist gleich geblieben. Ob es um die Verbesserung der Gesundheit geht, um die Suche nach einem neuen Job oder auch nur darum, jemanden anzusprechen, der/die uns interessiert – all das setzt voraus, dass wir aktiv werden.

Ganz oft können wir allerdings an den Umständen, die uns zum Grübeln bringen, partout nichts ändern. Und dann werden wir womöglich von einer Art Lähmung befallen, die uns auch andere Dinge vernachlässigen lässt. Das kann sich so aufschaukeln, dass wir uns schließlich nicht mehr nur an Dingen die Zähne ausbeißen, die nicht zu ändern sind, sondern uns – aufgrund dieser Passivität – unterwegs noch zusätzliche Stressoren aufladen.

Das ist dann eine gute Gelegenheit für eine Runde Schnüffeln und Fauchen. Einen nicht weniger geeigneten Übungsplan stellt die Unterbrechungstechnik dar, die aus zwei Formen der Kreisatmung mit unterschiedlichen Geschwindigkeiten und drei sich anschließenden Entspannungsapnoen besteht.

Wobei »Kreisatmung« einfach bedeutet, dass zwischen Einatmen und Ausatmen keine Pause gelassen wird. Zunächst atmen wir in der Sequenz 4,0,4,0, um dann zu 2,0,2,0, überzugehen. Dabei atmen wir über die Länge der gesamten Atemwelle ein (Bauch, Rippen, Brust) und aus (Brust, Rippen, Bauch). Während wir so weit einatmen, wie wir können, kommt das Ausatmen ohne Nachdruck aus. Lassen Sie einfach nach dem Einatmen los, damit Lunge und Atemmuskulatur die Luft locker abführen können. Sodass die Lunge am Ende jedes Atemzugs also nicht vollkommen leer ist, sondern in Neutralstellung.

Sie atmen nur durch die Nase ein und aus. Sollten Sie 2,0,2,0 mit der Nasenatmung allein nicht schaffen, bleiben Sie so lange bei 4,0,4,0, bis es Ihnen gelingt. Notfalls, also wenn Sie auch diese Sequenz nicht mit alleiniger Nasenatmung schaffen, dürfen Sie durch den Mund ausatmen, bis Sie ausreichend trainiert haben.

## Die Technik des Unterbrechens

Hier geht es darum, Sie in eine bessere Verfassung zu bringen. Außerdem fühlt sich die Übung richtig gut an – machen Sie sie also ruhig auch mal einfach aus diesem Grund und nicht nur zur Bewältigung einer schwierigen Situation. Vergessen Sie aber nicht, dass allzu viel Superventilation Ihre $CO_2$-Toleranz verringert.

Und noch eine Vorbemerkung: Auf die Kreisatmung folgen drei Entspannungsapnoen. Die Anleitung finden Sie gegen Ende des neunten Kapitels.

Insgesamt geht die Übung so:

1. Beginnen Sie im Liegen oder Sitzen mit der Atemsequenz 4,0,4,0.

2. Bleiben Sie für eine Minute bei 4,0,4,0. Achten Sie darauf, die Atemwelle in ihrer gesamten Länge zu nutzen.

3. Beschleunigen Sie nach einer Minute 4,0,4,0 auf 2,0,2,0.

4. Atmen Sie wieder eine Minute mit 2,0,2,0.

5. Lassen Sie drei entspannende Apnoen folgen, wobei Sie das Ausatmen mit einem Summen oder Sausen dehnen.

6. Kehren Sie zur Normalatmung zurück, und fangen Sie an, aktiv etwas für die Verbesserung Ihrer Lage zu tun.

# Hypoxie-Training

Wenn wir über den aktuellen Bedarf hinaus atmen, geht der $CO_2$-Gehalt des Blutes zurück. Denn wie Sie ja im elften Kapitel bereits erfahren haben, wird der Drang, Luft zu holen, von zunehmender $CO_2$-Sättigung ausgelöst. Aufgrund dieses Zusammenhangs können wir die Superventilation beispielsweise für besonders lange Apnoen nutzen, weil sie die $CO_2$-Sättigung senkt. Dies ermöglicht es uns, zeitweilige hypoxische Zustände der Sauerstoffunterversorgung einzuleiten.

Natürlich kann eine niedrige Sauerstoffsättigung auf ein gesundheitliches Problem hindeuten, weshalb sie in der Arztpraxis auch zunächst einmal mithilfe eines Pulsoximeters geprüft würde. An einem normalen Tag sollte der Sättigungsgrad des Blutsauerstoffs zwischen 95 und 100 Prozent liegen; gewisse Schwankungen und ein Abfall der Versorgung bei starker Anstrengung gelten dabei als unbedenklich.

Bei gesunden Menschen kann eine gezielte behutsame Senkung der Blutsauerstoffsättigung die Ausschüttung des Glykoprotein-Hormons Erythropoetin ankurbeln, das die Anzahl der roten Blutkörperchen und damit auch das Vermögen des Blutes, Sauerstoff zu transportieren, erhöht.[2] Sie haben vielleicht schon gehört, dass Spitzensportler in großer Höhe trainieren, um sich diesen Effekt zunutze zu machen. Die Superventilation nun gibt uns die Möglichkeit, hypoxische Zustände unabhängig von den geographischen Begebenheiten zu erzeugen, sogar auf Meereshöhe. Und das Hypoxie-Training bietet uns nicht nur sportliche Vorteile, sondern ermöglicht uns auch die Schulung unserer inneren Wahrnehmung.

Am Beginn der Bewusstseinsübung unter Hypoxie-Bedingungen steht die normale Bewusstseinsübung, wie wir sie schon kennen.

Wir fokussieren uns also auf das das Ein- und Ausatmen und nutzen die Pause dazwischen zur bewussten Wahrnehmung der Gesamtheit unserer Philia.

Nach zwei Minuten lassen wir die Pause weg und »scannen« unsere Philia beim Einatmen von Fuß bis Kopf und beim Ausatmen von Kopf bis Fuß.

Stellen Sie Ihren Atem eine Minute lang auf 4,0,4,0 ein und die zweite auf 2,0,2,0. Nutzen Sie dabei die gesamte Atemwelle: beim Einatmen in der Reihenfolge Bauch, Rippen, Brust, beim anschließenden Ausatmen in umgekehrter Richtung. Atmen Sie so tief wie möglich ein, jedoch ohne Nachdruck aus. Mit anderen Worten: Lassen Sie beim Ausatmen einfach los, sodass Lunge und Atemmuskulatur ganz wie von selbst in ihre Ausgangsposition zurückkehren können.

Bei diesem Ablauf sollten Sie ausschließlich durch die Nase atmen. Falls Sie 2,0,2,0 noch nicht ausschließlich mit der Nasenatmung bewältigen, bleiben Sie bei 4,0,4,0, bis Sie sich steigern können. Falls das auch noch nicht geht, müssen Sie einstweilen durch den Mund ausatmen und sich von da aus langsam auf 100 Prozent Nasenatmung steigern.

Nach zwei Durchgängen im Modus der Kreisatmung atmen Sie ein letztes Mal tief ein, um dann durch bloßes Loslassen auszuatmen, bis die Lunge in entspannter Neutralstellung ist und eine Atempause eintritt. Diese Apnoe sollte eineinhalb bis drei Minuten dauern, und in dieser Zeit wird Ihnen auffallen, dass Sie viel länger ohne erneutes Einatmen auskommen als sonst.

Bei dieser Übung geht es darum, dass Ihre Mitochondrien den Sauerstoff im Blut verbrauchen, damit die Sauerstoffsättigung möglichst weit reduziert wird. Sollte Ihnen ein Pulsoximeter zur Verfügung stehen, können Sie verfolgen, wie die Sättigung unter 95 Prozent sinkt und den Beginn der Hypoxie anzeigt. Mit genügend Übung können Sie die Sättigung bis auf 40 Prozent senken. Das könnte im Alltag durchaus bedenklich sein; als Übung unter kontrollierten Bedingungen stellt es jedoch die Aufforderung an Ihr Unbewusstes dar, die Zahl der roten Blutkörperchen zu erhöhen – und damit auch die Fähigkeit des Blutes zum Sauerstofftransport zu optimieren.

Bei dieser Übung spielt auch die Zeit eine Rolle. Mit dem Pulsoximeter können Sie verfolgen, was passiert; lassen Sie sich dadurch aber nicht von Ihrer bewussten inneren Wahrnehmung ablenken. Wenn Sie die Bewusstseinsübung eifrig gemacht haben, sollte Ihr inneres Wahrnehmungsvermögen inzwischen so stabil sein, dass solche zusätzlichen Dinge nicht groß stören. Falls Sie sich allerdings dabei erwischen, dass Sie mehr auf die Uhr oder das Pulsoximeter als auf Ihre bewusste innere Wahrnehmung achten, sollten Sie die Hilfsmittel lieber weglegen. Eine einfache Anleitung finden Sie in englischer Sprache auf www.languageofbreathcollective.com/bookextras.

## Hypoxie-betonte Bewusstseinsübung

Bevor die Übung beginnt, erst noch ein wichtiger Hinweis: Führen Sie sie nur in einer vollkommen sicheren Umgebung durch, in der – auch bei kleinen Bewusstseinsaussetzern – keinerlei Verletzungsgefahr besteht. Am besten wäre es vielleicht sogar, wenn Sie sich setzen oder auf dem Boden Platz nehmen könnten.

Es geht darum, die Apnoe auf mindestens eineinhalb Minuten auszudehnen – einen Zeitraum, in dem Ihre Mitochondrien eine Menge Sauerstoff verbrauchen. Aktivieren Sie Ihre bewusste Wahrnehmung, denn mit zunehmender $CO_2$-Anreicherung des Blutes meldet sich der Drang einzuatmen. Je entspannter Sie diesem Bedürfnis zusehen und der Hypoxie ihren Lauf lassen können, desto mehr wird Ihre Philia davon gestärkt.

Bleiben Sie unbedingt entspannt, ohne allzu große Mühe aufzuwenden. Sobald Sie merken, dass Sie nicht länger entspannt bleiben können, genehmigen Sie sich einfach ein kleines »Luftschlückchen« durch die Nase, um die zunehmende $CO_2$-Sättigung abzumildern. Bleiben Sie dann aber für den Rest der geplanten eineinhalb Minuten wieder bei Ihrer Apnoe. Mit der Zeit wird Ihnen das immer leichter gelingen. Dann trainiert Ihre Philia im Fitnessstudio und Ihre innere Wahrnehmung schaut zu.

Nach der ausgedehnten Apnoe am Ende des Ausatmens sind drei Entspannungsapnoen vorgesehen. Die Anleitung dafür können Sie am Ende des neunten Kapitels noch einmal nachlesen. Mithilfe der Atempausen sorgen Sie dafür, dass Ihre Philia bei dieser Übung entspannt und fokussiert bleibt. Vielleicht spüren Sie dann auch, wie Sie von einer Welle der Entspannung erfasst werden.

Und so geht sie nun, die Hypoxie-betonte Bewusstseinsübung:

1. Legen oder setzen Sie sich hin. Holen Sie Luft und folgen Sie allen Phasen des Einatmens. Atmen Sie ebenso fokussiert aus. Achten Sie in den Pausen zwischen den Atemzügen auf vollkommene innere Bewusstheit.

2. Beginnen Sie nach zwei Minuten mit der Atemsequenz 4,0,4,0, wobei Sie Ihre Philia beim Einatmen von Fuß bis Kopf und beim Ausatmen von Kopf bis Fuß scannen.

3. Bleiben Sie für eine Minute bei 4,0,4,0 und nutzen Sie dabei die gesamte Atemwelle.

4. Beschleunigen Sie nach einer Minute 4,0,4,0 auf 2,0,2,0.

5. Atmen Sie eine Minute lang 2,0,2,0.

6. Atmen Sie nach einer Minute 2,0,2,0 tief ein, um dann bis zur Neutralstellung der Lunge auszuatmen.

7. Halten Sie die anschließende Apnoe eineinhalb bis drei Minuten lang aufrecht, je nach Trainingsstand. Verlieren Sie dabei Ihre Philia nicht aus dem Blick und setzen Sie die Atempause

nur solange fort, wie Sie entspannt bleiben können. Falls Sie schon vor Erreichen der Eineinhalb-Minuten-Marke in drohende Luftnot geraten, atmen Sie kurz schnüffelnd durch die Nase ein und aus, um danach die Apnoe fortzusetzen, bis die neunzig Sekunden abgelaufen sind.

8. Lassen Sie nach eineinhalb bis drei Minuten drei Entspannungsapnoen folgen.

9. Wiederholen Sie den gesamten Ablauf drei- bis fünfmal, um dann zur normalen Atmung zurückzukehren.

Wie immer, wenn es um die Sprache des Atems geht, ist bewusste Wahrnehmung das A und O jeder Verbesserung. So auch bei dieser Übung: Zwar wird die Superventilation oft von Lust- beziehungsweise Glücksgefühlen begleitet, und dagegen ist auch gar nichts einzuwenden. Doch wenn Sie dabei vergessen, Ihre Philia zu scannen und die im Zuge der Übung auftretenden Körperempfindungen zu verfolgen, müssen Sie entweder Ihr Tempo reduzieren oder die Dauer der Kreisatmung mindestens halbieren. Danach können Sie Geschwindigkeit und Länge nach und nach wieder steigern, aber nur so weit, dass Sie die bewusste Wahrnehmung noch aufrechterhalten können.

Das Hypoxie-Training kann zwar die sportliche Leistung steigern, weil es die Sauerstoffversorgung verbessert, damit es aber den größten Nutzen erzielen kann, sollte es immer mit einem $CO_2$-Toleranztraining verbunden werden. Diese Form der Atmung geht mit so wohligen Empfindungen einher, dass ich nur selten Mühe habe, Sportler dafür zu gewinnen; ohne eine erhöhte $CO_2$-Toleranz bleibt der Nutzen der besseren Sauerstoffversorgung jedoch begrenzt. Denn auch eine hohe Sauerstoffsättigung des Blutes bringt nur wenig, solange wir aufgrund geringer $CO_2$-Toleranz zu viel atmen.

Eine gesunde $CO_2$-Toleranz stellt sicher, dass der Sauerstoff bei physischer Aktivität im Gewebe verteilt wird.

Je höher Ihre $CO_2$-Toleranz ist, desto länger können Sie die Apnoe bei neutraler Lunge aufrechterhalten – und davon geht ein starkes Signal aus, das Ihr Hypoxie-Training noch wirksamer macht. Es ist ein wunderbares Kraftelixier für Ihre Philia, doch Vorrang sollte immer das $CO_2$-Toleranztraining haben.

## Kreativ sein und sich wohlfühlen

Mit der Praxis der Superventilation richten wir im Grunde die Bitte ans Unbewusste, dem Bewusstsein etwas Ruhe zu verschaffen. Wissenschaftlich ausgedrückt kann sie eine »transiente Hypofrontalität«[3] herbeiführen – einen Zustand, der auch »Flow«, »in der Zone sein« oder »Runner's High« genannt wird. Typisch für diesen Zustand ist eine ungewöhnlich geringe Aktivität im präfrontalen Kortex des Gehirns, die man auch bei der tiefen meditativen Versenkung beobachtet. Mithilfe der Superventilation fordern wir unser Unbewusstes auf, dem Bewusstsein zu sagen, dass es mal kurz still sein soll. Und machen damit quasi den Weg dafür frei, dass Einfälle und Ideen des Unbewussten an die Oberfläche gelangen können.

Auf die Frage, ob beziehungsweise inwieweit die Superventilation das kreative Denken fördert, wird noch viel Forschungsarbeit verwendet werden müssen. Vielleicht möchten Sie selbst dazu ja auch mal ein paar Experimente anstellen? Ich jedenfalls habe beim Schreiben dieses Buches häufige Superventilationspausen eingelegt. Ausklingen lasse ich meinen Arbeitstag am liebsten mit einer Runde Einschnüffeln und Ausfauchen. Ein Versuch mit der Superventilation lohnt sich auch immer, wenn es Probleme gibt und Sie nach einem neuen Ansatz suchen.

Nur zu superventilieren, um sich wohlzufühlen, ist auch in Ordnung. Manchmal brauchen wir einfach etwas Lustvolles, und ein Genuss dieser Art bekommt uns besser als Alkohol oder Drogen. Natürlich gilt hier wie bei allen Dingen, die unserem Wohlgefühl dienen: bitte Augenmaß walten lassen. Sie sprechen ja mit jedem Atemzug Ihr Unbewusstes an, und die Superventilation kann – vor allem, wenn man sie übertreibt – das vegetative Nervensystem in einen Erregungszustand versetzen, der zusätzlichen Stress schafft, statt ihn abzubauen. Aber missbrauchen lässt sich ja bekanntlich alles.

## Sprachlabor 10

Sie haben jetzt schon eine Menge gelernt. Wie Sie es umsetzen, hängt von Ihrem Tagesablauf ab und davon, worum Sie Ihre Philia bereichern möchten. Vergessen Sie nicht, dass Ihr Team aus Bewusstsein und Unbewusstem wirklich *Ihr Team* ist. Und legen Sie mithilfe der bewussten Wahrnehmung die Richtung fest, die es einschlagen soll. Was würden Sie gern tun, um Ihr Team zu optimieren? Und nutzen Sie auch jeden Atemzug im Sinne der Philia, die Sie sich wünschen?

> Führen Sie die Bewusstseinsübung weiterhin mindestens zehn Minuten lang täglich durch. Sie bleibt Teil Ihrer Praxis, denn schließlich müssen Sie ja jederzeit in der Lage sein, Ihre innere Verfassung bewusst wahrzunehmen. Die zusätzliche $CO_2$-Betonung stellt einen perfekten Impuls zur Stärkung Ihrer Philia dar; daher ist es ratsam, auch diese Übungen in den Tagesablauf zu integrieren. Die Basis aber bilden nach wie vor die einfache und die erweiterte Bewusstseinsübung.

> Erweitern Sie Ihren Wortschatz! Nutzen Sie die im neunten Kapitel erlernten Techniken der Unterhaltung mit Ihrem Unbewussten. Und führen Sie sich vor Augen, dass Mitteilungen von der Art Ihrer Atmung geprägt werden. Wie beim Erlernen von Fremdsprachen auch gilt: Das Vokabular wird Ihnen umso geläufiger, je mehr Sie üben.

> Trainieren Sie Tonfall und Betonung; und vergessen Sie nicht, dass beide durch die Art Ihrer Atmung bestimmt werden. Schlagen Sie im siebten Kapitel nach, wenn Sie sich vergewissern möchten, wie Ihre Atemzüge zu platzieren sind und wie sich das funktionsgerechte Atmen auf Tonfall und Betonung der Botschaften auswirkt, die Sie mittels der Techniken aus dem neunten Kapitel formulieren möchten. Atmen Sie durchgehend durch die Nase; überprüfen Sie auch immer wieder Atemmechanik und Körperhaltung.

> Ob Sie gelegentlich superventilieren möchten, entscheiden Sie zwar selbst, doch für den Fall, dass keine gesundheitlichen Gründe dagegen sprechen, möchte ich Ihnen diese Technik sehr ans Herz legen. Probieren Sie aus, ob die Superventilation bei den in diesem Kapitel genannten Gelegenheiten für Sie infrage kommt. Im ersten Monat sollten Sie sich allerdings auf eine sorgfältig angelegte Übungseinheit pro Tag beschränken.

> Wenn Sie an der Verbesserung Ihrer $CO_2$-Toleranz arbeiten, müssen Sie die Superventilation immer danach oder zu einer ganz anderen Tageszeit üben, nie jedoch unmittelbar vor dem $CO_2$-Toleranztraining, dem Sie dadurch viel von seiner Kraft nehmen würden.

# – 13 –

# ATEMARBEIT UND GEFÜHLE

Es heißt ja oft, wir würden immer erst dann Rat suchen, wenn wir im Grunde längst Bescheid wissen und bloß den Mut noch nicht finden, auf dieses innere Wissen zu vertrauen. Aber muss das so sein? Nun, zweifellos haben wir es im Leben oft mit Situationen und Entscheidungen zu tun, denen gegenüber wir uns zunächst einmal nur schwer positionieren können. Auch kommt es vor, dass wir mit Dingen nicht glücklich sind, für die wir eigentlich dankbar sein sollten. Niemand hat je gesagt, dass das Menschsein leicht wäre; doch in diesem Kapitel werden Sie eine ganz spezielle Atemtechnik erlernen – die »Übung des Zuhörens« –, die sich besonders für die Kontaktaufnahme mit Ihrem Unbewussten eignet.

## Die biologische Funktion der Emotionen

Sprechen wir zunächst einmal über unsere Gefühle. Wofür haben wir sie überhaupt? In dieser modernen Welt mit ihrem Geist-Körper-Paradigma weiß man das oft gar nicht mehr so recht. Welchen Nutzen hat beispielsweise die Angst, wenn ich einen Fleisch-Roboter durch die Gegend steuere? Oder Scham oder Dankbarkeit oder Stolz? In Science-Fiction-Filmen kommenen oft Aliens vor, die überhaupt keine Gefühlsregungen kennen. Stattdessen werden sie von Logik und Verstand gesteuert, und das scheint ihnen viele der Probleme zu ersparen, mit denen sich die emotionsgeleitete Menschheit herumschlägt. Aber natürlich kommen wir am Ende der Geschichte doch wieder zu dem Ergebnis, dass das Leben ohne diese seltsamen und oft ja auch aufdringlichen Feelings längst nicht so lebenswert wäre und wir deshalb lieber nicht auf sie verzichten wollen. Weder auf die wohltuenden noch auf die unangenehmen.

Nun sind Gefühlsregungen jedoch nicht einfach Beiwerk des menschlichen Daseins, sondern ganz gezielte Mitteilungen unseres Unbewussten. Inzwischen haben Sie bestimmt längst verinnerlicht, dass Ihr Unbewusstes nichts anderes möchte, als dass Sie überleben und es Ihnen gut geht. Sicher haben Sie sich auch gemerkt, dass unsere wichtigste Überlebensstrategie darin besteht, aktiv zu werden und etwas zu unternehmen. Dann können Sie sich bestimmt auch mit dem Gedanken anfreunden, dass es sich bei unseren Gefühlen um differenzierte und nachdrückliche Mitteilungen des Unbewussten handelt, mit denen es unser Verhalten so lenkt, dass wir in unserer Umwelt und der jeweiligen Gesellschaft gut leben und überleben können.[1]

Gefühlsregungen beziehungsweise Emotionen sind Impulse unseres Unbewussten, die alle möglichen körperlichen Reaktionen nach sich ziehen und Veränderungen im Herz-Kreislauf-System, im neuroendokrinen System, in der Skelettmuskulatur und im vegetativen/autonomen Nervensystem bewirken. Sind uns diese Gefühlsregungen oder Emotionen bewusst, bezeichnen wir sie als Gefühle; bestimmte Varianten nennen wir auch Bauchgefühl oder Herzensgefühle. All diese Empfindungen entspringen einem Teil von uns, dem es ausschließlich um unser Überleben und Wohlergehen geht dem Unbewussten.

In puncto Bauchgefühl und Herzensgefühlen dürfen wir nie vergessen, dass unser Unbewusstes ständig dazulernt und neue Muster aufdeckt, auch wenn wir dessen nicht gewahr sind. Mitunter treffen wir aufgrund des Bauchgefühls eine Entscheidung, könnten aber nicht sagen, wie wir darauf gekommen sind. Das zeigte sich beispielsweise in einer Studie, bei der die Teilnehmer zu einem Spiel mit vier verschiedenen Kartenstapeln aufgefordert waren. Im Verlauf des Versuchs wurde anhand des Hautwiderstandes die emotionale Verfassung der Probanden aufgezeichnet, um ihre Gefühlsregungen nachzuvollziehen. Sehr schnell empfahl das Bauchgefühl den Teilnehmern, zwei dieser Kartenstapel zu meiden und sich nicht an ihnen zu bedienen, um keine Minuspunkte einzuheimsen. Tatsächlich waren diese Stapel vor Spielbeginn mit Verliererkarten bestückt worden, und ohne zu wissen, warum sie es taten, ließen die Teilnehmer ganz schnell die Finger von diesen Talons, rein von ihren Gefühlen geleitet.[2]

Ein besonders interessantes Beispiel für dieses unbewusste Lernen verdanken wir dem französischen Arzt Édouard Claparède und einer Patientin ohne Kurzzeitgedächtnis. Wann immer er diese Frau aufsuchte, gab er ihr die Hand und stellte sich erneut vor, da sie einfach nicht wusste, dass sie ihm schon begegnet war. Einmal stach er sie mit einer Nadel, als sie ihm die Hand zum Gruß hinstreckte. Sie zuckte erschrocken zurück, wusste aber am nächsten Tag nichts mehr von dem Vorfall. Als er ihr jedoch wieder die Hand hinstreckte und sich vorstellte, ergriff sie sie nicht. Sie wusste nicht, warum, war sich aber ganz sicher, dass sie die Hand auf keinen Fall berühren wollte.[3] Ihrem Gedächtnisverlust zum Trotz war das Unbewusste der Frau also in der Lage, hinzuzulernen und ihr ein Gefühl zu übermitteln, das sie vor neuerlichem Schmerz bewahrte.

Wie sich uns das Unbewusste über Gefühle mitteilt, hängt ganz davon ab, was es jeweils als das Beste für uns sieht. Das heißt jedoch nicht, dass es sich nicht auch irren könnte. Zwar ist es im Allgemeinen gut, auf das Herz zu hören, doch kennt und kann das Unbewusste nur, was es gelernt hat. Und so können uns Gefühle schon einmal zu Dingen verleiten, die uns nicht guttun; und es gibt auch Gemütszustände, die uns alles andere als förderlich sind – obwohl sie dem Teil unserer selbst entstammen, der immer nur das Beste für uns will und sich für unser Leben und Wohlergehen einsetzt. Dieses Unbewusste, das Ihnen den Anstoß gibt, sich jemandem zu nähern, der sich als guter Partner erweist, ist auch die Instanz, die Ihnen den Impuls vermittelt, jemanden zu schlagen oder Ihr Ehegespons zu betrügen. Aber Ihre Philia ist schließlich ein Team, und so muss auch Ihr Bewusstsein das Seinige tun. Wie bei allem, was die Sprache des Atems betrifft, kommt es für sinnvolles Handeln auf die Zusammenarbeit mit Ihrem Unbewussten an; und dabei geht es immer ums Zuhören.

Ich habe in diesem Buch schon mehrfach erwähnt, dass unsere Leiden oft mit einem Missverstehen unserer selbst zu tun haben. Wir halten uns für etwas, was wir nicht sind, und behandeln uns entsprechend. Mit unseren Gefühlen verhält es sich ähnlich: Da wir sie oft nicht einordnen können, wissen wir auch nicht, wie wir mit ihnen umgehen sollen. Manche werden geradezu von ihren Gefühlen beherrscht und können oder wollen ihr Bewusstsein nicht einsetzen, um sich genau anzusehen, ob ihre Gefühlsregungen sie wirklich zu etwas Nützlichem veranlassen. Wieder andere, die auch keinen Zugang zu ihren Gefühlen haben, spalten sich mehr und mehr von ihnen ab. Dritte wiederum empfinden bei bestimmten Regungen Schuldgefühle, und das gibt dem ganzen Gefühlswirrwarr nochmals eine neue Note: Sie fühlen sich elend, weil sie Gefühle haben, die sie ihrer Überzeugung nach nicht haben sollten. Auch das kann dazu führen, dass Menschen Gefühlen lieber ganz aus dem Weg gehen.

Das Meiden von Gefühlen tut jedoch der Philia überhaupt nicht gut. Und geht im Grunde ja auch gar nicht. Denn in der Tiefe bleiben die Gefühle vorhanden. Von dort aus färben sie unser Erleben ein beziehungsweise prägen die Entscheidungen, die wir treffen. Doch können wir uns klarmachen, dass diese Gefühle aus Liebe entstehen und als Selbstschutz gemeint sind, nur eben stark beeinflusst durch Muster, die sich unser Unbewusstes aufgrund der Erfahrungen angeeignet hat, die wir im Leben gemacht haben. Vielleicht können wir unsere Gefühlsregungen dann mehr als das sehen, was sie eigentlich sind: starke Botschaften eines Anteils unserer selbst, der uns liebt und nichts weiter im Sinn hat, als uns zu Aktionen zu bewegen, die aus seiner Sicht unseren Interessen dienen. Sie müssen sich nicht von Ihren Emotionen beherrschen lassen, sollten sich aber auch nicht von ihnen distanzieren. Lassen Sie sich auf sie ein, und vielleicht ist das ja der Beginn der gesündesten und glücklichsten Jahre Ihres Lebens.

## Verkörperte Gefühle

Frage: Wo nehmen wir unsere Gefühle eigentlich wahr? Nach dem alten Paradigma könnten wir jetzt überlegen, ob sie sich im Geist oder im Körper abspielen. Gemäß unserem neuen Selbstbild sind wir jedoch ein geeinter Organismus mit einer inneren Beziehung zu sich selbst und einer äußeren zu seiner Umwelt. Von daher können wir die Frage so beantworten: Gefühle werden dann körperlich empfunden, wenn wir bewusst unsere Aufmerksamkeit auf sie lenken.[4]

Das lässt sich wissenschaftlich belegen, jedoch auch im Selbstversuch: Halten Sie sich an die folgenden Schritte, um herauszufinden, wo Ihre Gefühle sitzen.

1. Beginnen Sie mit der Bewusstseinsübung, und lassen Sie sich ein paar Minuten Zeit, um sich zu vergegenwärtigen, wie Sie sich im jetzigen Augenblick fühlen. Sobald Ihnen das ganz präsent ist, können Sie diese Empfindung mit der vergleichen, in die Sie geraten, wenn Sie eine andere Gefühlsregung bewusst wahrnehmen.

2. Nachdem Sie sich einige Minuten lang Ihrer gegenwärtigen Gemütsverfassung bewusst gewesen sind, nehmen Sie sich ungefähr zwei Minuten für die nachfolgend genannten Gefühlsregungen. Aufrufen können Sie sie, indem Sie sich beispielsweise bestimmte Situationen vorstellen, die solche emotionale Reaktionen auslösen. Machen Sie sich den Schauplatz dieser Empfindungen in Ihrer Philia bewusst. Vielleicht können Sie sogar den Finger auf die jeweilige Stellen legen.

- Neid/Eifersucht
- Dankbarkeit
- Ärger
- Liebe

Nach dieser Übung beschäftigen Sie sich einen Moment lang mit der Möglichkeit, dass Ihre Gemütsverfassung nicht nur mit den Gefühlen zu tun haben könnte, die Ihnen bewusst sind, sondern auch mit Emotionen, die Sie gar nicht wahrnehmen. Menschen, die nicht auf ihre Gefühle hören oder sich sogar bewusst von ihnen abspalten, können sich das wahrscheinlich nur schwer vorstellen. Doch auch wenn Sie Ihre Gefühle nicht bewusst wahrnehmen, schicken wird das Unbewusste sie ihnen trotzdem – einfach, weil es ja Ihre Philia immer in die Richtung pushen möchte, die es für die beste hält. Haben Sie nicht auch schon oft Dinge getan, von denen Sie im Nachhinein nicht wussten, wie Sie eigentlich dazu gekommen sind?

Davon, dass Sie sich von Ihren Gefühlen abspalten, lösen die sich ja nicht in Luft auf. Aber in Ihrem Team aus Bewusstsein und Unbewusstem entsteht dadurch ein Riss, der Ihre Philia ausbremst.

Und noch eine Überlegung, der Sie einmal nachgehen könnten: Auch wenn Sie an eine Situation gedacht haben, die ein bestimmtes Gefühl auslöste, war dieses wahrscheinlich nicht das einzige. Angenommen, Sie haben an etwas gedacht, von dem Sie wissen, dass es Sie ärgerlich macht. Aber dann kamen wie von selbst noch Ängste, Selbstzweifel oder alle möglichen anderen Regungen hinzu, die zusammen eine körperlich wahrnehmbare Empfindung erzeugten. Vielleicht waren auch noch Gefühle mit im Spiel, die etwas mit den Ereignissen des Tages oder mit der Zukunft zu tun hatten.

Das ganze Leben ereignet sich jetzt, in diesem Moment – alles zugleich, und nur für einen Teil dessen, was in Ihrer Philia vorgeht, ist das Bewusstsein zuständig. Daraus ergibt sich zweierlei: Erstens, dass Gefühlsregungen immer subjektiv sind, und zweitens, dass die jeweilige Gefühlslage immer einen Mix aus all den Dingen darstellt, mit denen unsere Philia zum gegebenen Zeitpunkt gerade beschäftigt ist.

Das Bewusstsein ist durchaus in der Lage, die Mitteilungen des Unbewussten zu hinterfragen; auf der Basis unserer Lebenserfahrung bestimmt dieses aber weitgehend über unser Denken und Fühlen mit. Demnach kommt es entscheidend darauf an, mit welchen Menschen und Dingen wir uns umgeben und wo wir uns aufhalten. Denn auch wenn wir es nicht immer merken, lernt unser Unbewusstes doch aus allem etwas; und aus diesen zahllosen Einzelaspekten setzt es sich sein Bild der Welt zusammen. Halten Sie sich also viel unter Leuten auf, die häufig die Unwahrheit sagen, werden Sie bald den Eindruck gewinnen, dass unsere Spezies lügt und alles andere als vertrauenswürdig ist. Für den Fall, dass Sie sich oft in einem großzügigen Personenkreis bewegen, werden Sie die Menschen dagegen generell für eher nobel halten. Wie weit das geht, weiß niemand so genau, aber wir können wohl davon ausgehen, dass alle Dinge und Menschen, denen wir uns aussetzen, unser Weltbild mitgestalten. Und sobald dieses Bild einmal entstanden ist, wird es schwieriger und schwieriger, die Welt anders oder gar mit ganz neuen Augen zu sehen. Das alles wirkt sich natürlich erheblich auf die Entscheidungen aus, die wir treffen, beruhen sie doch auf dem Weltbild, das unser Unbewusstes aus den von ihm gewonnenen Eindrücken abgeleitet hat.

Wir alle kennen wohl Menschen, die ständig an ihrem Leben herummäkeln, obwohl ihre Arbeit geschätzt wird, sie gut verdienen und in eine liebevolle Familie eingebunden sind. Und wir haben sicher auch schon mit Leuten zu tun gehabt, die immer wieder mit dem Gesetz in Konflikt geraten, obwohl sie im Grunde ihres Herzens durchaus anständig sind. Oder haben Sie in der Verwandtschaft vielleicht eine Person, die ein ums andere Mal Beziehungen eingeht, die sich später – anscheinend fast zwangsläufig – als übergriffig erweisen? Und natürlich gibt es da auch noch die Erfolgstypen, die offenbar stets alles richtig machen, die ihr Leben sehr in Ordnung finden und echte Glückskinder zu sein scheinen. Sie alle leben in ein und derselben Welt, *erleben* sie jedoch ganz unterschiedlich. Unser Muster erkennendes Unbewusstes registriert vom Tag unserer Geburt an wiederkehrende Erlebnisse, aus denen es sich nicht nur ein Modell der Abläufe in dieser Welt bastelt, sondern sich auch geeignete Überlebensstrategien zurechtlegt. Am Anfang dieses Buches haben wir darüber gesprochen, dass unsere Einschätzungen oft auf Trugschlüssen beruhen. Und weil wir partout nicht in der Lage sind, die Welt anders zu sehen, werden selbst komplette Fehleinschätzungen häufig nicht ausgemustert.

Zum Glück sind Sie jedoch nicht einfach ein Geist, der einen Körper durch die Gegend steuert. Innerlich sind Sie ein Team, eine

Beziehung, eine Philia. Es ist nicht auszuschließen, dass Sie mit unbewussten Überzeugungen leben, die Sie nicht nur kleiner machen,
als Sie sind, sondern die regelrecht ungesund sind oder Sie davon
abhalten, ein lebenswertes Leben zu führen und in einem wirklich
guten Sinne aktiv zu werden. In diesem Fall können Sie die Sprache des Atems einsetzen, um sich dieser Gefühlsregungen und ihrer
Folgen bewusst zu werden und gezielt etwas zur Umorientierung
Ihres Unbewussten zu unternehmen. Sicher, wie das Unbewusste
darauf kommt, uns derart unangenehme und beklemmende Gefühle zu schicken, ist schwer zu verstehen. Doch sobald uns klar
geworden ist, dass alles nur aus Liebe und zu unserem Schutz geschieht, wir darüber hinaus die Möglichkeit haben, unseren Gefühlen und damit unserem Unbewussten näherzukommen, können
wir Verbesserungen in die Wege leiten, die auf einer gesünderen
Einstellung der Welt gegenüber beruhen.

Zunächst einmal müssen wir uns aber dieser Gefühle annehmen
und bei ihnen bleiben, auch wenn es uns schwerfällt, weil sie so
stark und mitunter richtiggehend unangenehm sind. Oft weichen
wir ihnen auch aus, obwohl es gar nicht unserer Absicht entspricht.
Deshalb stelle ich Ihnen jetzt eine sehr wirksame Übung vor, mit
der Sie wieder zu sich kommen und Anschluss an sich finden können. Sie bietet uns einen geschützten Raum, in dem wir uns anhö-
ren können, was das Unbewusste zu sagen hat, ohne dass wir alte
Traumata noch einmal durchleben müssen oder womöglich sogar
retraumatisiert werden, wie es bei anderen Formen der Atemarbeit
vorkommen kann.

## Und noch einmal: Die Grundlage jeder Verbesserung ist die bewusste Wahrnehmung

Sicher praktizieren Sie die Bewusstseinsübung inzwischen regelmäßig. Denn da sie dem Training der Interozeption dient, also der inneren Bewusstheit, stellt sie ja die Grundlage zum Erlernen der Atemsprache dar. Wir wissen, dass anhaltende achtsame Interozeption die emotionale Bewusstheit verbessert und uns die gründliche Aufarbeitung von Gefühlen ermöglicht, sodass wir schließlich auch unbewusste Inhalte bereinigen können, von denen unsere Erfahrung bis dahin geprägt war.[5] Oft sind wir nicht in der Lage, sich einstellende Gefühlsregungen sofort zu verarbeiten, und dann können sie unsere Erfahrungen prägen, selbst wenn sie überhaupt nichts mit den Ursachen dieser Gefühle zu tun haben.[6]

Die emotionale Bewusstheit lässt uns wahrnehmen, was das Unbewusste von der jeweiligen Situation hält, in der wir uns befinden. Da es jedoch ausgesprochen schwierig ist, so bewusst zu sein und zu bleiben, dass wir wirklich mitbekommen, was das Unbewusste sagen möchte, wenden wir uns jetzt dem aktiven Zuhören zu.

Diese Übung stellt eine ebenso unbedenkliche wie effektive Möglichkeit dar, sich auf das Unbewusste einzustimmen, ihm seine Meinung zum jeweiligen Thema abzulauschen und die damit verbundenen Gefühle zu verarbeiten. Themen können etwa die Erinnerung an ein Trauma, eine bestimmte Unversöhnlichkeit oder einfach die Frage sein, welche Entscheidung an einem kritischen Punkt wirklich weiterhilft. Es heißt ja, wie gesagt, oft, dass wir gern andere um Rat fragen, obwohl wir eigentlich längst wissen, was wir wollen, und uns nur nicht trauen, dazu zu stehen. Damit ist heute Schluss. Ab heute hören wir einfach zu.

# Die Übung des Zuhörens

Eine Anmerkung vorab: Eine etwas eingehendere Erklärung dafür, warum diese Übung eine so effektive Verarbeitung emotionaler Probleme ermöglicht, finden Sie in englischer Sprache unter: www.languageofbreathcollective.com/bookextras.

Bitte beachten Sie die Kontraindikationen, die am Ende des Buches im Abschnitt »Gesundheitliche Erwägungen« genannt werden.

Die Übung des Zuhörens sollten Sie nur durchführen, wenn Sie genügend Zeit für sie haben und sich in einer ebenso geschützten wie ruhigen Umgebung befinden. Die Übung kann Ihnen tiefe Einblicke ermöglichen und Gefühlsausbrüche auslösen; üben Sie also wirklich nur, wenn Sie nicht in Eile sind und der Übung Ihre volle Aufmerksamkeit widmen können. Führen Sie die Übung nicht öfter als einmal am Tag und nicht mit mehr Nachdruck durch, als in der Anleitung angegeben. Schließlich möchten Sie ja Gefühle und etwaige Traumata verarbeiten, ohne sich weiteren Stress und womöglich noch größere Belastungen aufzuladen. Im besten Fall üben Sie unter Anleitung eines auf die Sprache des Atems spezialisierten Profis, bevor Sie sich Übungseinheiten von mehr als fünfzehn Minuten zumuten.

**Die Dauer der Übung**: Üben Sie anfangs nicht mehr als fünfzehn Minuten, um ein Gefühl für die Methode und dafür zu bekommen, was sie mit Ihnen macht. Es können nämlich sehr starke Gefühle aufkommen, die manche Menschen aus der Fassung bringen, weshalb es ratsam ist, sich von einem Praktiker anleiten zu lassen, der in der Atemsprache bewandert ist, wenn man längere Übungssequenzen machen und mehr in die Tiefe gehen möchte. Längere

Übungssequenzen auf eigene Faust sollten Sie erst in Angriff nehmen, nachdem Sie sich mit dieser Übung vertraut gemacht haben.

**Bewusstseinsübung**: Zur Einleitung sollten Sie zwischen zwei und zehn Minuten lang die Bewusstseinsübung durchführen, bis Ihnen Ihre Philia vollkommen präsent ist. Konzentrieren Sie sich dabei ganz auf Ihren inneren Bewusstseinszustand. Weil er die Basis der eigentlichen Übung darstellt, dürfen Sie diesen Schritt keinesfalls auslassen.

**Ihr Thema und die es begleitenden Empfindungen**: Bevor Sie mit der Kreisatmung beginnen, rufen Sie ein bestimmtes Thema auf, das Sie mithilfe Ihres Unbewussten näher betrachten möchten. Das kann eine anstehende Entscheidung sein, eine Erinnerung, die Sie verfolgt, eine Befürchtung, eine Vorstellung, wie Sie gern wären, oder dergleichen. Alles, was Sie mit Ihrem Unbewussten betrachten möchten, ist geeignet, solange Sie sich vollkommen darauf konzentrieren können. Bleiben Sie für die Dauer der ganzen Sitzung bei dieser einen Frage.

Bevor Sie zur Kreisatmung kommen, richten Sie sich bewusst auf Ihr Thema aus. Damit lösen Sie, wie Sie merken werden, Körperempfindungen in Ihrer Philia aus. Je öfter Sie die Bewusstseinsübung schon gemacht haben, desto leichter werden Sie diese Empfindungen aufspüren und sich auf sie ausrichten können. Vergessen Sie bitte nicht: Hier handelt es sich nicht um eine Leistungsschau, sondern um eine Übung. Bleiben Sie während der gesamten Dauer der Übung auf Ihre Frage oder Ihr Thema und die damit zusammenhängenden Empfindungen fokussiert. Die bewusste Ausrichtung auf Ihren Gegenstand kann im Verlauf der Übung ein wenig schwanken und die begleitenden Empfindungen können sich ändern. Das ist normal; versuchen Sie aber trotzdem, Ihre Gedanken nicht in andere Themenwelten abschweifen zu lassen. (Im weiteren Verlauf werden wir das noch im Einzelnen besprechen.)

**Gleichmäßige Kreisatmung**: Nachdem Sie sich auf Ihre Frage und die begleitenden Körperempfindungen ausgerichtet haben, können Sie sich der Kreisatmung zuwenden; verlieren Sie dabei aber weder Ihr Thema noch die Körperempfindungen aus den Augen. Das kommt Ihnen am Anfang etwas mühsam vor? Nun, das ist ganz normal.

Die zu dieser Übung gehörende Kreisatmung folgt der Sequenz 3,0,3,0, die manche als schnell empfinden und andere als langsam. Verwenden Sie einen Clicktrack oder ein (Online-)Metronom, um das Tempo zu halten. Auch geeignete Musik ist in Ordnung, solange sie nur instrumental ist. Verwenden Sie auch keine Playlists mit mehreren Songs. (Einen kostenlosen Audiotrack für diese Übung finden Sie unter www.languageofbreathcollective.com/bookextras.) Anfangs werden Sie noch auf das Timing achten müssen, über kurz oder lang aber stellt sich ein automatischer Rhythmus ein, dem Sie mühelos folgen können.

**Zuhören, beobachten, aufnehmen**: Auch während der Kreisatmung geht es darum, Ihr Thema und die es begleitenden Körperempfindungen präsent zu haben und sich für alles offenzuhalten, was in Ihrem Bewusstsein aufsteigt. Anfangs sind das vielleicht einfach Empfindungen und Gefühle, nach etwa acht Minuten aber dürften sich zunehmend unverwechselbare Eingebungen und Erkenntnisse abzeichnen. Womöglich bekommen Sie das Gefühl, dass Ihnen etwas klar wird, was Sie eigentlich schon immer gewusst haben, von dem Sie aber nicht wussten, dass Sie es wussten. Je nach dem von Ihnen gewählten Thema geht Ihnen jetzt vielleicht auf, woher Ihre Gefühle dazu stammen. Auch kann es sein, dass Ihnen urplötzlich die Lösung eines Problems in den Sinn kommt, mit dem Sie sich schon länger rumschlagen.

Nach etwa fünfzehn Minuten stellen sich nicht selten traumartige Visionen ein, die oft etwas erzählen und eine Art roten Faden haben. Solche Visionen können auch an Erinnerungen gemahnen, die Ihnen entfallen sind oder von denen Sie nicht wussten, dass sie etwas mit der von Ihnen gewählten Frage zu tun haben.

Gelegentlich treten auch unangenehme Empfindungen und Gedanken auf. Setzen Sie die Übung dann bitte trotzdem fort und bleiben Sie bei diesen Dingen, während Sie sich zugleich vor Augen führen, dass diese Empfindungen zwar im Moment schwierig sein mögen, aber dennoch liebevoll gemeint sind und aus einem Anteil Ihrer selbst kommen, der stets für Sie da ist und Ihnen ein gutes Leben sichern möchte. Nähern Sie sich diesen Empfindungen also aufgeschlossen, wertfrei und interessiert. Seien Sie einfach offen für alles, was Ihr Unbewusstes zu sagen hat. In dieser interozeptiven Haltung locken Sie die schwierigen Gefühlsregungen oder Empfindungen in Ihr Bewusstsein zurück, sodass sie nicht länger vergraben oder verborgen bleiben und Ihre Einstellung dem Leben gegenüber prägen können, ohne dass Sie es merken.

Wenn Sie allein üben oder gerade erst mit der integrativen Atemarbeit anfangen, sollten Sie es nach höchstens fünfzehn Minuten gut sein lassen. Diese Technik geht wirklich tief, und wenn Sie länger als eine Viertelstunde üben möchten, sollten Sie sich von einer Praktikerin unterstützen lassen, die auf die Sprache des Atems spezialisiert ist. Üben Sie nur so lange, wie Sie konzentriert bleiben können, und legen Sie es nicht in erster Linie auf angenehme Gefühle an, sondern lauschen Sie vor allem auf Ihr Unbewusstes.

**Die göttliche Atmung**: Mit dieser Atmung schließen wir die Übungseinheit ab. Bei dieser Technik atmen Sie zunächst besonders lang, langsam und voll ein, bis die Lunge so weit gefüllt ist, wie es nur eben geht, und atmen dann sehr lang und gemächlich bis zur vollständigen Entleerung der Lunge aus. Das Ganze zwei Minuten lang.

Eigentlich geht es einfach darum, die Lunge zwei Minuten so vollständig zu füllen und wieder zu entleeren, wie es ohne besondere Anstrengung möglich ist. Das ist gleichzeitig das Signal zur Beendigung der Übungseinheit. Lassen Sie dabei alles zu, was Ihnen in den Sinn kommt und was der Verarbeitung des Erlebten dient.

Sie können auch immer dann zur göttlichen Atmung übergehen, wenn Sie beim Üben von Glücksgefühlen oder der schieren Intensität des Erlebten überwältigt werden. Oder auch, wenn Sie einfach zu müde sind, um die Übung fortzusetzen. Bedienen Sie sich der göttlichen Atmung aber wirklich nur, wenn Sie die Notwendigkeit empfinden, während Sie ansonsten bei der vorgegebenen Atemsequenz bleiben und Ihr Thema sowie die begleitenden Körperempfindungen im Blick behalten.

**Nachbereitung**: Nach den zwei Minuten göttlicher Atmung kehren Sie zu Ihrer normalen Atemtätigkeit zurück und lassen sich ausreichend Zeit zur Verarbeitung des Erlebten. Viele meiner Klientinnen und Klienten berichten von Augenblicken der Klarheit, von kreativen Einfällen und Eingebungen, die sie in dieser Phase erlebt haben. Nehmen Sie sich dafür mindestens fünf bis zehn Minuten Zeit, aber gern auch mehr, wenn Sie möchten. Nachdem wir jetzt alle Teile dieser Übung des Zuhörens durchgesprochen haben, ist hier der Ablauf noch einmal im Überblick:

Die Übung des Zuhörens – Kurzanleitung
1. Machen Sie zunächst im Sitzen oder Liegen zwei bis zehn Minuten lang die Bewusstseinsübung. Fokussieren Sie sich da-

bei auf Ihre Philia und bleiben Sie mit der Aufmerksamkeit ganz bei Ihrem inneren Bewusstseinszustand. Lassen Sie diesen Schritt keinesfalls aus.

2. Denken Sie an das Thema, das Sie sich vorgenommen haben.

3. Vergegenwärtigen Sie sich die Körperempfindungen, die dabei aufkommen.

4. Verweilen Sie ein paar Augenblicke lang bei diesen beiden Dingen, Ihrem Thema und den begleitenden Körperempfindungen.

5. Beginnen Sie mit der Kreisatmung 3,0,3,0.

6. Bleiben Sie sich dieser drei Dinge – Thema, Körperempfindungen und 3,0,3-Atmung – bis zu fünfzehn Minuten lang bewusst. Wenn Sie damit bereits Erfahrungen gesammelt haben oder mit einem in der Atemsprache bewanderten Praktiker zusammenarbeiten, können Sie diesen Schritt so lange ausdehnen, wie Sie es für erforderlich halten.

7. Schließen Sie die Übung mit zwei Minuten göttlicher Atmung ab. Halten Sie sich in dieser Zeit offen für alles, was sich zeigen mag.

8. Kehren Sie zur normalen Atmung zurück, und nehmen Sie sich genügend Zeit für die Verarbeitung Ihrer Gedanken und Gefühle.

**Verarbeitung**: Die Übung des Zuhörens kann sehr tief gehen und Erkenntnisse und Verbindungen zutage fördern, die zuvor außerhalb Ihrer bewussten Wahrnehmung gelegen haben. Die Verarbeitung fällt nur selten schwer, und die Interpretation liegt meistens auf der Hand.

Denken Sie aber immer daran, dass alles, was auf diese Weise an die Oberfläche dringt, von Liebe getragen ist und aus Ihnen selbst kommt. Da spricht kein Feind. Bei der Übung des Zuhörens gehen wir mehr als sonst auf unser Unbewusstes ein, und das kann manchmal Verwirrung stiften oder sogar Wünsche wecken, von denen wir wissen, dass sie nicht in Ordnung sind. Sollte das bei Ihnen so sein, müssen Sie sich in Erinnerung rufen, dass Sie da einem Teil Ihrer selbst lauschen, der immer und unter allen Umständen auf Ihr Überleben und Wohlergehen bedacht ist. Er präsentiert Ihnen ein Abbild der Welt, das Ihren Erfahrungen und den Anschauungen der Gesellschaft, in der Sie leben, entspricht. Dass Ihr Unbewusstes völlig auf dem Holzweg ist, lässt sich allerdings auch nicht ganz ausschließen. Trösten Sie sich dann mit dem Gedanken, dass Sie immerhin etwas über sich erfahren haben, was Sie künftig berücksichtigen können, wann immer Sie aktiv werden möchten.

Im letzten Kapitel werden wir uns unter anderem darüber unterhalten, wie sich das in diesem Buch Gelernte zur Umschulung des Unbewussten nutzen lässt. Natürlich sind manche unbewusste Überzeugungen schwieriger zu beeinflussen als andere. Doch eines ist klar: Jede Verbesserung setzt vorherige Bewusstwerdung voraus. Und sobald Ihnen eine unbewusste Überzeugung auffällt oder ein unbewusstes Weltbild, von dessen Nutzen Ihr Bewusstsein ganz und gar nicht überzeugt ist, bedeutet schon diese simple Bewusstwerdung einen großen Schritt hin zur künftigen Veränderung Ihres Verhaltens.

## Unbewusste Überzeugungen aufspüren

Wenn Sie wissen möchten, was Sie wirklich in Bezug auf eine bestimmte Thematik empfinden, können Sie sie zum Gegenstand Ihrer Übung des Zuhörens machen. Angenommen, Sie entscheiden sich für die Frage, was für ein Mensch Sie gern wären: Versuchen Sie dafür, Ihr künftiges Ich zu visualisieren. Vergegenwärtigen Sie sich möglichst präzise, wer oder wie Sie werden wollen. Wie möchten Sie sprechen? Wie soll Ihr Umgang mit der Welt aussehen? Was möchten Sie verkörpern? Während Sie darüber nachdenken, wird sich auch Ihr Unbewusstes so seine Gedanken machen. Vielleicht hält es Ihre Vorstellungen für unrealistisch und meint, ein Leben, wie Sie es visualisieren, stehe Ihnen aus irgendeinem Grund nicht zu. Womöglich scheuen Sie unbewusst auch die Veränderungen, die Sie vornehmen müssten, um Ihr Ziel zu erreichen. Und eventuell geraten Sie sogar in einen verrückten Mix verschiedenster Gefühle.

Das alles ist gut, auch wenn es sich unter Umständen schwer aufdröseln lässt. Aber gut wozu eigentlich? Nun, diese Überzeugungen waren ohnehin in Ihnen vorhanden, und jetzt tun Sie immerhin etwas, um sie sich vor Augen zu führen. Sobald wir uns untaugliche Überzeugungen oder auch unsere Wünsche bewusst machen, beginnen wir wenigstens zu verstehen, weshalb wir so fühlen und handeln, wie wir es eben tun. Denn Bewusstwerdung ist ja bekanntlich die Grundlage jeder Verbesserung. Und je ausgeprägter die Bewusstheit, desto besser können wir unsere Gefühlsreaktionen sowohl vorhersehen als auch freundlich aufnehmen.

Wie Sie sich erinnern, muss Ihr Unbewusstes in Windeseile enorme Informationsmengen verarbeiten, um Sie vor Schaden zu bewahren. Dabei kann es sich aber nicht immer darum kümmern, ob es hundertprozentig richtig liegt. Dafür ist Ihr bewusstes Ich zuständig. Und je besser Sie Ihre unbewussten Überzeugungen verstehen, desto leichter können Sie Ihren Verstand einsetzen, um die Dinge kritisch zu hinterfragen. Unbewusst sind Sie vielleicht der Überzeugung, Sie seien nicht in der Lage, ein Geschäft aufzuziehen oder eine Person um ein Date zu bitten, auf die Sie ein Auge geworfen haben. Hören Sie sich in Ruhe an, was Ihr Unbewusstes vorzubringen hat, und schließen Sie nicht von vornherein aus, dass es recht haben könnte und alles tut, um Ihnen ein möglichst gutes Leben zu verschaffen. Danach aber müssen Sie unbedingt auch Ihr bewusstes Denken hinzuziehen, die Ratio.

Vielleicht ist der Zeitpunkt für eine geschäftliche Veränderung wirklich noch nicht gekommen. Oder der Augenblick stimmt zwar, aber Sie nehmen die Befürchtung Ihres Unbewussten wahr und ernst, dass Ihre Idee scheitern könnte. Und dann empfiehlt sich vielleicht ein Kompromiss – wie in jeder anderen Beziehung auch. So könnten Sie etwa für Ihr künftiges Unternehmen einen Dreijahresplan aufstellen und zur Beruhigung Ihres Unbewussten Rücklagen bilden, damit es nicht fürchten muss, Sie und Ihre Familie würden womöglich auf der Straße landen. Gleichzeitig arbeiten Sie bei jeder sich bietenden Gelegenheit schon am Aufbau Ihres Business. Außenstehende mögen denken, man müsse den Sprung einfach wagen. Sofort. Für sie mag das die beste Strategie sein und vielleicht würde es sogar auch auf Sie zutreffen; aber in vielen Fällen führt es unmittelbar in die Katastrophe, wenn wir uns direkt gegen den Partner wenden – in unserem Fall also das Unbewusste.

Vielleicht ist es tatsächlich nicht der richtige Augenblick, die Person um ein Rendezvous zu bieten, der Ihr romantisches Interesse gilt. Möglich auch, dass es Zeit wird, aus Ihrer derzeitigen Partnerschaft auszusteigen. Was die zwischenmenschlichen Beziehungen angeht, passen unsere unbewussten Anschauungen oft nicht recht zu unserem bewussten Verhalten. Viele verharren in einer Beziehung, von der sie im Grunde wissen, dass sie längst am Ende ist. Aber manchmal meint man auch, die Gefühle, die man hat, bezögen sich auf den Partner oder die Partnerin. Obwohl sie mit der betreffenden Person in Wahrheit gar nichts zu tun haben.

Es wäre zu schön, um wahr zu sein, könnte die Übung des Zuhörens unsere Empfindungen und Gefühle exakt abbilden. Und genau das ist es auch. Denn gewisse Übersetzungsarbeiten müssen wir immer noch leisten, leider. Immerhin, viele meiner Klienten, die mit Beziehungsproblemen zu kämpfen haben, finden mit dieser Übung wenigstens heraus, was sie tatsächlich fühlen. Manche trennen sich dann, während andere aufgrund ihrer neuen Klarheit erst recht zu ihrem Partner oder ihrer Partnerin stehen. Die Beendigung einer Beziehung ist immer schwierig, von meinen Klienten aber höre ich wieder und wieder, dass sie letztlich genau das getan haben, was sie eigentlich wollten.

Nutzen Sie die Übung des Zuhörens gern, um sich Klarheit über Ihre Gefühle zu Themen aller Art zu verschaffen. Sie bekommen dann zwar sicher keinen sauberen Ausdruck präziser Ergebnisse, aber trotzdem: Probieren Sie es einfach aus. Denn wann immer Sie die Übung des Zuhörens machen, nehmen Sie ganz real Kontakt mit sich auf.

## Zuhören und entscheiden

Dass man vor anstehenden Entscheidungen grübelt und die Optionen immer wieder neu durchspielen möchte, ist ganz normal. Ihr bewusstes Ich kann Dinge vorwegnehmen und gedanklich schon einmal Simulationen von Plan A oder B ablaufen lassen, um abzuschätzen, was im einen oder anderen Fall passieren könnte. Manchmal aber fühlen wir uns auch überfordert und fürchten einfach die Entscheidung. Dann wissen wir nicht so recht, was wir wollen, unser Unbewusstes aber hat durchaus eine Meinung zum Thema – nur dass die im Wust der vielen rationalen Überlegungen einfach untergegangen ist.

In Situationen, in denen es herauszufinden gilt, was wir tatsächlich wollen, kann die Übung des Zuhörens ausgesprochen hilfreich sein. Aber ich möchte Ihnen keinesfalls davon abraten, die Dinge kritisch zu hinterfragen, nachdem Sie mithilfe der Übung des Zuhörens herausgefunden haben, wie Ihr Unbewusstes die Sache sieht. Denn wirklich in Bestform sind Sie nur als Team. Und es ist nun leider einmal so, dass wir beim Treffen von Entscheidungen die Stimme des Unbewussten allzu oft überhören. Nehmen Sie sich deshalb bitte genügend Zeit, ihm zu lauschen.

## Zuhören und loslassen

Vielfach halten wir an Gefühlen fest, weil wir sie aus Zeitmangel oder anderen Gründen nicht verarbeiten können. Erwiesenermaßen hilft in solchen Fällen die beharrliche Interozeption, die bewusste innere Wahrnehmung.[7] Diese muss jedoch über einen längeren Zeitraum praktiziert werden und wird von vielen als schwierig oder unangenehm empfunden. Da stellt die Übung des Zuhörens eine wesentlich kommodere Möglichkeit dar, den gleichen Effekt zu erzielen: Indem wir uns auf die Problematik fokussieren, die wir loswerden möchten, und die sie begleitenden Körperempfindungen miteinbeziehen, können wir ganz neu mit diesem Thema umgehen und die damit verbundenen Gefühle verarbeiten. Die Vergangenheit lässt sich nicht umschreiben, und die Dinge sind nun mal so, wie sie gerade sind, doch sobald wir anfangen, uns ganz bewusst anzuhören, was unser Unbewusstes davon hält, müssen wir nicht länger unnötig unter ihnen leiden.

Auch wenn diese Übung sehr intensiv werden kann und von tiefgreifender Wirkung ist, um Zauberei handelt es sich bei ihr nicht. Denn das intensive Zuhören führt nur dazu, dass wir uns intensiv auf einen Teil unserer selbst einlassen, den wir sonst gern übergehen oder vielleicht am liebsten gar nicht erst zur Kenntnis nehmen.

## Zuhören, um gezielt aktiv zu werden

Noch einmal: Sie sind ein Team aus Bewusstsein und Unbewusstem und nur als Team wirklich in Bestform. Denn je enger Sie in Kontakt mit Ihren Gefühlen sind, desto eher nehmen Sie auch Ihre tiefsten Überzeugungen, Wertvorstellungen und Wünsche wahr, die Ihnen nicht selten die richtige Richtung weisen. Und manchmal muss man sich diese Dinge auch bewusst machen, um sich nicht etwa durch unbewusste Überzeugungen zu untauglichen Entscheidungen verleiten zu lassen.

Letztlich ist die Übung des Zuhörens dazu da, uns selbst intensiver wahrzunehmen, als es uns im Alltag normalerweise möglich ist. Und sobald Sie in Kontakt mit Ihrem Unbewussten sind, können Sie besser als das Team fungieren, das Sie von Geburt an sind, und selbstbewusster agieren, weil Sie es sich gestatten, auf sich selbst zu hören. Vielleicht sogar zum allersten Mal.

## Sprachlabor 11

Um größtmöglichen Nutzen aus der Beschäftigung mit der Atemsprache zu ziehen, führen Sie die Übung des Zuhörens – falls keine Kontraindikation vorliegt – mindestens einmal pro Woche so durch, wie ich es in diesem Kapitel beschrieben habe. Gern können Sie auch jeden Tag üben; um aber nicht Gefahr zu laufen, dass Sie sich überlasten, höchstens einmal innerhalb von 24 Stunden.

Für den optimalen Effekt des Zuhörens ist die Bewusstseinsübung unerlässlich. Falls Sie diese also vernachlässigt haben, sollten Sie sie jetzt unbedingt wieder aufnehmen. Und wenn Sie eifrig dabei waren, dann bleiben Sie dabei und führen die Bewusstseinsübung täglich mindestens zehn Minuten lang durch.

Am selben Tag können Sie zusätzlich eine Übungseinheit Superventilation einlegen; lassen Sie zwischen den beiden Übungen jedoch bitte ein paar Stunden vergehen.

Sollte auch das $CO_2$-Toleranztraining Ihr Interesse geweckt haben, behalten Sie es ruhig bei. Schon zehn Minuten am Tag können eine Menge bewirken und Ihre Philia sowohl stärken als auch entspannen. Trainieren Sie die $CO_2$-Toleranz jedoch nicht gleich im Anschluss an die Superventilation oder die Übung des Zuhörens. Besser ist es, dies vor der Superventilation oder zu einer anderen Tageszeit zu tun. Viele finden die Zeit vor dem Schlafengehen besonders geeignet, zumal die langsame Atmung vom Unbewussten als Aufruf zur Entspannung aufgefasst wird.

Vergessen Sie die Nasenatmung nicht und checken Sie im Laufe des Tages auch immer wieder mal die Atemwelle. Achten Sie auf Ihre Körperhaltung und korrigieren Sie sie bei Bedarf.

Bleiben Sie aktiv in Kontakt mit Ihrem Unbewussten. Vergessen Sie nicht, wie wichtig die Atmung für Ihre Präsenz ist. Setzen Sie Ihre bewusste Wahrnehmung ein, um mitzubekommen, wie das Unbewusste Ihre jeweilige Situation einschätzt. Halten Sie sich aber auch vor Augen, was im Moment zu tun ist, und nutzen Sie die erlernten Techniken der Kommunikation mit Ihrem Unbewussten, damit sich Ihr Team jederzeit in der bestmöglichen Ausgangsposition befindet.

# – 14 –

## MIT DER ATEMSPRACHE ZU POSITIVEM HANDELN

Jetzt haben Sie schon einiges geschafft und wissen eine Menge mehr über uns Menschen. Sie sehen uns nicht länger als Maschinisten, sondern haben ein ganzheitliches Bild von uns: als Teil einer inneren Beziehung und gleichzeitig in Beziehung zur Umwelt stehend.

Der im Menschen angelegte Überlebensplan beruht auf aktivem Handeln, und genau dabei möchte das Unbewusste uns unterstützen. Manchmal freilich ist es nicht möglich, etwas zu unternehmen, und dann müssen wir dem Drängen unseres Unbewussten einen Riegel vorschieben und zusehen, dass wir uns ein bisschen erholen. Ein andermal dürfen wir uns zu beherztem Handeln bewegen lassen, müssen dabei jedoch beruhigend auf das Unbewusste einwirken, damit unsere Philia optimal agieren kann. In diesem Kapitel bekommen Sie ein paar Anregungen für die Anwendung der Atemsprache in Gesprächen mit dem Unbewussten, die die bestmögliche Leistungsbereitschaft unseres Teams sicherstellen.

# Nicht vergessen: Sie sind keine Maschine

Die einzige Konstante im Leben ist die Veränderung. In der Atemarbeit wird viel über die »perfekte tägliche Übungsroutine« diskutiert. Das ist sicherlich gut gemeint, jedoch bleibt dabei gänzlich unbemerkt, dass man auf diese Weise bestimmte Zeiten als für die Atemarbeit günstig einstuft und den Rest des Tages davon ausschließt – als bräuchten Sie Ihrer Maschine nur die Geheimzahl einzugeben, Schalter und Drehknöpfe in die Position »Schönen Tag noch« zu bringen – und das alle 24 Stunden wieder. Dabei wissen wir doch genau, dass es nicht so läuft.

Nachdem Sie bis hierher gelesen haben, dürfte Ihnen klar sein, dass Sie stets im Austausch mit der Welt sind und auch Ihre Philia unentwegt kooperiert, um die Interaktion mit Ihrem Umfeld aufrechtzuerhalten. Stellen Sie sich Ihre Atmung als bewussten Austausch mit dem »Unbewusstes« genannten Mitglied Ihres Teams vor. Dabei geht es nicht darum, wer das Sagen hat; vielmehr möchten Sie im Wissen, dass wir Menschen von Natur aus auf Aktivität eingestellt sind, als geeintes Ich agieren und nicht im Widerstreit mit sich selbst. Also. Wie sieht's aus: Ist ihre Philia auf zielführendes Handeln eingestellt – jetzt, in diesem Moment?

Sagen Sie sich beim Betrachten Ihres Tagesablaufes, dass Sie eigentlich in jedem Augenblick mit Ihrem Unbewussten zusammenarbeiten. Tag für Tag gehen ständig innere Botschaften hin und her, und Antworten, die es Ihrem Unbewussten erlauben, Sie in die bestmögliche Ausgangsposition für positives Handeln zu bringen, treffen immer zur rechten Zeit ein. Es kommt auf jeden Atemzug an. Auf welchen besonders? Auf diesen jetzt. Und dann auf diesen und diesen und so weiter.

Wenn Sie etwas für eine gesunde Philia tun möchten, bringen Sie am besten möglichst oft Ihre innere Wahrnehmung ins Spiel.

Melden Sie sich immer wieder mal bei Ihrem Unbewussten. Wenn Sie sich anhand Ihrer Herzfrequenz ein Bild vom Erregungszustand Ihres vegetativen Nervensystems machen müssen, tun Sie es! Lassen Sie es aber nie beim Einsatz solcher »Messinstrumente« bewenden, sondern nutzen Sie immer auch Ihre bewusste Wahrnehmung, denn sie ist die Grundlage jeder Verbesserung. Sie fühlen sich zu aufgekratzt oder zu energielos für die in Ihrem Leben anstehenden Aktionen? Dann lassen Sie es Ihr Unbewusstes wissen.

Das kann bedeuten, dass Sie einfach im Wissen um Ihren Tonfall und Ihre Betonung (also die Mechanik) atmen; vielleicht setzen Sie sich aber auch hin und legen eine zehnminütige Pause mit Schnüffeln und Fauchen ein. Möglicherweise sind Sie jedoch gerade in einer Besprechung und Ihrem Unbewussten ist nicht wohl bei dem Gedanken, dass Sie etwas vermasseln und von Ihrem Ansehen einbüßen könnten (das sieht es nämlich als Bedrohung, die es zu meiden gilt). Dann könnten Sie einfach für ein paar Atemzüge auf die Glückssequenz 4,7,8,0 ausweichen und dann die Box-Atmung oder Verhältnisatmung folgen lassen, um sich zu beruhigen. Ihr Unbewusstes ist immer darauf aus, Sie zu unterstützen, aber Sie müssen sich auch als aktives Teammitglied erweisen und es wissen lassen, wann es zu viel des Guten tut und wann nicht genug.

## Ankerpunkte setzen

Je besser Sie sich mithilfe der erweiterten Bewusstseinsübung (oder einfach durch regelmäßige Interozeption) kennenlernen, desto eher werden Sie in Ihrem Tagesablauf die Bildung von Mustern bemerken. Dazu kommt es meistens, wenn Leute ihre Routinen auf bestimmte Tageszeiten legen, die entweder problematisch sind oder sich besonders gut zum Stärken der Philia eignen. Ich spreche in diesem Zusammenhang statt von Routinen lieber von Ankerpunkten. Ein Anker dient dem zeitweiligen Einsatz und kann dann auch wieder gelichtet werden. So sollten Sie auch über Ihre täglichen Ankerpunkte denken. Sie brauchen keine festen Pläne und Abläufe; lassen Sie sich also statt von einer festen Routine lieber vom Leben sagen, wann die beste Zeit zum Üben ist.

Vielleicht möchten Sie mit etwas Atemarbeit in den Tag starten. Fangen Sie dann aber immer mit der Bewusstseinsübung oder zumindest mit ein paar Minuten innerer Wahrnehmung an, bevor Sie zu bestimmten Techniken oder Übungseinheiten übergehen. Sie denken vielleicht, dass jeder Morgen dem anderen gleicht, aber wir sind nun einmal keine Maschinen. (Das haben Sie in diesem Buch schon oft gelesen, nicht wahr? Weil es mir eben so wichtig ist.) Geben Sie sich am Morgen vor allem Gelegenheit zu Gesprächen mit Ihrem Unbewussten. Was würde es heute gern hören? Finden Sie mithilfe Ihrer bewussten Wahrnehmung heraus, ob Sie gut geschlafen haben, und denken Sie an alles, was die Philia am bevorstehenden Tag zu tun hat. Vielleicht bereitet Ihnen etwas Sorgen? Lassen Sie sich bei der Wahl der speziellen Atemarbeit von dem Thema inspirieren, das Sie bedrückt. Machen Sie also nicht einfach jeden Morgen das Gleiche, als wären Sie eine Maschine. Die *eine* Technik, die unter allen Umständen geeignet ist, gibt es genauso wenig wie den einen Ausdruck oder den einen Satz, der jeder Situation gerecht wird. Was haben Sie Ihrer Philia heute früh mitzuteilen? Gestalten Sie jede Ihrer Übungseinheiten sinn- und gehaltvoll, und ändern Sie Ihren Plan, sobald sich zeigt, dass Ihre Philia von einem täglich wechselnden Programm mehr profitieren könnte. Lassen Sie sich bei jeder Durchführung einer Übungseinheit von der bewussten Wahrnehmung leiten und nicht von Ihrer Vorliebe für eine bestimmte Technik.

Viele setzen Ankerpunkte für die Zeit des Aufwachens, vor den Mahlzeiten oder auch vor und nach dem Sport und zuletzt vor dem Einschlafen. Tatsächlich geht aus empirischen Studien hervor, dass eine Viertelstunde langsames Atmen vor der Zubettgehzeit den Schlaf verbessert und erholsamer macht.[1] Sie müssen es aber nicht beim langsamen Atmen bewenden lassen, denn inzwischen kennen Sie ja eine ganze Reihe verschiedener Möglichkeiten, so beruhigend auf Ihre Philia einzuwirken, dass sie sich besser entspannen kann. Und damit ist die Zeit vor dem Einschlafen um Welten besser genutzt als mit der wirren Suche nach beliebigen neuen Nachrichten auf Ihrem Smartphone.

Denken Sie immer daran, dass die Verfassung Ihrer Philia von den realen oder als real empfundenen Umgebungsbedingungen abhängt. Ihr Unbewusstes ist immer bestrebt, das Team in die bestmögliche Ausgangsposition für zielgerichtetes Handeln zu bringen. An Ihnen ist es, sich die aktuelle Situation bewusst vor Augen zu führen und Ihr Unbewusstes bei Bedarf zu einer Kurskorrektur zu bewegen. Da dieser Prozess zu keinem Ende kommt, sollten Sie sich der jeweiligen Lage möglichst oft vergewissern und dann so atmen, dass das Team in geeigneter Weise aktiv werden kann.

## Besser entscheiden und sinnvoll agieren

Es darf als gesichert gelten, dass chronischer Stress die kognitiven Fähigkeiten beeinträchtigt und die Selbstbeherrschung so schwächen kann, dass es zu impulsivem Verhalten und unüberlegten Entscheidungen kommt, die wir später bereuen.[2] Und solange wir uns nicht aktiv um einen besseren Umgang mit äußeren Stressoren bemühen, besteht die Gefahr, dass wir in destruktiven Mustern gefangen bleiben, ohne die wir viel besser dran wären.

Doch wie oft wird am liebsten gar nichts unternommen! Sicher, schädliches oder destruktives Verhalten sollte vermieden werden, aber der Überlebensplan des Menschen sieht nun einmal vor, dass wir etwas tun, die Dinge anpacken. Wir sind aktive Wesen, und es kommt darauf an, sinnvoll zu handeln und nicht zerstörerisch.

Chronischer Stress, gegen den nichts unternommen wird, zieht häufig untaugliche Entscheidungen nach sich, und wenn wir unserer Philia nicht in friedvoller Absicht begütigend zureden, ergeben sich daraus leider oft bestimmte Gewohnheiten. Solche habituellen Verhaltensweisen können mit der Zeit so selbstverständlich werden, dass uns gar nicht mehr auffällt, wie viel zusätzlichen Stress sie mit sich bringen. Und schneller, als wir es für möglich halten, verleitet uns das durch Stress geschwächte Urteilsvermögen zu Verhaltensweisen, die sich in allen möglichen Lebensbereichen zu schlechten Angewohnheiten auswachsen können. Sollte das bei Ihnen auch der Fall sein, kann ich Ihnen versichern, dass es nicht so bleiben muss. Mit den folgenden drei Schritten können Sie Ihre Lage verbessern:

1. **Seien Sie aufmerksam.** Wenn Sie sich mit den Sprachlabor-Abschnitten in diesem Buch befasst haben (was ich nur hoffen kann), wissen Sie, wie Sie Ihrer inneren Verfassung gewahr werden können. Machen Sie am besten jeden Morgen die Bewusstseinsübung und überprüfen Sie dann auch tagsüber immer mal wieder Ihre innere Verfassung.

2. **Kommunizieren Sie regelmäßig.** Wenn Sie unter Stress stehen, dauernd oder zu bestimmten Anlässen, müssen Sie Ihre innere Wahrnehmung einsetzen, Ihrem Unbewussten zuhören und zugleich jeden Atemzug nutzen, um so tröstend, beruhigend und entspannend auf Ihre Philia einzuwirken, dass sie in die richtige Aktionsbereitschaft versetzt wird. Erfahrungsgemäß treffen wir ja eher schlechte Entscheidungen, wenn wir

allzu erregt sind oder nichts gegen unseren Stress unternehmen. Lassen wir dem Stress jedoch seinen Lauf, hält das Unbewusste unser vegetatives Nervensystem mit großer Wahrscheinlichkeit in ständiger Alarmbereitschaft. Überwiegt der sympathische Anteil des Vegetativums, fällt es uns schwer, kritisch, kreativ oder mitfühlend zu denken. Sind wir uns dagegen unserer Verfassung bewusst und wirken mit jedem Atemzug oder auch mit bestimmten Atemtechniken beruhigend auf uns ein, sehen wir einfach mehr Möglichkeiten für uns und können auf wirklich hilfreiche Art und Weise aktiv werden, statt impulsiv oder aus reiner Ratlosigkeit zu handeln.

3. **Tun Sie das Bestmögliche.** Sobald wir sinnvoll agieren möchten, sehen wir uns oft mit dem Problem konfrontiert, dass wir uns dazu durchringen müssen, dass Versagensängste uns bedrängen und wir auch noch viel zu lange darüber brüten. Solche Zeiten können wir besser nutzen, indem wir beruhigend auf unsere Philia einwirken und ihr die Richtung vorgeben. Wann immer Sie positiv agieren möchten, haben Sie sich damit bereits gegen schädliches oder gar destruktives Handeln entschieden, und das allein ist schon ein großer Gewinn. Es mag Ihnen anfangs schwierig erscheinen, aber Ihr Unbewusstes wird sich nach und nach auf das neue Verhaltensmuster einstellen und Ihnen von da an immer bereitwilliger assistieren.

Senden Sie mithilfe der Techniken aus diesem Buch, die Sie regelmäßig üben, beruhigende Atembotschaften an Ihr Unbewusstes. Und warten Sie damit nicht, bis Sie eines Tages darauf angewiesen sind – und dann nicht wissen, wie's geht.

Bevor Sie aktiv werden, sollten Sie so atmen, dass es Ihrer Philia möglichst leichtfällt, die Ruhe zu bewahren. Und nachdem Sie gehandelt haben, atmen Sie lächelnd und in dem Wissen weiter, dass Sie mehr getan haben als nur etwas zu erledigen:

Sie haben als Team mit Ihrem Unbewussten zusammengearbeitet und waren dabei so stark wie nie. Statt Schaden anzurichten, haben Sie Gutes bewirkt. Und Ihrem Unbewussten darüber hinaus bewiesen, dass Sie auch unter Druck klar denken und sinnvoll handeln können. Das ist ein Sieg, und den dürfen Sie nicht unterschätzen.

## Was tun, wenn sich nichts tun lässt?

In manchen Situationen müssen Sie sich einfach damit abfinden, dass Sie nichts unternehmen können, um die Lage zu verbessern. Unter diesen Umständen plagen Sie sich mit Grübeleien, und es graut Ihnen vor allem, was da noch kommen mag. In der Hoffnung, die Probleme lösen zu können, appelliert das Unbewusste an Ihr kritisches Denkvermögen. Und Sie wissen womöglich genau, dass Ihnen die Hände gebunden sind – etwa bei einem Krankheitsfall in der Familie oder wenn ein schweres Unwetter droht –, doch Ihr Unbewusstes, das ja bekanntlich immer auf Ihr Überleben und Wohlergehen bedacht ist, füttert Sie weiter mit Dopamin und Stresshormonen, um Sie auf tatkräftiges Handeln einzustimmen. Was dann?

Oft verfallen wir in solchen Momenten einfach in eine Art Schockstarre. In Wirklichkeit gäbe es einiges, was wir für uns oder andere tun könnten; da wir uns aber dermaßen überfordert fühlen, fällt uns partout nichts ein. Und daraus entsteht weiterer Stress, der die Belastung nur noch erhöht.

Also: Was können wir in solchen Situationen tun? Hier die wichtigsten Möglichkeiten und Ansätze:

**Bewusstseinsübung.** In solchen Momenten sind wir uns unserer Gefühle wahrscheinlich mehr als bewusst; die Übung aber bleibt trotzdem wichtig. Lassen Sie sich Zeit, um völlige Klarheit über

Ihre emotionale und vegetative Verfassung zu gewinnen. Nutzen Sie Ihr Interozeptionsvermögen. Bewerten Sie nichts, fällen Sie kein Urteil. Machen Sie sich die Dinge nur bewusst.

**Beim Gefühl bleiben.** In Zeiten, in denen Sie nichts tun können, um einen Missstand zu beheben, ist die Übung des Zuhörens sehr gut geeignet. Oft plagen uns Dinge, die entweder in der Vergangenheit liegen oder in Zukunft drohen könnten. Die Übung des Zuhörens gibt uns dann Gelegenheit, einfach bei diesem Gefühl zu bleiben und es zuzulassen. Denken Sie daran, dass Ihr Unbewusstes immer für Sie da sein möchte und solche Gefühle letztlich auf Liebe beruhen und nicht bedeuten, dass mit Ihnen etwas nicht stimmt. Nach dieser Übung betrachten die meisten ihre Problematik schon bedeutend gelassener als zuvor und viele merken sogar, dass sie durchaus etwas tun können, worauf sie nur nicht gekommen sind, solange der Stress allzu groß war. Die meisten unserer Leiden entstehen dadurch, dass wir unsere Gefühle leugnen oder nicht zulassen mögen. Die Übung des Zuhörens gibt Ihnen Gelegenheit, sich solchen Gefühlen gefahrlos auszusetzen.

**Superventilation.** Die tägliche Beschäftigung mit der Übung des Zuhörens ist eine wunderbare Hilfe; manchmal aber müssen Sie auch einfach das ängstliche Grübeln unterbrechen, und da kann die Superventilation das Mittel der Wahl sein. Suchen Sie im zwölften Kapitel nach einem für Sie geeigneten Übungsablauf und lassen Sie dazu angenehme Musik laufen, um die Dopamin-Rückkopplungsschleife zu durchbrechen, die uns endlos und mit Herzklopfen an Dingen nagen lässt, an denen zur Zeit nichts zu ändern ist.

**Tonfall, Präsenz und Atemtechniken.** In Zeiten hoher Stressbelastung wird unsere Atmung oft unregelmäßig – was alles nur noch schlimmer macht. Denn zusätzlicher Stress ist nun wirklich das Letzte, was Sie in einer solchen Situation brauchen können.

Checken Sie deshalb immer wieder einmal Ihren Atem. Atmen Sie tief in den Bauch? Durch die Nase? Gleichmäßig oder abgehackt? Das sollten Sie zwar ohnehin öfter beobachten, in Stresszeiten aber sind gesunde Atemmuster besonders wichtig.

**Aktiv werden, wann immer es möglich ist.** Ins Grübeln verfallen wir besonders leicht, wenn wir nichts zu tun haben. Bloße Ablenkung ist zwar nicht angebracht, aber wenn Sie irgendetwas Sinnvolles tun können, ist das auf jeden Fall besser als zielloses Grübeln. Es gibt sicher etwas, was Sie tun können, statt sich unnütz den Kopf über Dinge zu zerbrechen, an denen momentan nichts zu ändern ist. Halten Sie Ihre innere Bewusstheit aufrecht und nutzen Sie Ihre Philia so sinnvoll wie möglich, indem Sie jeden Atemzug der Kommunikation mit dem Unbewussten widmen.

# Große Veränderungen

Angenommen, Sie möchten grundsätzlich etwas an Ihrem Leben ändern. Das wird sich von Mensch zu Mensch zwar etwas unterschiedlich gestalten, am Ende aber läuft es darauf hinaus, dass Sie sich in die Startlöcher begeben und einfach anfangen, sich Ihrem Ziel zu nähern.

Ich hatte einmal eine Klientin, die früher Krankenpflegerin in einer Klinik war und sich an mich wandte, weil sie sich mit ihrem Enkel einen schönen Tag im Zoo machen wollte. Ihr Problem war, dass sie sich die Fahrt auf dem Highway nicht zutraute. Die Angst überfiel sie schon auf der Zufahrt und wurde geradezu überwältigend, sobald sie in die Nähe eines Sattelschleppers kam.

Kopfschüttelnd meinte sie mit einem leisen Lachen: »Das muss man sich mal vorstellen: eine Krankenpflegerin, die wirklich stresserprobt ist, sich aber nicht auf die Schnellstraße traut.«

Als ich ihr sagte, sie sei nun schon die zweite Person in diesem Monat, die mit diesem Problem zu mir komme, konnte sie es kaum glauben. Sie dachte nämlich, sie hätte eine Meise. Das stimmte aber natürlich gar nicht. Es war einfach so, dass ihr Unbewusstes sie vor den Gefahren des Schnellstraßenverkehrs bewahren wollte, über den es sich seine ganz eigene Meinung gebildet hatte. Für meine Klientin und mich ging es jetzt darum, ihr Unbewusstes davon zu überzeugen, dass sie unfallfrei an ihr Ziel gelangen würde.

Mit einer Übung, auf die ich im nächsten Abschnitt näher eingehe, wandten wir uns an ihr Unbewusstes. Zuerst bauten wir ihr Interozeptionsvermögen auf und stärkten die Resonanz mit ihrem Unbewussten, um sie auf eine solche Autofahrt vorzubereiten. Außerdem stellte sich heraus, dass sie zu viel Koffein konsumierte, und es gelang uns, sie auf entkoffeinierten Kaffee umzustellen. Nach diesen vorbereitenden Maßnahmen, die einige Wochen in Anspruch nahmen, probierten wir aus, ob sie sich bereits eine kleine Autofahrt zumuten konnte.

Da ihr die Glückssequenz 4,7,8,0 sehr lag, griff sie auf meine Empfehlung hin auf der Zufahrt zum Highway zu dieser Technik und schloss einen Metronom-Soundtrack an, zu dem sie die ausgeglichene oder die Box-Atmung trainieren konnte, je nachdem, was sie gerade besser fand.

Der erste Test bestand darin, die Auffahrt zu nehmen und den Highway gleich bei nächster Gelegenheit wieder zu verlassen. Für meine Klientin war das der Durchbruch. Sie habe zwar Angst gehabt, sagte sie mir anschließend, aber allein das Wissen, dass ihr das Unbewusste nur helfen wolle, habe sie schon beruhigt. An den folgenden Tagen nahm sie die kleine Herausforderung noch mehrere Male auf sich und stellte fest, dass sie durchaus zu bewältigen war. Daraufhin verlängerten wir die Strecke, die sie allein zu fahren hatte, immer ein wenig mehr. Dabei sollte meine Klientin über den

Atem beruhigend auf ihr Unbewusstes einwirken und ihm gleichzeitig versichern, dass sie dieser Aufgabe vollauf gewachsen war. Nach ungefähr zwei Monaten fuhr sie allein zum Zoo. Und anschließend auch wieder nach Hause. Sie blieb dran und beruhigte mithilfe von Atemtechniken ihre Philia so, dass sie eines Tages tatsächlich auch mit ihrem Enkel in den Zoo fahren konnte.

Sie war nicht etwa durch einen Gegenzauber von einem Angstbann befreit worden, sondern hatte sich ihren Erfolg hart erarbeitet. Auf meine Frage nach den Sattelzügen sagte sie, überholen könne sie immer noch keinen. Falls einer langsam vor ihr herfahre, bleibe sie einfach hinter ihm. Ob sie denn nicht auch noch das Überholen solcher Fahrzeuge lernen wollte, hakte ich nach, aber sie lachte, wie ich es schon von ihr kannte, und meinte, die neue Normalität genüge ihr für den Augenblick vollauf und den Ehrgeiz, sich weiter zu steigern, bringe sie momentan noch nicht auf.

Sie hatte ihr Ziel erreicht, und das genügte ihr. Das Ziel war realistisch gewesen, und sie hatte sich alle Mühe gegeben, es zu erreichen. Fahrten auf Schnellstraßen oder Autobahnen mögen für andere keine große Sache sein, meine Klientin aber hatte sich in den vergangenen Monaten eine Freiheit erkämpft, die es ihr ermöglichte, Dinge zu unternehmen, die ihr zuvor verschlossen waren. Dadurch hatte sich ihr Leben enorm verbessert. Im nächsten Abschnitt zeige ich Ihnen, welche weiteren Schritte man sonst noch unternehmen kann, um solche Veränderungen zu bewirken.

## So lehren, wie Menschen lernen

Manchmal würden wir die Dinge gern über Nacht ändern. Dann weiß das Bewusstsein zwar meistens, worauf wir hinauswollen, berücksichtigt aber nicht, dass das Unbewusste wahrscheinlich ein

bisschen Bedenkzeit brauchen wird. Denn da ebendieses Unbewusste ja über unsere Persönlichkeit, Gewohnheiten, Denk- und
Verhaltensmuster wacht, sollte man nur in Ausnahmefällen damit rechnen, dass es sich unserem bewussten Vorhaben sofort an-
schließt. Seiner Einschätzung nach haben die alten Gewohnheiten
und Muster schließlich unserem Überleben und unserer Sicherheit
bestens gedient und alles dafür getan, dass es uns gut ging.

Darüber hinaus müssen Sie auf dem Zettel haben, was Ihr Unbewusstes Ihnen zutraut beziehungsweise was nicht. Und zu allem
Überfluss glaubt es dann auch noch zu wissen, wie es in der Welt
zugeht. Solche Vorstellungen – da will ich Ihnen gar nichts vorma-
chen – lassen sich nur schwer verändern. An mir selbst und bei meinen Klienten erlebe ich jedoch, dass Verbesserungen durchaus möglich sind. Im Erkennen von Mustern ist das Unbewusste wirklich
sehr gut; allerdings löst es sich nur schwer wieder von ihnen. Was
das betrifft, müssen Sie entschieden am Ball bleiben. Aber es geht
schon: Sie können Ihrem Unbewussten tatsächlich ein neues Muster
beibringen, in dem Sie beispielsweise zu etwas in der Lage sind, was
Sie bislang vermieden haben. Klientinnen und Klienten, die ich dabei unterstützen darf, empfehle ich das folgende Übungsprogramm.

## Überwindung hinderlicher Überzeugungen und Befürchtungen

Auf den nächsten Seiten werden wir uns am Beispiel der Sozialphobie vergegenwärtigen, wie sich die Sprache des Atems einsetzen lässt, um hinderliche Überzeugungen zu überwinden, die uns
davon abhalten, unsere Lebensumstände aktiv zu verbessern. Die
folgenden Überlegungen lassen sich jedoch auch auf zahlreiche andere Probleme anwenden.

Tatsächlich fragen mich viele, was man tun kann, um sich in Gesellschaft weniger unwohl zu fühlen. Diese Leute meinen, es sei ihnen unangenehm, anderen vorgestellt zu werden, Smalltalk oder gar eine Rede zu halten. Weil sie für all das zu introvertiert seien, gingen sie nur ungern unter Leute. Oder sie halten sich für so befangen, dass ihnen nichts einfällt, was sie sagen könnten. Die Liste der Gründe, die da aufgeführt werden, ist endlos; sollten Sie sich diesem Kreis von Menschen zugehörig fühlen, sind Sie also in guter Gesellschaft. Und falls Sie sich nicht hinzuzählen, können Sie die folgende Methode in allen möglichen anderen Situationen einsetzen, in denen Sie sich außerstande sehen, so zu agieren, wie es Ihnen eigentlich vorschwebt.

Hier nun mein Vorschlag für ein Prozedere, an das Sie sich halten können, wenn Sie sich zu den Introvertierten zählen.

1. **Befassen Sie sich möglichst intensiv mit der Bewusstseinsübung** – und zwar so eingehend, dass Sie sich schließlich auch die erweiterte Bewusstseinsübung zutrauen. Bei deren Durchführung können Sie, wenn Sie mögen, an eine bevorstehende Zusammenkunft denken. Achten Sie auf die (mehr oder weniger) subtilen Reaktionen Ihres Unbewussten auf diesen Gedanken. Darauf kommen wir regelmäßig zurück, um Ihre Fortschritte abzuschätzen.

2. **Auch mit der Übung des Zuhörens können Sie in solchen Fällen eine Menge ausrichten.** Stellen Sie an den Anfang der Übungseinheit und in den Brennpunkt Ihrer Aufmerksamkeit einen Anlass, sich unter Leute zu begeben. Lenken Sie Ihre innere Wahrnehmung auf diese Gelegenheit sowie auf die Körperempfindungen, die bei dem Gedanken an sie aufkommen. Wenn Sie danach in den eigentlichen Übungsablauf einsteigen, bleiben Sie für alles aufgeschlossen, was Ihr Unbewusstes dazu sagt – in dem Wissen, dass es immer nur auf Ihr Überleben

und Wohlergehen bedacht ist. Beim Lauschen stoßen wir nicht selten auf Dinge, die uns weiterhelfen können, auf die wir uns aber, weil sie uns irgendwie unangenehm sind, bisher nicht eingelassen haben. Seien Sie jetzt bereit, wirklich zuzuhören und Zusammenhänge zu verstehen.

3. **Benennen Sie Ihre Gefühlsregungen.** Mit dieser Strategie gelingt es oft, unbewussten Emotionen den Schrecken zu nehmen. Sie läuft darauf hinaus, dem Gefühl einen Namen zu geben und sich klarzumachen, weshalb man so empfindet. Im Anschluss an die Übung des Zuhörens fällt uns das besonders leicht, möglich ist es aber auch in anderen Momenten. Einfach dadurch, dass wir den Gefühlen Wörter zuordnen, bringen wir sie uns zu Bewusstseins und nehmen ihnen damit das Vage, Zweideutige, das sie so bedrohlich und schwierig macht.

4. **Bleiben Sie durch funktionsgerechtes Atmen und die häufige Anwendung von Atemtechniken auf Tuchfühlung mit Ihrem Unbewussten.** Die Vorbereitungen sind wichtig und nützlich; trotzdem werden Sie das Problem, das Ihnen so viel Angst macht, irgendwann in Angriff nehmen müssen, denn sonst können Sie sich beziehungsweise Ihrem Unbewussten nicht glaubhaft machen, dass Sie dazu in der Lage sind und die Welt doch nicht so unsicher ist, wie Sie dachten. Nutzen Sie im Laufe des Tages immer wieder alles, was Sie inzwischen über die Beruhigung Ihrer Philia durch die Atmung erfahren haben, um sich so weit zu entspannen, dass Sie Ihr Vorhaben anpacken können.

Ein Fehler, den ich bei meinen Klienten und anderen an der Atemarbeit Interessierten besonders häufig beobachte, besteht darin, dass sie so lange untätig bleiben, bis ihre Angst übermächtig geworden ist, und erst dann versuchen, ihrem Unbewussten mit dem Atem gut zuzureden. Doch wenn wir so lange warten, bleibt dem Unbewussten eigentlich nichts anderes übrig, als auf uns einzuschreien. Gehen Sie deshalb rechtzeitig auf es zu, indem Sie mit jedem Atemzug beruhigend auf Ihre Philia einwirken. Dann sind Sie auch in der richtigen Verfassung, wenn es ans Handeln geht. Am Beginn dieses Weges werden Sie wahrscheinlich noch Bammel haben, dann aber können Sie sich sagen, dass dafür ein Teil Ihrer selbst verantwortlich ist, der Sie nur schützen möchte. Er handelt aus Liebe, und es ist keineswegs so, dass mit Ihnen etwas nicht stimmt. Mit der Zeit werden Sie Ihr Unbewusstes dazu bringen können, dass es das beängstigend Neue für etwas ganz Normales hält.

5. **Setzen Sie sich Ihrem Problem immer wieder kurz aus und teilen Sie Ihrem Unbewussten dabei mithilfe Ihres Atems mit, dass eurem Team nichts passieren kann.** Im wahren Leben dürfen Sie nur selten entscheiden, wann Sie in welche Situation geraten; doch mithilfe dieser häufigen Mikrokonfrontationen können Sie Ihrem Unbewussten immer wieder sagen: »Siehst du, ich bin sehr wohl in der Lage, mit anderen zu reden und mich gesellig zu zeigen.« Nur ein Beispiel.

Die Kunst besteht darin, sich der Angst auslösenden Thematik so wohldosiert auszusetzen, dass Aussicht auf Erfolg besteht. Schließlich möchten wir ja weiterkommen. Wenn es Ihnen bei Essenseinladungen schwerfällt, ein Gespräch anzufangen, können Sie sich als Etappenziel vornehmen, mittags beim Anstehen an der Essensausgabe in der Kantine eine kurze zwanglose Plauderei anzuzetteln. Oder wie wär's mit einem freundlichen »Hallo« zu den Leuten, denen Sie auf dem Gang begegnen. Sie können sich auch vornehmen, beim nächsten Essen in größerer Runde wenigstens *ein* Gespräch zu führen. Denn wenn Sie sich solchen kleinen Herausforderungen nie ausgesetzt haben, dann aber plötzlich gleich zwanzig Leute einladen, überfordern Sie sich wahrscheinlich.

Geben Sie Ihrem Unbewussten über den Atem zu verstehen, dass alles gut ist und Sie Spaß haben. Wenn ich Klienten dieses Vorgehen erkläre, erzähle ich gern, wie meine Frau und ich uns gegenseitig coachen, wenn ein gesellschaftliches Ereignis ansteht, auf das der eine oder die andere von uns gerade gar keine Lust hat. Dann ruft der Unternehmungslustigere von uns beiden dem anderen in Erinnerung, wie gut wir es doch miteinander haben und was für ein toller Abend uns bevorsteht. Meist wird es dann tatsächlich ein schönes Erlebnis, jedenfalls längst nicht so schlimm, wie es sich der Zögerliche vorgestellt hat. Partner berücksichtigen die Bedürfnisse des jeweils anderen. Und genauso können Sie Rücksicht auf Ihr Unbewusstes nehmen und dennoch aufmerksam bleiben. Erinnern Sie sich nur mithilfe geeigneter Atemtechniken daran, dass Ihnen die Veranstaltung ja durchaus Spaß macht.

6. **Viel besser: die neue Normalität.** Ziele werden im Allgemeinen nicht mit einem Schritt erreicht, sondern mit vielen, und da Sie keine Maschine sind, können Sie sich jederzeit verändern beziehungsweise weiterentwickeln. Machen Sie sich nur immer wieder klar, dass Sie besser und besser werden und der erreichte Stand irgendwann zur Ihrer »neuen Normalität« wird. Vielleicht waren Sie früher nicht gern in Gesellschaft und verfolgen jetzt das Ziel, sich wie ein Schmetterling unter den Menschen zu bewegen. Manche schaffen das in einem Anlauf, die meisten aber brauchen ein bisschen Geduld, um mit vielen kleinen Schritten ans Ziel zu gelangen. Gratulieren Sie sich unbedingt zu Ihren Fortschritten.

Vergessen Sie nicht, zwischendurch immer mal wieder die Bewusstseinsübung und die Übung des Zuhörens zu machen, die dafür sorgen, dass Sie Ihre Fortschritte auch bemerken. Doch die deutlichsten Indizien für erreichten Erfolg bestehen in dem Bedürfnis, öfter unter Leute zu gehen, sowie in der Feststellung, dass es Ihnen kaum mehr was ausmacht, vor anderen zu sprechen, und dass Sie sich auf Zusammenkünfte sogar freuen. Vor jeder Gelegenheit dieser Art führen Sie sich bitte wieder vor Augen, dass Sie durchaus umgänglich und gesellig sein können. Vielleicht sind Sie noch nicht ganz zu der Betriebsnudel geworden, die Sie gern wären, aber Sie befinden sich auf einem guten Weg. Sie sind schon ein ordentliches Stück weitergekommen und haben sich bewiesen, dass Sie angestrebte Veränderungen bewirken können. Sie müssen kein Mauerblümchen bleiben.

Glückwunsch! Sie sind unterwegs. Dazu dürfen Sie sich gratulieren.

## Was sonst noch eine Rolle spielt

**$CO_2$-Toleranztraining:** Eine bessere $CO_2$-Toleranz kann sich als nützlich erweisen, wenn Sie Ängste überwinden möchten, die Sie davon abhalten, in der angestrebten Art und Weise aktiv zu werden. Üben Sie aber bitte in möglichst unaufgeregter Verfassung, sonst kann es passieren, dass Ihre Stressgefühle noch zunehmen. Für die meisten eignen sich die Zeiten nach dem Aufwachen und vor dem Schlafengehen besonders gut.

**Superventilation:** Sie können sich wahrscheinlich nicht beliebig auf den Boden legen, um die Unterbrechungstechnik anzuwenden oder das Einschnüffeln und Ausfauchen zu üben. Angesichts kleiner oder großer Herausforderungen erweisen sich diese Ansätze allerdings immer wieder als ausgesprochen hilfreich. Die Superventilation eignet sich gut zum Anhalten des Gedankenkarussells, das sich nur schwer abschalten lässt, wenn wir uns etwas vornehmen, was wir normalerweise meiden, weil es angstbesetzt ist. Dadurch wird in Ihrem Unbewussten eine ganze Lawine von Gefühlen und Warnsignalen losgetreten, und diesen Regungen müssen Sie sich jetzt bewusst zuwenden, um zu ermitteln, ob wirklich etwas dran ist. Am besten, Sie verlassen sich in solchen Situationen mehr auf Ihre Persönlichkeit und Ihren Humor, denn damit kann Ihr Unbewusstes etwas anfangen. Auch die Superventilation kann zur Entspannung des bewussten Ichs beitragen und dem Unbewussten den Impuls geben, das zu tun, was es am besten kann. Jetzt geht es darum, in den Fluss zu kommen, statt die Dinge mit dem Verstand regeln zu wollen. Trainieren Sie also, bevor Sie sich in die beängstigende Situation begeben, denn so werden Sie den Ton treffen, der Ihre Philia nachhaltig beruhigt und handlungsbereit macht.

**Nicht vergessen, woher die Angst kommt:** Am Beispiel der Sozialphobie können wir uns verdeutlichen, wie es ist, wenn man sich überwindet und etwas tut, was man eigentlich fürchtet. Angst geht vom Unbewussten aus und dient eigentlich dem Zweck, uns vor Gefahren zu bewahren. Der Gedanke, dass hinderliche Ängste aus Liebe entstehen, liegt zwar nicht gerade nahe, trifft den Nagel jedoch auf den Kopf. Kreiden Sie sich Ihre Furcht also nicht an, das würde Sie sinnvollem Handeln nicht nur nicht näherbringen, sondern Sie eher noch in dem Glauben bestärken, dass Sie beim besten Willen nicht weiterkommen.

**Handelt es sich wirklich um Angst?** Stellen Sie sich zwei Personen vor, die das Gleiche vorhaben und deren vegetatives Nervensystem auch gleich stark aktiviert ist – nur, dass dem einen die Düse geht und der andere voller Vorfreude ist. Denken Sie daran, dass Ihr Unbewusstes nichts anderes will, als Sie in die beste Ausgangsposition zu bringen. Gehen Sie zudem davon aus, dass die Verfassung, in der Sie sich befinden, Ihnen förderlich ist und

Sie nicht behindert, denn um mit vielen Leuten ins Gespräch zu kommen, brauchen Sie ja tatsächlich Energie und müssen ebenso wach wie präsent sein. Sie haben das Gefühl, dass Ihr bewusstes Ich Sie auf aktives Handeln einstimmt und zudem mit jedem Atemzug beruhigend auf Ihre Philia einwirkt? Na, dann machen Sie doch was draus. Nutzen Sie die Energie für den lockeren Umgang mit Leuten oder für irgendwas anderes, was Sie bisher ängstlich gemieden haben. So, wie es aussieht, bringt Ihr Unbewusstes Sie genau in die richtige Verfassung. Jetzt müssen Sie nur noch loslegen. Und sobald Sie das nächste Mal voll banger Erwartung sind, sagen Sie sich: Bei diesem Gefühl könnte es sich gut und gern auch um Vorfreude handeln.

Welche Schwierigkeiten und Kämpfe das Leben bereithält, kann man nie wissen; mit dieser neuen Sicht auf sich selbst und den Umgang mit sich brauchen Sie im Team mit Ihrem Unbewussten vor keinem Hindernis zurückzuschrecken. Das Leben endet erst mit dem Tod, nutzen Sie also jeden Atemzug für eine gute Beziehung zu sich selbst, damit jede Ihrer Aktionen Sie einem besseren Leben näherbringt. Schritt für Schritt.

# AUSKLANG UND AUSBLICK

Sie sind keine Maschine und auch kein Baum, sondern ein Mensch – und damit ein unglaubliches Beziehungsgeflecht aus Billionen Zellen, die kooperieren, um Ihr Überleben und Wohlergehen auf diesem Planeten zu sichern. Es gibt nichts an Ihnen, was nicht zu Ihnen gehört, und vom Zusammenwirken aller Anteile hängt die Gesundheit dieses tollen Teams ab, das Sie sind.

Nun, da Sie gelernt haben, mit Ihrem Unbewussten zu kommunizieren, stellt sich die Frage: Welcherart Aktivitäten schweben Ihnen für die Zukunft vor, welche Höhenflüge, welche neuen Kontakte?

Machen Sie den heutigen Tag zum Beginn einer neuen Ära in Ihrem Leben, zu einer Zeit der Verbundenheit und des Mitgefühls mit sich selbst – immer in dem Wissen, dass Ihrem Team nichts unmöglich ist. Und haben Sie auch ein Auge darauf, wie Sie mit sich umgehen: wie mit einer Maschine oder wie mit einem atmenden Lebewesen, das auf Aktivität angelegt ist?

Mit Ihrem neuen Selbstbild und der aktiven Rolle, die Sie auch innerlich spielen, können Sie der Zukunft selbstbewusst entgegensehen; einfach weil Sie wissen, dass Ihr Team aus Bewusstsein und Unbewusstem zu ganz erstaunlichen Dingen fähig ist. Sorgen Sie gut für Ihre Philia. Sorgen Sie gut für sich.

# NACHWORT

Mit großem Vergnügen nehme ich die Gelegenheit wahr, ein paar Worte an den Schluss dieses wunderbaren Buches zu stellen, das Jesse, mein Bruder-im-Atem, verfasst hat. Für mein Gefühl sind wir beide aus dem gleichen Holz geschnitzt und lassen, wenn wir auf etwas stoßen, was uns wirklich anspricht, so lange nicht locker, bis wir es ganz verstanden haben. In Bezug auf die uralte und immer wieder neue Kunst, den Atem gezielt und bewusst einzusetzen, ist vollumfängliches Begreifen zweifellos eine enorme Herausforderung, die sich in einem einzigen Leben vielleicht gar nicht bewältigen lässt. Und sicher spreche ich auch für Jesse, wenn ich sage, dass wir immer demütige Schüler der Atmung bleiben werden.

Jesses Buch bietet einen einzigartigen Rahmen für Verständnis und Anwendung der Atemarbeit. Dabei stellt es keine bloße Ansammlung von Techniken dar, sondern präsentiert eine Philosophie, mit der man sich auseinandersetzen muss. Viele Atemcoaches und sogar ganze Atemschulen beschränken sich ja auf eine bestimmte Auswahl von Techniken oder auch Glaubenssätzen, die Atemarbeit betreffend, statt die Atmung als ewig veränderliches Wechselspiel aller Einzelaspekte des Menschseins wahrzunehmen. Für den Fall, dass Ihnen das nichts sagt, möchte ich Ihnen jetzt von dem Moment erzählen, in dem bei mir der Groschen gefallen ist.

Während eines Retreats stellte mir einer der Lehrer die Aufgabe, mir ganz allein eine bestimmte Atemtechnik zu erarbeiten. Nach tagelangem beharrlichem Üben hatte ich das Gefühl, den Dreh raus zu haben, und führte meinem Lehrer das Gelernte vor. Er lobte mich, trug mir dann jedoch auf, mich wieder zurückzuziehen und genau das Gegenteil dessen zu üben, was ich mir gerade angeeignet hatte. Ich starrte ihn entgeistert an. Schmunzelnd sagte er, Meisterschaft bestehe in der Atemarbeit nicht allein darin, eine Technik zu beherrschen; vielmehr müsse man alle Aspekte der Atmung berücksichtigen, bis ein sogenannter Felt Sense entstehe, ein gespürtes Wissen um ihre Bedeutung, die Bereitschaft, dem Atem so Ausdruck zu geben, wie er sich in einem manifestiert.

Nun hat die Atemarbeit natürlich auch ihre eher mechanischen Seiten, wie etwa die Aneignung des optimalen Zusammenspiels der Muskeln beim Ein- und Ausatmen (beispielsweise die Zwerchfellatmung in Ruhe oder das Training der Haupt- und Nebenmuskulatur zur Verbesserung der sportlichen Leistungsfähigkeit). Die Bedeutung der Nasenatmung und die Vorteile eines $CO_2$-Toleranztrainings sind inzwischen bekannt, und die Wissenschaft ist immer besser in der Lage, die Auswirkungen bestimmter Techniken, Atemsequenzen und anderer Aspekte der Atmung auf die Physiologie unseres Körpers zu beziffern. Doch die Möglichkeiten, die der Atem uns erschließt, sind nicht immer linear, mechanisch und quantifizierbar. Denn Atemarbeit ist nie geradlinig, sondern stellt vielmehr eher eine Art Schlangenlinie dar. Hier treffen Wissenschaft und Kunst aufeinander, und das Begreifen wird zum Erspüren. Das Objektive, Rationale geht unmerklich in etwas Geheimnisvolles, ja Esoterisches über. Oder wie wir mit Claude Debussy auch sagen könnten: »Musik ist der Raum zwischen den Noten.«

Jesse zeigt in diesem Buch, dass wir uns auf ein neues Paradigma der menschlichen Erfahrung zubewegen, welches den Menschen als ein komplexes Gefüge aus Bewusstsein und Unbewusstem, Gefühlen und subtilen Energien auffasst, das in Wechselwirkung mit der Umgebung steht. Alle Anteile dieser universalen Intelligenz, die wir als menschlich bezeichnen, befinden sich im stetigen Austausch miteinander, formen sich gegenseitig und sind nicht voneinander zu trennen. Die Frage lautet also: Inwiefern kann Ihnen die Atmung dienlich sein?

Das Einzigartige am Atmen ist, dass es als Klammer für alle Ich-Anteile fungiert. Echte Verbundenheit mit Ihrem Atem kann Stress und Angst dämpfen, den Schlaf verbessern, die Kreativität ankurbeln, Ihr Denken klarer und tiefgründiger werden lassen, die Heilung körperlicher Krankheiten fördern, familiäre und freundschaftliche Bindungen vertiefen, emotionale Traumata abbauen und sogar Einblicke in die unstofflichen Bereiche des Seins ermöglichen. Mich persönlich hat die Atmung sozusagen an die Hand genommen und mich in das größte Abenteuer entführt, das man als Mensch nur erleben kann und das in der Frage liegt: »Wer bin ich eigentlich wirklich?«

Ich beglückwünsche Jesse zu dieser Ode auf den Atem, die sich, da bin ich sicher, für viele als überaus nützlich erweisen wird. Die Atmung bietet uns so viel, und ich kann mir nichts Schöneres vorstellen, als dass sich die Leser und Leserinnen dieses Buches dazu verführen lassen, ihre unerschöpflichen Möglichkeiten zu entdecken.

Richard Bostock

# GESUNDHEITLICHE ERWÄGUNGEN

## Vorsichtsmaßnahmen bei Superventilation und Kreisatmung

**Ohnmacht.** Bei jeder Art von Atemarbeit, die das Kohlendioxid im Blut reduziert, besteht ein gewisses Risiko, das Bewusstsein zu verlieren. Ein starker Rückgang des $CO_2$ kann die Gefäße verengen und aufgrund des Bohr-Effekts zugleich die Fähigkeit des Gehirns zur Sauerstoffaufnahme herabsetzen. Deshalb sollte man Superventilationsübungen immer im Liegen oder auf dem Boden sitzend durchführen. Trainieren Sie das Superventilieren oder auch kreisförmige Atemtechniken nie im Wasser, beim Autofahren oder in Situationen, in denen eine Ohnmacht zur Folge haben könnte, dass Sie fallen, ertrinken oder sich und andere in Gefahr bringen.

**Tetanie.** Bei Superventilationsübungen kommt es nicht selten zu Krampfanfällen, zu unwillkürlichen Muskelkontraktionen aufgrund einer Übererregung der peripheren Nerven, die entstehen kann, wenn der Elektrolythaushalt infolge einer Veränderung des pH-Wertes im Blut zeitweilig aus dem Tritt kommt, meist in der Form von Kalziummangel (Hypokalzämie). Bei der Atemarbeit beugen wir dem vor, und die in diesem Buch vorgestellten Übungen zur Superventilation bergen weitaus weniger Risiken als die meisten anderen Varianten. Behalten Sie die Möglichkeit aber im Blick. Bei der Rückkehr zum entspannten Atmen normalisiert sich der pH-Wert des Blutes schnell, und eventuelle Symptome gehen wieder weg.

## Superventilation und Übung des Zuhörens: Gegenanzeigen

Auch wenn Sie keine der hier genannten Beschwerden haben, sollten Sie mit Ihrem Arzt besprechen, ob die in diesem Buch dargestellten Superventilationsübungen für Sie unbedenklich sind.

**Epilepsie.** Wer daran leidet, sollte auf Superventilationsübungen verzichten. Ein niedriger $CO_2$-Gehalt des Blutes kann Hypokalzämie verursachen, einen vorübergehenden Kalziummangel im Blut, der Krampfanfälle auslösen kann.

**Bluthochdruck.** Die Superventilation kann vorübergehend von starker Stressbelastung begleitet sein. Dies zusammen mit dem niedrigen $CO_2$-Gehalt des Blutes kann die Blutgefäße verengen und den Blutdruck zeitweilig ansteigen lassen – was gefährlich ist, wenn man bereits erhöhten Blutdruck hat. Lassen Sie Ihren Blutdruck messen, und besprechen Sie mit Ihrer Ärztin oder einem Heilpraktiker, ob Superventilation das Richtige für Sie ist.

**Kürzlich erlittener Herzinfarkt oder Schlaganfall.** Da es bei Superventilationsübungen zu Gefäßverengungen kommen kann, sollten Sie sich ärztlich versichern lassen, dass Ihre Genesung dafür schon weit genug fortgeschritten ist.

**Schwangerschaft und Stillzeit.** Da die Superventilation einen vorübergehenden Stresszustand hervorruft, sollten Sie sie in dieser Zeit meiden. Der Stress könnte sich auf Ihr Neugeborenes übertragen; warten Sie also lieber das Ende der Stillzeit ab.

**Asthma.** Die Übungen, die wir in der Sprache des Atems machen, entschärfen die Risiken beträchtlich, weil wir nur unproblematische Sequenzen trainieren und dabei auch nur durch die Nase atmen. Halten Sie Ihren Inhalator trotzdem stets griffbereit. Bei trockener oder staubiger beziehungsweise mit Pollen belasteter Luft kann vermehrter Luftstrom zu Reizungen der oberen Atemwege führen.

**Psychiatrische Erkrankungen.** Wer an einer bipolaren Störung, an Schizophrenie oder einer Persönlichkeitsstörung leidet oder wegen anderer starker Beeinträchtigungen in einer psychiatrischen Einrichtung behandelt wird, sollte Atemarbeit der hier vorgestellten Art nur im Beisein voll ausgebildeter Profis und unter therapeutischer Überwachung machen.

# DANK

Zuallererst danke ich meiner Frau Nicole. Du hast mich nicht nur in jeder Hinsicht unterstützt, sondern auch darüber gewacht, dass ich meiner Passion, andere mithilfe der Atmung zu unterstützen, nie untreu wurde. Und es ist nicht übertrieben, wenn ich sage, dass ich ohne dich nicht da wäre, wo ich heute bin.

Martin McPhilimey danke ich für seine Freundschaft. Bereitwillig hast du mein Buch gelesen und mir so viel Aufschlussreiches dazu gesagt. Toll, dass ich dir genau im richtigen Moment begegnet bin. Wer mehr über Martin wissen möchte, findet alles Weitere unter www.performancethroughhealth.com.

Danke Tom Granger für dein Feedback und für alles, was du mir über die Resonanzfrequenz-Atmung beigebracht hast. Wer Näheres darüber erfahren möchte, kann Tom auf www.AriaBreath.com besuchen.

Dank auch an Dr. Otto Muzik. Du hast mich als Mentor und Freund über die Jahre begleitet, und ich konnte so viel von dir lernen. Danke für deine offene und konstruktive Kritik, für eindringliche Lektionen und deinen wundervollen Humor. Ohne unsere regelmäßigen Gespräche sähe meine Atemarbeit heute noch ganz anders aus.

Dank an all die großartigen Lehrer und Vorbilder, denen ich im Laufe der Jahre direkt oder mittelbar begegnet bin, die mich persönlich unterrichtet oder auf anderem Wege beeinflusst haben. Für beides bin ich dankbar. Danke Kasper van der Meulen, Paul

Hughes, Wim Hof, Brian Mackenzie, Patrik Mckeown, Michaël Bijker, Jim Leonard, Richard Bostock und Niraj Naik. Von euch allen habe ich mehr gelernt als ihr euch vielleicht vorstellen könnt.

# ANMERKUNGEN

## Einleitung

1 Centers for Disease Control and Prevention: »Type 2 Diabetes«, 16. Dezember 2021, https://www.cdc.gov/diabetes/about/about-type-2-diabetes.html?CDC_AAref_Val=https://www.cdc.gov/diabetes/basics/type2.html.

2 Centers for Disease Control and Prevention: »Prediabetes—Your Chance to Prevent Type 2 Diabetes«, 21. Dezember 2021, cdc.gov/diabetes/prevention-type-2/prediabetes-prevent-type-2.html?CDC_AAref_Val=https://www.cdc.gov/diabetes/basics/prediabetes.html.

3 Jung Ha Park, Ji Hyun Moon, Hyeon Ju Kim, Mi Hee Kong und Yun Hwan Oh: »Sedentary Lifestyle: Overview of Updated Evidence of Potential Health Risks«, in *Korean Journal of Family Medicine* 41, no. 6 (2020), S. 365–73, https://doi.org/10.4082/kjfm.20.0165.

4 Jane E. Ferrie, Meena Kumari, Paula Salo, Archana Singh-Manoux und Mika Kivimäki: »Sleep Epidemiology – A Rapidly Growing Field«, in *International Journal of Epidemiology* 40, no. 6 (2011) S. 1431–37, https://doi.org/10.1093/ije/dyr203.

5 Harvard Health: »GERD: Heartburn and More«, 1. März 2008, www.health.harvard.edu/staying-healthy/gerd-heartburn-and-more.

6 Borwin Bandelow und Sophie Michaelis: »Epidemiology of Anxiety Disorders in the 21st Century«, in *Dialogues in Clinical Neuroscience* 17 no. 3 (2015) S. 327–35, https://doi.org/10.31887/dcns.2015.17.3/bbandelow.

7 Centers for Disease Control and Prevention: »Life Expectancy in the U.S. Dropped for the Second Year in a Row in 2021«, 31. August 2022, www.cdc.gov/nchs/pressroom/nchs_press_releases/2022/20220831.htm.

8 Aditi Nerurkar, Asaf Bitton, Roger B. Davis, Russell S. Phillips und Gloria Yeh: »When Physicians Counsel about Stress: Results of a National Study«, in *JAMA Internal Medicine* 173, no. 1 (2013) S. 76, https://doi.org/10.1001/2013.jamainternmed.480.

9 Alicia E. Meuret, Thomas Ritz, Frank H. Wilhelm und Walton T. Roth: »Voluntary Hyperventilation in the Treatment of Panic Disorder – Functions of Hyperventilation, Their Implications for Breathing Training, and Recommendations for Standardization«, in *Clinical Psychology Review* 25, no. 3 (2005) S. 285–306, https://doi.org/10.1016/j. cpr.2005.01.002.

10 Leon Chaitow, Dinah Bradley, Christopher Gilbert, Jim Bartley und David Peters: *Recognizing and Treating Breathing Disorders: A Multidisciplinary Approach* (Edinburgh: Churchill Livingstone/Elsevier, 2018).

## 1 Fehleinschätzungen und ihre Folgen

1 David Young: »Mens Sana in Corpore Sano? Body and Mind in Ancient Greece«, in *International Journal of the History of Sport* 22, no. 1 (2005) S. 22–41, https://doi.org/10.1080/09523360520000314638.

2 Gert-Jan Lokhorst: »Descartes and the Pineal Gland«, in *Stanford Encyclopedia of Philosophy*, 18. September 2013, https://plato.stanford.edu/ entries/pineal-gland.

3 Emma Young: »Lifting the Lid on the Unconscious«, in *New Scientist*, 26. Juli 2018, www.newscientist.com/article/mg23931880-400-lifting-the-lid-on-the-unconscious.

4 Drew Westen: »The Scientific Status of Unconscious Processes: Is Freud Really Dead?«, in *Journal of the American Psychoanalytic Association* 47, no. 4 (1999) S. 1061–1106, https://doi.org/10.1177/000306519904700404; Timothy D. Wilson: *Strangers to Ourselves: Discovering the Adaptive Unconscious* (Cambridge, MA: Belknap, 2004).

5 Emily Kwong und Pragya Agarwal: »Understanding Unconscious Bias«, NPR, 15. Juli 2020, www.npr.org/2020/07/14/891140598/understanding-unconscious-bias.

6 Wilson, *Strangers to Ourselves.*

7 Wilson, *Strangers to Ourselves.*

## 2 Die Strategie: aktiv werden

1 Cleveland Clinic: »Cortisol«, 10. Dezember 2021, https://my.cleveland-clinic.org/health/articles/22187-cortisol.

2 Raj Chovatiya und Ruslan Medzhitov: »Stress, Inflammation, and Defense of Homeostasis«, in *Molecular Cell* 54, no. 2 (2014) S. 281–88, https://doi.org/10.1016/j.molcel.2014.03.030.

3 Robyn R. M. Gershon, Briana Barocas, Allison N. Canton, Xianbin Li und David Vlahov: »Mental, Physical, and Behavioral Outcomes Associated with Perceived Work Stress in Police Officers«, in *Criminal Justice and Behavior* 36, no. 3 (2008) S. 275–89, https://doi.org/10.1177/0093854808330015; Arne Nieuwenhuys, Geert J. P. Savelsbergh, und Raôul R. D. Oudejans: »Persistence of Threat-Induced Errors in Police Officers' Shooting Decisions«, in *Applied Ergonomics* 48 (2015) S. 263–72, https://doi.org/10.1016/j.apergo.2014.12.006; Mathias Luethi: »Stress Effects on Working Memory, Explicit Memory, and Implicit Memory for Neutral and Emotional Stimuli in Healthy Men«, in *Frontiers in Behavioral Neuroscience* 2 (2009), https://doi.org/10.3389/neuro.08.005.2008; Milena Girotti, Samantha M. Adler, Sarah E. Bulin, Elizabeth A. Fucich, Denisse Paredes und David A. Morilak: »Prefrontal Cortex Executive Processes Affected by Stress in Health and Disease«, in *Progress in Neuro-Psychopharmacology and Biological Psychiatry* 85 (2018) S. 161–79, https://doi.org/10.1016/j.pnpbp.2017.07.004.

## 7 Die Atemmechanik

1 Yuka Shimozawa, Toshiyuki Kurihara, Yuki Kusagawa, Miyuki Hori, Shun Numasawa, Takashi Sugiyama, Takahiro Tanaka et al.: »Point Prevalence of the Biomechanical Dimension of Dysfunctional Breathing Patterns Among Competitive Athletes«, in *Journal of Strength and Conditioning Research*, 24. Mai 2022, https://doi.org/10.1519/jsc.0000000000004253.

2 SeYoon Kim, JuHyeon Jung und NanSoo Kim: »The Effects of McKenzie Exercise on Forward Head Posture and Respiratory Function«, in *Journal of Korean Physical Therapy* 31, no. 6 (30 Dezember, 2019) S 351–57, https://doi.org/10.18857/jkpt.2019.31.6.351.

3 Mitch Lomax, Ian Grant und Jo Corbett: »Inspiratory Muscle Warmup and Inspiratory Muscle Training: Separate and Combined Effects on Intermittent Running to Exhaustion«, in *Journal of Sports Sciences* 29, no. 6 (März 2011) S. 563–69, https://doi.org/10.1080/02640414.2010.543911.

4 Siehe https://en.wikipedia.org/wiki/Green_Giant. Der Grüne Riese ist das Erkennungszeichen eines US-amerikanischen TK-Kost- und Konservenherstellers und gehört in den USA zu den bekanntesten Markenzeichen überhaupt. Er steht als 17 Meter hohes Glasfaser-Standbild in der Nähe der Konservenfabrik an einer Hauptverkehrsstraße.

## 9  Ein Wortschatz für alle Gelegenheiten

1   Eddie Weitzberg und Jon O. N. Lundberg: »Humming Greatly In-
    creases Nasal Nitric Oxide«, in *American Journal of Respiratory and
    Critical Care Medicine* 166, no. 2 (15. Juli 2002) S. 144–45, https://doi.
    org/10.1164/rccm.200202-138bc.

2   Paul M. Lehrer, Evgeny Vaschillo und Bronya Vaschillo: »Reso-
    nant Frequency Biofeedback Training to Increase Cardiac Variabi-
    lity: Rationale and Manual for Training«, in *Applied Psychophysio-
    logy and Biofeedback* 25, no. 3 (September 2000) S. 177–91, https://doi.
    org/10.1023/a:1009554825745.

3   Patrick R. Steffen: »Resonance Frequency Breathing on Measures of
    Heart Rate Variability, Blood Pressure, and Mood«, in *Frontiers in Pu-
    blic Health* 5 (25. August 2017), https://doi.org/10.3389/fpubh.2017.
    00222.

4   Stephen W. Porges: *Polyvagal Safety: Attachment, Communication, Self-
    Regulation* (New York: W. W. Norton, 2021).

## 10  Die Liebe zur Nase

1   Christopher Gilbert: »Interaction of Psychological and Emotional Va-
    riables with Breathing Dysfunction«, in *Recognizing and Treating Breat-
    hing Disorders: A Multidisciplinary Approach*, hrsg. von Leon Chaitow,
    Dinah Bradley und Christopher Gilbert (Edinburgh, UK: Churchill Li-
    vingstone/Elsevier, 2018) S. 79–91.

2   J. O. N. Lundberg, G. Settergren, S. Gelinder, J. M. Lundberg, K. Alving
    und E. Weitzberg: »Inhalation of Nasally Derived Nitric Oxide Mo-
    dulates Pulmonary Function in Humans«, in *Acta Physiologica Scan-
    dinavica* 158, no. 4 (1996) S. 343–47, https://doi.org/10.1046/j.1365-
    201x.1996.557321000.x.

3   M. Antosova, D. Mokra, L. Pepucha, J. Plevkova, T. Buday, M. Sterusky
    und A. Bencova: »Physiology of Nitric Oxide in the Respiratory Sys-
    tem«, in *Physiological Research* 66, Suppl. 2 (2017) S. 159–72, https://doi.
    org/10.33549/physiolres.933673.

4   Sophie Svensson, Anna Carin Olin und Johan Hellgren: »Increased Net
    Water Loss by Oral Compared to Nasal Expiration in Healthy Subjects«,
    in *Rhinology* 44, no. 1 (März 2006) S. 74–77, https://pubmed.ncbi.nlm.
    nih.gov/16550955/.

5   K. P. Strohl, J. L. Arnold, M. J. Decker, P. L. Hoekje und E. R. McFad-
    den, »Nasal Flow-Resistive Responses to Challenge with Cold Dry Air«,

in *Journal of Applied Physiology* 72, no. 4 (1992) S. 1243–46, https://doi.org/10.1152/jappl.1992.72.4.1243.

## 11 Teambildung

1   Donald F. Klein: »False Suffocation Alarms, Spontaneous Panics, and Related Conditions«, in *Archives of General Psychiatry* 50, no. 4 (1993) S. 306, https://doi.org/10.1001/archpsyc.1993.01820160076009; George Savulich, Frank H. Hezemans, Sophia van Ghesel Grothe, Jessica Dafflon, Norah Schulten, Annette B. Brühl, Barbara J. Sahakian und Trevor W. Robbins: »Acute Anxiety and Autonomic Arousal Induced by $CO_2$ Inhalation Impairs Prefrontal Executive Functions in Healthy Humans«, in *Translational Psychiatry* 9, no. 1 (2019), https://doi.org/10.1038/s41398-019-0634-z.

2   Henry D. Covelli, J. Waylon Black, Michael S. Olsen und Jerome F. Beekman: »Respiratory Failure Precipitated by High Carbohydrate Loads«, in *Annals of Internal Medicine* 95, no. 5 (1. November 1981) S. 579, https://doi.org/10.7326/0003-4819-95-5-579.

3   David Beales: »Breath, Buffers and Performance«, in *Functional Sports Nutrition*, März–April 2014, S. 8–10, www.equinebreathing.com/uploads/Files/65_breath_buffers_performance_d_beales.pdf; Johnny E. Brian: »Carbon Dioxide and the Cerebral Circulation«, in *Anesthesiology* 88, no. 5 (1. Mai 1998) S. 1365–86, https://doi.org/10.1097/00000542-199805000-00029.

## 12 Superventilation, Kreisatmung, Hypokapnie und Glücksgefühle

1   Joseph P. Rhinewine und Oliver J. Williams: »Holotropic Breathwork: The Potential Role of a Prolonged, Voluntary Hyperventilation Procedure as an Adjunct to Psychotherapy«, in *Journal of Alternative and Complementary Medicine* 13, no. 7 (7. November 2007) S. 771–76, https://doi.org/10.1089/acm.2006.6203.

2   H. Scholz, H.-J. Schurek, K.-U. Eckardt und C. Bauer: »Role of Erythropoietin in Adaptation to Hypoxia«, in *Experientia* 46, no. 11–12 (1. Dezember 1990) S. 1197–1201, https://doi.org/10.1007/bf01936936.

3   Rhinewine und Williams: »Holotropic Breathwork.«

## 13 Atemarbeit und Gefühle

1 Lauri Nummenmaa, Enrico Glerean, Riitta Hari und Jari K. Hietanen: »Bodily Maps of Emotions«, in *Proceedings of the National Academy of Sciences* 111, no. 2 (30. Dezember 2013) S. 646–51, https://doi.org/10.1073/pnas.1321664111; Sahib S. Khalsa, Ralph Adolphs, Oliver G. Cameron, Hugo D. Critchley, Paul W. Davenport, Justin S. Feinstein, Jamie D. Feusner, et al.: »Interoception and Mental Health: A Roadmap«, in *Biological Psychiatry: Cognitive Neuroscience and Neuroimaging* 3, no. 6 (Juni 2018) S. 501–13, https://doi.org/10.1016/j.bpsc.2017.12.004.

2 Antoine Bechara: »The Role of Emotion in Decision-Making: Evidence from Neurological Patients with Orbitofrontal Damage«, in *Brain and Cognition* 55, no. 1 (29. Januar 2004) S. 30–40, https://doi.org/10.1016/j.bandc.2003.04.001.

3 Timothy D. Wilson: *Strangers to Ourselves: Discovering the Adaptive Unconscious* (Cambridge, MA: Belknap, 2004).

4 Nummenmaa et al., »Bodily Maps of Emotions.«

5 Cynthia J. Price und Helen Y. Wenig: »Facilitating Adaptive Emotion Processing and Somatic Reappraisal via Sustained Mindful Interoceptive Attention« in *Frontiers in Psychology* 12 (8. September 2021), https://doi.org/10.3389/fpsyg.2021.578827.

6 Regina C. Lapate, Bas Rokers, Tianyi Li und Richard J. Davidson: »Nonconscious Emotional Activation Colors First Impressions«, in *Psychological Science* 25, no. 2 (6. Dezember 2013) S. 349–57, https://doi.org/10.1177/0956797613503175.

7 Price und Wenig: »Facilitating Adaptive Emotion Processing.«

## 14 Mit der Atemsprache zu positivem Handeln

1 Sylvain Laborde, Thomas Hosang, Emma Mosley und Fabrice Dosseville: »Influence of a 30-Day Slow-Paced Breathing Intervention Compared to Social Media Use on Subjective Sleep Quality and Cardiac Vagal Activity«, in *Journal of Clinical Medicine* 8, no. 2 (6. Februar 2019) S. 193, https://doi.org/10.3390/jcm8020193.

2 Milena Girotti, Samantha M. Adler, Sarah E. Bulin, Elizabeth A. Fucich, Denisse Paredes und David A. Morilak: »Prefrontal Cortex Executive Processes Affected by Stress in Health and Disease,«, Progress in Neuro-Psychopharmacology and Biological Psychiatry 85 (2018) S. 161–79, https://doi.org/10.1016/j.pnpbp.2017.07.004.

# ÜBER DEN AUTOR

Jesse Coomer gehört zu den Wortführern auf dem Gebiet der Atemarbeit. 2009 machte er sich auf einen Weg der Transformation, der ihn zu der Erkenntnis führte, dass Körper und Seele oft im Widerstreit mit den Bedingungen dieser modernen Welt sind, aber auch untereinander mit Verständigungsschwierigkeiten zu kämpfen haben. Er studierte bei Neurowissenschaftlern und Atemarbeitern verschiedener Richtungen und veröffentlichte 2020 sein erstes Buch, *A Practical Guide to Breathwork,* in dem er kurz und bündig darlegt, wie vielfältig unser Atem mit dem übrigen Körpergeschehen verknüpft ist. Sein Buch, das auf der ganzen Welt eifrig gelesen wird, erscheint auf den Empfehlungslisten zum Thema der Atemarbeit immer weit oben.

Heute ist Jesse als Kenner auf dem Gebiet der menschlichen Leistungsfähigkeit, als Atemarbeiter und als namhafter Sprecher auf dem Gebiet der Atemarbeit unterwegs. Er trainiert Sportler, Managerinnen, Ersthelfer, Angehörige der Streitkräfte, aber auch ganz normale Menschen, die ihre Leistung steigern, ihre Ängste in den Griff bekommen und ein gesünderes Leben führen möchten.